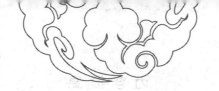

常见病奇效秘验方系列

失眠抑郁
奇效秘验方

总　主　编◎吴少祯

执行总主编◎王馥恩　　贾清华　　蒲瑞生

主　　　编◎韩洁茹　　王洪涛

U0232956

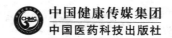

中国健康传媒集团

中国医药科技出版社

内 容 提 要

本书根据大量中医经典、名医名家经验以及学术期刊文献等资料，严格筛选并收集了其中与失眠和抑郁相关的效方。书中对不同临床表现、不同诱因、不同时期、不同患病对象的失眠和抑郁证候都有着详细的论述和介绍，并记录了对应治疗方剂。针对每一首效方，明确了其中的药物、药量、用法、功效、主治以及此方的来源，方便大家查找和应用。本书对临床上治疗失眠和抑郁的选方用药有很大意义，适合广大医生群体以及受疾病困扰的患者们阅读。

图书在版编目（CIP）数据

失眠抑郁奇效秘验方 / 韩洁茹，王洪涛主编. —北京：中国医药科技出版社，2023.3（2024.10重印）

（常见病奇效秘验方系列）

ISBN 978-7-5214-2594-9

Ⅰ.①失… Ⅱ.①韩…②王… Ⅲ.①失眠–秘方–汇编②失眠–验方–汇编③抑郁症–秘方–汇编④抑郁症–验方–汇编 Ⅳ.①R289.5

中国版本图书馆 CIP 数据核字（2021）第 118901 号

美术编辑 陈君杞
版式设计 南博文化

出版　**中国健康传媒集团** | 中国医药科技出版社
地址　北京市海淀区文慧园北路甲 22 号
邮编　100082
电话　发行：010-62227427　邮购：010-62236938
网址　www. cmstp. com
规格　880×1230mm $^1/_{32}$
印张　16 $^3/_4$
字数　431 千字
版次　2023 年 3 月第 1 版
印次　2024 年 10 月第 3 次印刷
印刷　大厂回族自治县彩虹印刷有限公司
经销　全国各地新华书店
书号　ISBN 978-7-5214-2594-9
定价　**49.00 元**

获取新书信息、投稿、为图书纠错，请扫码联系我们。

《常见病奇效秘验方系列》

编委会

出版说明

中医方剂，肇自汤液，广于伤寒。在中医的历史长河中，历代医家留下了数以万计的验方、效方。从西汉的《五十二病方》，到明代的《普济方》，再到今天的《中医方剂大辞典》，本质上都是众多医家效验方的集录。这些优秀的效方、验方凝聚了古今医家的智慧和心血，为我们提供了宝贵的经验。

为此，我们组织专家编写了《常见病奇效秘验方系列》丛书，本套丛书包括儿科疾病奇效秘验方、颈肩腰腿痛奇效秘验方、消化系统疾病奇效秘验方、肝胆病奇效秘验方、痛风奇效秘验方、皮肤病奇效秘验方、关节炎奇效秘验方、失眠抑郁奇效秘验方、妇科疾病奇效秘验方、糖尿病奇效秘验方、神经痛奇效秘验方、高血压奇效秘验方、肺病奇效秘验方、中医美容奇效秘验方、便秘奇效秘验方，共计15个分册。每首验方适应证明确，针对性强，疗效确切，是临床医师、中医药学子和广大中医爱好者的必备参考书；同时，患者可对症找到适合自己的效验方，是患者家庭用药的便捷指导手册。

需要说明的是，原方中有些药物，按现代药理研究是有毒性或不良反应的，如附子、川乌、草乌、马钱子、木通、山慈菇、细辛等，这些药物大剂量、长期使用易发生中毒反应，故在使用之前，务必请教一下专业人士。

　　本套丛书在编写过程中，参阅了诸多文献资料，谨此对原作者表示衷心感谢！另外，书中难免会有疏漏之处，敬请广大读者提出宝贵意见。

中国医药科技出版社

2023年2月

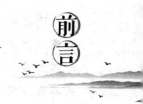

随着社会的高速发展，人们的压力剧增，这使得"情绪"成为了临床各种常见疾病的主要诱因。失眠障碍和抑郁症是成人和儿童常见的精神障碍。二者之间在症状层面及疾病层面上均具有密切的联系，临床上也经常相伴相随。以前的观点认为，失眠是抑郁症的一个常见伴随症状，会随着抑郁症的缓解而消失。但逐渐积累的证据显示，失眠不仅是抑郁症起病及复发的危险因素，也是抑郁症治疗后的残留症状。总之失眠可引发抑郁，相反抑郁也可以引发失眠，二者纠缠迁延，使彼此的症状越来越重。失眠是最常见的睡眠问题之一。失眠的三个主要表现为入睡困难、睡眠维持困难及早醒，临床上三个表现可以单独出现，也可以两个或三个同时出现。失眠与抑郁相同，它可以独立发病，也可以由其他疾病影响情绪和心理状态而继发。两种疾病都与患者的精神心理健康有着莫大的关系，因此同时具有得病突然、患病率高并且难治难愈的特点。治疗上除用药干预外，患者还应注重调节和改善自身心境以及生活习惯。现代医学也有对于这两种疾病的针对性治疗用药，但多副作用较大，使患者望而却步，因此临床上求助于中医药疗法的患者不少。中医学对于失眠和抑郁有较深入的认识，早在东汉时期的《黄帝内经》中便有相关论述，历代医家总结出许多效验方剂。现代中医大家也对这两种疾病有着自己的经验和见解，许多中医应用自己的经验方或经方加减，收效显著。

　　读经典、跟名师、多临床，是成为好医生的必由之路。后学者虽不能亲随每一位名师名医，但可以从文字中去学习、领会名师名医的经验，这是获取成功的"捷径"。要做好的中医师，必须从名医经典中汲取经验。本书编者大量地收集了各种中医经典以及现代文献中与失眠、抑郁相关的内容，从这些经典论著和近代大家医案内提取经方、时方，除此之外还记录了已经得到广泛应用，同时疗效肯定的经验方或经方加减方。经多番校验，保证了所记录方剂的准确性和有效性。本书以疾病为纲，详述不同种类的失眠及抑郁的中医验方，并在每一首效方下面，记录了该方的用法及来源，方便读者选方应用及查阅引用，无论在临床还是科研方面都能发挥其作用。本书选方丰富，药方精妙，治则治法要点精确，全面反映了中医治疗失眠、抑郁的辨证思想和用药经验。让读者感受名医风采，学习名医治病的精华和要诀。

编者

2022 年 10 月

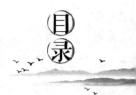

失　眠

第一章　入睡困难……………………………………… 2

　第一节　概述 ………………………………… 2

　第二节　内服方 …………………………… 6

　　半夏汤 ……………………………………… 6

　　甘草泻心汤 ………………………………… 7

　　酸枣仁汤 …………………………………… 7

　　百合地黄汤 ………………………………… 7

　　治虚劳不得眠方 …………………………… 8

　　半夏千里流水汤 …………………………… 8

　　温胆汤 ……………………………………… 8

　　增损肾沥汤 ………………………………… 9

　　人参丸 ……………………………………… 9

　　镇心丸 ……………………………………… 10

　　黄芪汤 ……………………………………… 10

　　思李子豫八毒赤丸 ………………………… 10

　　天麻半夏汤 ………………………………… 11

　　七宣丸 ……………………………………… 11

归脾汤 ……………………………………………… 12

养心汤 ……………………………………………… 12

寿脾煎 ……………………………………………… 12

五福饮（七福饮）………………………………… 13

三阴煎 ……………………………………………… 13

补中益气汤 ………………………………………… 13

平胃散 ……………………………………………… 14

六安煎 ……………………………………………… 14

高枕无忧散 ………………………………………… 14

益营汤 ……………………………………………… 15

安神补心汤 ………………………………………… 15

甘麦芪仙磁石汤 …………………………………… 15

安神助眠汤 ………………………………………… 16

双合苏夏汤 ………………………………………… 16

滋阴镇潜安神汤 …………………………………… 16

引神守舍汤 ………………………………………… 17

加减黄连阿胶汤 …………………………………… 17

第三节　药膳方 …………………………………… 18

人参莲子红枣茶 …………………………………… 18

百合莲子粥 ………………………………………… 18

远志郁金饮 ………………………………………… 18

第二章　易醒或醒后难以入睡 …………………… 20

第一节　概述 ……………………………………… 20

第二节　内服方 …………………………………… 23

桂枝去芍药加蜀漆牡蛎龙骨救逆汤 …………… 23

大远志丸 …………………………………… 24

人参汤 ……………………………………… 24

大镇心散 …………………………………… 24

陷肿散 ……………………………………… 25

半夏汤 ……………………………………… 25

茯苓汤 ……………………………………… 26

栀子乌梅汤 ………………………………… 26

酸枣仁甘草汤 ……………………………… 26

麦门冬汤 …………………………………… 27

酸枣仁汤 …………………………………… 27

茯神汤 ……………………………………… 27

桔梗汤 ……………………………………… 28

五补汤 ……………………………………… 28

五味子汤 …………………………………… 29

山芋丸 ……………………………………… 29

人参散 ……………………………………… 29

思李子豫八毒赤丸 ………………………… 30

宣明双解散 ………………………………… 30

何首乌散 …………………………………… 30

归脾汤 ……………………………………… 31

辰砂妙香散 ………………………………… 31

柏子养心丸 ………………………………… 31

十四友丸 …………………………………… 32

琥珀养心丹 ………………………………… 32

珍珠母丸 …………………………………… 33

补中益气汤 ………………………………… 33

茯苓补心汤 ………………………………… 33

钱氏安神丸 ································· 34

远志汤 ································· 34

养心汤 ································· 34

安神复睡汤 ································· 35

益气安神汤 ································· 35

加味养心汤 ································· 35

润燥交心汤 ································· 36

引寐汤 ································· 36

肝胆两益汤 ································· 36

心肾交补丸 ································· 37

交合安魂汤 ································· 37

益气化痰安神方 ································· 37

第三节　药膳方 ································· 38

黄芪白鸡汤 ································· 38

清蒸鳗鱼 ································· 38

第三章　早醒 ································· 39

第一节　概述 ································· 39

第二节　内服方 ································· 42

黄连阿胶鸡子黄汤 ································· 42

茯神煮散 ································· 42

千里流水汤 ································· 43

麦门冬汤 ································· 43

五补汤 ································· 43

酸枣仁丸 ································· 44

既济解毒汤 ································· 44

七宣丸 …………………………………………… 44

珍珠丸 …………………………………………… 45

何首乌散 ………………………………………… 45

琥珀多寐丸 ……………………………………… 46

天王补心丹 ……………………………………… 46

柏子养心丸 ……………………………………… 46

十四友丸 ………………………………………… 47

琥珀养心丹 ……………………………………… 47

鳖甲丸 …………………………………………… 48

秘传酸枣仁汤 …………………………………… 48

远志汤 …………………………………………… 48

养心汤 …………………………………………… 49

归脾汤 …………………………………………… 49

益气安神汤 ……………………………………… 49

上下两济丹 ……………………………………… 50

艽莲丹 …………………………………………… 50

润燥交心汤 ……………………………………… 50

二丹丸 …………………………………………… 51

半夏秫米汤 ……………………………………… 51

二加龙骨汤 ……………………………………… 51

心肾交补丸 ……………………………………… 52

朱砂安神丸 ……………………………………… 52

养心固本丸 ……………………………………… 53

远志饮子 ………………………………………… 53

加味柴胡疏肝散 ………………………………… 53

解郁息风汤 ……………………………………… 54

乌梅丸加减 …………………………………… 54

枣仁助眠方 …………………………………… 54

炙甘草汤 ……………………………………… 55

桂枝甘草龙骨牡蛎汤加味 …………………… 55

孔圣枕中丹加味 ……………………………… 56

生脉安神汤 …………………………………… 56

五子饮 ………………………………………… 56

第三节　药膳方 ……………………………… 57

虫草茯神粥 …………………………………… 57

桂圆莲子粥 …………………………………… 57

第四章　多梦 …………………………………… 58

第一节　概述 ………………………………… 58

第二节　内服方 ……………………………… 62

当归龙荟丸 …………………………………… 62

养心汤 ………………………………………… 62

交泰丸 ………………………………………… 63

黄连阿胶汤 …………………………………… 63

竹叶石膏汤 …………………………………… 63

柴胡加龙骨牡蛎汤 …………………………… 64

十味温胆汤 …………………………………… 64

桂枝加龙骨牡蛎汤 …………………………… 64

酸枣仁汤 ……………………………………… 65

补肝汤 ………………………………………… 65

甘麦大枣汤 …………………………………… 65

泻心汤 ………………………………………… 66

桂枝茯苓丸 ································· 66

归脾汤 ··································· 66

珍珠丸 ··································· 67

黄连温胆汤 ······························· 67

黄连解毒汤 ······························· 67

镇肝熄风汤 ······························· 68

血府逐瘀汤 ······························· 68

安神定志丸 ······························· 68

左归丸 ··································· 69

右归丸 ··································· 69

黄连清心饮 ······························· 70

三才封髓丹 ······························· 70

杞菊地黄丸 ······························· 70

完带汤 ··································· 71

仁熟散 ··································· 71

别离散 ··································· 71

益气安神汤 ······························· 72

平补镇心丹 ······························· 72

妙香散 ··································· 72

逍遥散 ··································· 73

金铃子散 ································· 73

平胃散 ··································· 73

二陈汤合苓桂术甘汤加味 ···················· 74

朱砂安神丸合柏子养心丸加减 ················ 74

肝肾双补丸合龟鹿二仙膏合远志丸加减 ········· 75

经验方1 ································· 75

经验方 2 ·· 75

经验方 3 ·· 76

经验方 4 ·· 76

经验方 5 ·· 76

经验方 6 ·· 77

经验方 7 ·· 77

经验方 8 ·· 77

经验方 9 ·· 78

经验方 10 ··· 78

第三节 药膳方·································· 78

刺五加茉莉花茶 ······························ 78

仙鹤草茶 ·· 79

莲心决明子茶 ·································· 79

人参五味红茶 ·································· 79

酸枣仁茶 ·· 80

安神汤 ·· 80

代茶饮方 ·· 80

百合莲子粥 ····································· 81

第五章　焦虑性失眠··················· 82

第一节　概述··································· 82

第二节　内服方······························· 86

干姜附子汤 ····································· 86

桂枝去芍药加蜀漆牡蛎龙骨救逆汤 ·········· 86

栀子甘草豉汤 ·································· 86

栀子厚朴汤 ····································· 87

黄连阿胶汤 ……………………………………… 87

猪苓汤 …………………………………………… 88

五苓散 …………………………………………… 88

柴胡加龙骨牡蛎汤 ……………………………… 88

酸枣仁汤 ………………………………………… 89

百合知母汤 ……………………………………… 89

百合地黄汤 ……………………………………… 89

安神汤 …………………………………………… 90

截惊痫安神汤 …………………………………… 90

静心汤 …………………………………………… 90

养心汤 …………………………………………… 91

归脾汤 …………………………………………… 91

黄连温胆汤 ……………………………………… 92

解郁安神汤 ……………………………………… 92

丹栀逍遥散 ……………………………………… 92

养心安神汤 ……………………………………… 93

清心镇肝汤 ……………………………………… 93

柴苓温胆汤 ……………………………………… 93

疏肝养心安神汤 ………………………………… 94

安神助眠膏 ……………………………………… 94

第三节 药膳方 …………………………………… 95

鲜莲子银耳汤 …………………………………… 95

莲子粥 …………………………………………… 95

第四节 外用方 …………………………………… 96

安神散 …………………………………………… 96

中药足浴方 ……………………………………… 96

第六章　抑郁性失眠 ………………………………… 97

第一节　概述 ………………………………………… 97

第二节　内服方 ……………………………………… 101

养血舒肝汤 …………………………………………… 101

培脾舒肝汤 …………………………………………… 101

归脾汤 ………………………………………………… 102

甘麦大枣汤 …………………………………………… 102

解郁汤 ………………………………………………… 102

百合汤 ………………………………………………… 103

柴胡加龙骨牡蛎汤 …………………………………… 103

百合地黄汤 …………………………………………… 103

半夏汤 ………………………………………………… 104

小柴胡汤 ……………………………………………… 104

疏肝利胆汤 …………………………………………… 105

扶脾舒肝汤 …………………………………………… 105

舒肝理气汤 …………………………………………… 105

滋阴活血汤 …………………………………………… 106

逍遥丸 ………………………………………………… 106

归脾丸 ………………………………………………… 107

疏肝健脾方 …………………………………………… 107

四物汤合归脾汤加减 ………………………………… 107

柴桂温胆定志汤 ……………………………………… 108

疏肝健脾解郁汤 ……………………………………… 108

柴芍龙牡汤 …………………………………………… 109

滋水清肝饮 …………………………………………… 109

第三节 外用方·····································110

　　温经散寒洗剂································110

第七章 躁狂性失眠······················111

第一节 概述······································111

第二节 内服方·································114

　　涤痰汤··114

　　癫狂梦醒汤·································114

　　大黄一物汤·································115

　　荡痰汤··115

　　加味将军汤·································115

　　黄连解毒汤·································116

　　朱砂安神丸·································116

　　抵当汤··116

　　桃核承气汤·································117

　　白虎承气汤·································117

　　调味承气汤·································118

　　二阴煎··118

　　血府逐瘀汤·································118

　　生铁落饮·································119

　　龙齿散··119

　　安神定志丸·································120

　　清痰安眠汤·································120

　　礞石滚痰丸·································120

　　赵氏抑狂汤·································121

　　加味大承气汤·····························121

　　滚痰豁窍汤·································121

柴胡加龙骨牡蛎汤 …………………………………… 122

效验定狂散 …………………………………………… 122

牛黄宁宫片 …………………………………………… 123

涤痰泻火汤 …………………………………………… 123

经验方 ………………………………………………… 124

第八章　更年期失眠 ………………………………… 125

第一节　概述 ………………………………………… 125

第二节　内服方 ……………………………………… 130

炙甘草汤 ……………………………………………… 130

四逆散 ………………………………………………… 131

黄连阿胶汤 …………………………………………… 131

桂枝甘草龙骨牡蛎汤 ………………………………… 132

酸枣仁汤 ……………………………………………… 132

甘麦大枣汤 …………………………………………… 132

大柴胡汤 ……………………………………………… 132

补中益气汤 …………………………………………… 133

四君子汤 ……………………………………………… 133

逍遥散 ………………………………………………… 134

生脉散 ………………………………………………… 134

归脾汤 ………………………………………………… 134

四物汤 ………………………………………………… 135

胶艾汤 ………………………………………………… 135

八珍汤 ………………………………………………… 135

地黄丸 ………………………………………………… 135

杞菊地黄丸 …………………………………………… 136

大补阴丸 ……………………………………………… 136

龟鹿二仙胶 ……………………………………… 136

天王补心丹 ……………………………………… 137

柴胡疏肝散 ……………………………………… 137

滋水清肝饮 ……………………………………… 137

蒿芩清胆汤 ……………………………………… 138

宁睡清肝汤 ……………………………………… 138

加味桂附八味汤 ………………………………… 138

养血清肝方 ……………………………………… 139

养心安神方 ……………………………………… 139

三子养阴汤 ……………………………………… 139

滋阴平肝方 ……………………………………… 140

温阳潜降方 ……………………………………… 140

菖远安眠汤 ……………………………………… 141

加味丹栀逍遥散 ………………………………… 141

更眠安汤 ………………………………………… 141

黄连增液汤 ……………………………………… 142

坤泰胶囊 ………………………………………… 142

加味仙地汤 ……………………………………… 143

益气升阳安神汤 ………………………………… 143

益气解郁安神汤 ………………………………… 143

第三节 外用方 …………………………………144

足浴方 …………………………………………… 144

第九章 老年失眠 ……………………… 145

第一节 概述 ……………………………………145

第二节 内服方 …………………………………154

地黄饮子 ………………………………………… 154

归脾汤 ································· 154

黄连阿胶汤 ··························· 154

酸枣仁汤 ····························· 155

朱砂安神丸 ··························· 155

天王补心丹 ··························· 155

交泰丸 ······························· 156

血府逐瘀汤 ··························· 156

安神定志丸 ··························· 156

高枕无忧散 ··························· 157

龙肝泻肝汤 ··························· 157

柴胡加龙骨牡蛎汤 ····················· 158

黄连温胆汤 ··························· 158

保和丸 ······························· 158

柏子养心丸 ··························· 159

养心汤 ······························· 159

治老人不寐丸 ························· 159

寿脾煎 ······························· 160

人参养荣汤 ··························· 160

茯神丸 ······························· 160

扶阳汤加减 ··························· 161

固本清心汤 ··························· 161

第三节　药膳方 ························· 161

龙眼肉粥 ····························· 161

第四节　外用方 ························· 162

中药浴足方 ··························· 162

中药穴位贴敷方 ······················· 162

吴茱萸散穴位贴敷方 ··················· 163

第十章　儿童及青少年失眠……………………… 164

第一节　概述………………………………………164
第二节　内服方……………………………………169
四君子汤………………………………………… 169
六君子汤………………………………………… 170
地黄丸…………………………………………… 170
珍珠丸…………………………………………… 170
鳖甲丸…………………………………………… 171
逍遥散…………………………………………… 171
读书丸…………………………………………… 172
安神定志丸……………………………………… 172
加味逍遥散……………………………………… 172
酸枣仁汤………………………………………… 173
栀子豉汤………………………………………… 173
归脾汤…………………………………………… 173
血府逐瘀汤……………………………………… 174
甘草泻心汤……………………………………… 174
四逆散…………………………………………… 174
调胃承气汤……………………………………… 175
黄连阿胶汤……………………………………… 175
温胆汤…………………………………………… 175
黄连温胆汤……………………………………… 176
朱砂安神丸……………………………………… 176
保和丸…………………………………………… 176
人参竹叶汤……………………………………… 177
加味归脾汤……………………………………… 177

五味异功散·······················177

补中益气汤·······················178

人参养荣汤·······················178

加味小柴胡汤······················179

八珍散·························179

健脑安眠汤·······················179

静宁颗粒························180

益眠聪慧汤·······················180

调神汤加味·······················180

经验方1························181

经验方2························181

经验方3························182

经验方4························182

第十一章 孕妇、产后失眠··············· 183

第一节 概述··················183

第二节 内服方·················187

柴胡加龙骨牡蛎汤····················187

保元汤·························188

大补元煎·······················188

左归丸·························188

右归丸·························189

龟鹿二仙胶·······················189

当归补血汤·······················190

四君子汤·······················190

酸枣仁汤·······················191

百合知母汤 …………………… 191

甘麦大枣汤 …………………… 191

交泰丸 ………………………… 192

逍遥散 ………………………… 192

四物汤 ………………………… 192

安神解郁汤 …………………… 193

归脾汤合二至丸加减 ………… 193

益气安神汤 …………………… 193

经验方1 ……………………… 194

经验方2 ……………………… 194

经验方3 ……………………… 194

经验方4 ……………………… 195

第十二章 女性经期失眠 …………… 196

第一节 概述 ………………………… 196

第二节 内服方 ……………………… 200

桂枝甘草龙骨牡蛎汤 ………… 200

柴胡桂枝干姜汤 ……………… 201

柴胡加龙骨牡蛎汤 …………… 201

炙甘草汤 ……………………… 202

四逆散 ………………………… 202

百合知母汤 …………………… 202

酸枣仁汤 ……………………… 203

四君子汤 ……………………… 203

补中益气汤 …………………… 203

归脾汤 ………………………… 204

四物汤 ·············· 204

龟鹿二仙胶 ·············· 204

天王补心丹 ·············· 205

生脉散 ·············· 205

大补阴丸 ·············· 205

地黄丸 ·············· 206

当归补血汤 ·············· 206

八珍汤 ·············· 206

一贯煎 ·············· 207

朱砂安神丸 ·············· 207

远志丸 ·············· 207

胶艾汤 ·············· 208

固经丸 ·············· 208

理冲汤 ·············· 208

化肝煎 ·············· 209

养心安神方 ·············· 209

养血清肝方 ·············· 209

滋阴平肝方 ·············· 210

加味五子衍宗汤 ·············· 210

黄连增液汤 ·············· 211

经验方 ·············· 211

第十三章 压力性失眠 ·············· 212

第一节 概述 ·············· 212

第二节 内服方 ·············· 217

四逆散 ·············· 217

柴胡加龙骨牡蛎汤 …………………… 217

炙甘草汤 ……………………………… 218

半夏泻心汤 …………………………… 218

大柴胡汤 ……………………………… 218

酸枣仁汤 ……………………………… 219

甘麦大枣汤 …………………………… 219

杞菊地黄丸 …………………………… 219

大补阴丸 ……………………………… 220

当归六黄汤 …………………………… 220

柴胡疏肝散 …………………………… 220

逍遥散 ………………………………… 220

补中益气汤 …………………………… 221

归脾汤 ………………………………… 221

四物汤 ………………………………… 222

天王补心丹 …………………………… 222

胶艾汤 ………………………………… 222

八珍汤 ………………………………… 223

蒿芩清胆汤 …………………………… 223

滋水清肝饮 …………………………… 223

养心安神方 …………………………… 224

养血清肝方 …………………………… 224

滋阴平肝方 …………………………… 224

加味五子衍宗汤 ……………………… 225

宁睡清肝汤 …………………………… 225

仁熟散 ………………………………… 225

解郁安神方 …………………………… 226

疏肝理气方 …………………………… 226

六子安魂汤 …………………………………………… 226

育阴开郁汤 …………………………………………… 227

解郁安眠汤 …………………………………………… 227

疏肝化瘀方 …………………………………………… 227

解郁活血方 …………………………………………… 228

加味丹栀逍遥散 ……………………………………… 228

益气升阳安神汤 ……………………………………… 229

益气解郁安神汤 ……………………………………… 229

第十四章　睡惊症 …………………………………… 230

第一节　概述 ……………………………………… 230

第二节　内服方 …………………………………… 233

桂枝去芍药加蜀漆牡蛎龙骨救逆汤 ………………… 233

天门冬大煎 …………………………………………… 233

大续命散 ……………………………………………… 234

阿伽陀药 ……………………………………………… 234

大镇心散 ……………………………………………… 234

陷脉散 ………………………………………………… 235

石英煎 ………………………………………………… 235

桔梗汤 ………………………………………………… 236

五补汤 ………………………………………………… 236

酸枣仁丸 ……………………………………………… 237

辰砂妙香散 …………………………………………… 237

琥珀养心丹 …………………………………………… 237

温胆汤 ………………………………………………… 238

珍珠母丸 ……………………………………………… 238

安神定志丸 ……………………………… 239

肝胆两益汤 ……………………………… 239

当归龙荟丸 ……………………………… 239

安神丸 ………………………………… 240

摄生饮 ………………………………… 240

龙齿二阴煎 ……………………………… 240

加味栀子豉汤 …………………………… 241

第十五章 夜尿症 ………………… 242

第一节 概述 ………………………… 242

第二节 内服方 ……………………… 247

金匮肾气丸 ……………………………… 247

下瘀血汤 ………………………………… 247

缩泉丸 ………………………………… 247

补中益气汤 ……………………………… 248

巩堤丸 ………………………………… 248

家韭子丸 ………………………………… 249

四维散 ………………………………… 249

秘元丹 ………………………………… 249

大菟丝子丸 ……………………………… 250

牡蛎丸 ………………………………… 250

茴香益智丸 ……………………………… 251

固脬丸 ………………………………… 251

五子丸 ………………………………… 251

草薢分清饮 ……………………………… 251

醒脾升陷汤 ……………………………… 252

补肾缩泉汤 ………………………………… 252

固泉饮 ……………………………………… 253

固本化瘀汤 ………………………………… 253

益气固肾方 ………………………………… 253

通癃软结汤 ………………………………… 254

补肾缩泉胶囊 ……………………………… 254

补肾敛涩方 ………………………………… 254

竹丝鸡汤 …………………………………… 254

第三节　外用方 …………………………………255

附子饼 ……………………………………… 255

加味缩泉督灸粉 …………………………… 255

第十六章　梦魇 ……………………………… 257

第一节　概述 …………………………………257

第二节　内服方 …………………………………260

益气安神汤 ………………………………… 260

清心补血汤 ………………………………… 260

静神丹 ……………………………………… 261

雄朱散 ……………………………………… 261

癫狂梦醒汤 ………………………………… 261

桂枝汤 ……………………………………… 262

桂枝加附子汤 ……………………………… 262

导赤散 ……………………………………… 262

黄连温胆汤 ………………………………… 263

酸枣仁汤 …………………………………… 263

归脾汤 ··· 263

交泰丸 ··· 264

柴胡散 ··· 264

珍珠丸 ··· 264

大定心汤 ·· 265

小定志丸 ·· 265

天麻钩藤饮 ··· 266

礞石滚痰丸 ··· 266

柴胡细辛汤 ··· 266

三效补血汤 ··· 267

第十七章 睡行症··· **268**

第一节 概述·· 268

第二节 内服方·· 270

小柴胡汤 ·· 270

甘草泻心汤 ··· 271

柴胡加龙骨牡蛎汤 ·· 271

黄连阿胶汤 ··· 271

百合地黄汤 ··· 272

甘麦大枣汤 ··· 272

酸枣仁汤 ·· 272

泻青丸 ··· 273

导赤散 ··· 273

地黄丸 ··· 273

黄连温胆汤 ··· 274

归脾汤 ··· 274

安神定志丸 274

生铁落饮 275

镇肝熄风汤 275

十味温胆汤 276

大补阴丸 276

滚痰丸 276

养心汤 277

十味安神丸 277

逍遥散 277

枕中丹 278

磁朱丸 278

龙胆泻肝汤 278

通窍活血汤 279

血府逐瘀汤 279

参香散 279

益气安神汤 280

朱砂安神丸 280

柴胡疏肝散 281

交泰丸 281

天王补心丹 281

救呆至神汤 282

菖郁温胆汤 282

参松养心胶囊 282

静宁颗粒 283

龙牡芍药汤 283

心神宁片 283

潜阳宁神汤 ………………………………………… 284

定神汤 …………………………………………… 284

疏肝养心汤 ………………………………………… 284

定游汤 …………………………………………… 285

经验方1 …………………………………………… 285

经验方2 …………………………………………… 286

经验方3 …………………………………………… 286

经验方4 …………………………………………… 286

经验方5 …………………………………………… 287

经验方6 …………………………………………… 287

经验方7 …………………………………………… 287

经验方8 …………………………………………… 288

经验方9 …………………………………………… 288

经验方10 ………………………………………… 288

经验方11 ………………………………………… 288

经验方12 ………………………………………… 289

经验方13 ………………………………………… 289

经验方14 ………………………………………… 290

经验方15 ………………………………………… 290

经验方16 ………………………………………… 290

经验方17 ………………………………………… 291

经验方18 ………………………………………… 291

第三节　药膳方 ……………………………………291

桑椹粥 …………………………………………… 291

小麦粥 …………………………………………… 292

芝麻粳米粥 ………………………………………… 292

薏苡仁粥 …………………………………………… 292

酸枣仁粥 …………………………………………… 293

莲子粥 ……………………………………………… 293

麦冬薏米粥 ………………………………………… 293

第四节 外用方 ………………………………… 294

贴敷方1 …………………………………………… 294

贴敷方2 …………………………………………… 294

抑 郁

第十八章 儿童青少年抑郁 ……………………… 296

第一节 概述 …………………………………… 296

第二节 内服方 ………………………………… 308

肾气丸 ……………………………………………… 308

生姜半夏汤 ………………………………………… 309

百合知母汤 ………………………………………… 309

桂枝芍药知母汤 …………………………………… 309

炙甘草汤 …………………………………………… 310

酸枣仁汤 …………………………………………… 310

百合地黄汤 ………………………………………… 310

半夏厚朴汤 ………………………………………… 311

清心莲子饮 ………………………………………… 311

定志丸 ……………………………………………… 311

加味六郁汤 ………………………………………… 312

加减生熟二地汤 …………………………………… 312

六君健脾汤 ……………………………………… 312

交感丹 ……………………………………………… 313

团参子饮 ……………………………………………… 313

逍遥散 ……………………………………………… 313

柴胡疏肝散 ………………………………………… 314

交感丸 ……………………………………………… 314

柏子养心汤 ………………………………………… 314

旱莲子丸 …………………………………………… 315

分心气饮 …………………………………………… 315

一贯煎 ……………………………………………… 316

益气养荣汤 ………………………………………… 316

越鞠丸 ……………………………………………… 316

血府逐瘀汤 ………………………………………… 317

温胆汤 ……………………………………………… 317

菖蒲郁金汤 ………………………………………… 317

归脾汤 ……………………………………………… 318

解郁活血汤 ………………………………………… 318

平心忘忧汤 ………………………………………… 318

消郁安神汤 ………………………………………… 319

补肾益神方 ………………………………………… 319

颐脑解郁汤 ………………………………………… 319

解郁清心安神汤 …………………………………… 320

解郁安神方 ………………………………………… 320

经验方1 …………………………………………… 321

经验方2 …………………………………………… 321

经验方3 …………………………………………… 321

第十九章 孕期抑郁 ………………………… 322

第一节 概述 ……………………………………… 322

第二节 内服方 …………………………………… 327

甘麦大枣汤 …………………………………… 327

逍遥散 ………………………………………… 328

竹沥汤 ………………………………………… 328

黄连阿胶汤 …………………………………… 328

加味竹叶汤 …………………………………… 328

淡竹叶汤 ……………………………………… 329

柏子养心汤 …………………………………… 329

人参麦冬汤 …………………………………… 329

犀角散 ………………………………………… 330

柴胡散 ………………………………………… 330

麦门冬散 ……………………………………… 330

治妊娠心烦方 ………………………………… 331

栀豉温胆汤 …………………………………… 331

"孕悲"三合汤 ………………………………… 331

第三节 药膳方 …………………………………… 332

竹沥粥 ………………………………………… 332

海橘饼 ………………………………………… 332

苹果饮药茶 …………………………………… 333

梅子饮药茶 …………………………………… 333

芦根黄梨竹沥膏 ……………………………… 333

百合款冬蜜 …………………………………… 334

龙眼桑椹膏 …………………………………… 334

玫瑰荷叶茶 …………………………………… 334

酸枣仁粥 ……………………………………… 334

阿胶蛋汤 ……………………………………… 335

第二十章 产后抑郁 ………………… 336

第一节 概述 ………………………………… 336

第二节 内服方 ……………………………… 341

柴芍六君汤 …………………………………… 341

清心莲子饮 …………………………………… 342

归脾汤 ………………………………………… 342

血府逐瘀汤 …………………………………… 342

百合地黄汤 …………………………………… 343

生姜半夏汤 …………………………………… 343

百合知母汤 …………………………………… 343

酸枣仁汤 ……………………………………… 344

甘麦大枣汤 …………………………………… 344

定志丸 ………………………………………… 344

炙甘草汤 ……………………………………… 345

栀子厚朴汤 …………………………………… 345

益气养荣汤 …………………………………… 345

大定风珠 ……………………………………… 346

逍遥散 ………………………………………… 346

调经散 ………………………………………… 346

柴胡疏肝散 …………………………………… 347

乌金丸 ………………………………………… 347

加味六郁汤 …………………………………… 347

安神生化汤 …………………………………… 348

天王补心丹 ·· 348

茯神散 ·· 348

镇心丹 ·· 349

柏子养心汤 ·· 349

补心汤 ·· 350

扶解调肝汤 ·· 350

加减丹栀逍遥散 ·· 350

归脾汤合逍遥散加减 ·· 351

四逆散合甘麦大枣汤 ·· 351

养血解郁汤 ·· 352

养心解郁汤 ·· 352

养元解郁汤 ·· 353

养血调肝汤 ·· 353

甘麦大枣汤合小柴胡汤加味 ·· 353

益气养血安神方 ·· 354

解郁舒心丸 ·· 354

经验方 ·· 355

第二十一章　围绝经期抑郁 ·· 356

第一节　概述 ·· 356

第二节　内服方 ·· 359

小柴胡汤 ·· 359

柴胡加龙骨牡蛎汤 ·· 359

半夏泻心汤 ·· 359

柴胡桂枝干姜汤 ·· 360

百合知母汤 ·· 360

甘麦大枣汤 …………………………………… 360

酸枣仁汤 …………………………………… 361

八珍散 ……………………………………… 361

滋水清肝饮 ………………………………… 361

地黄丸 ……………………………………… 362

左归丸 ……………………………………… 362

右归丸 ……………………………………… 362

逍遥散 ……………………………………… 363

柴胡疏肝散 ………………………………… 363

养心滋肾丸 ………………………………… 363

天王补心丹 ………………………………… 364

清燥救肺汤 ………………………………… 364

二仙汤 ……………………………………… 365

坤泰胶囊 …………………………………… 365

舒肝颗粒 …………………………………… 365

疏肝解郁胶囊 ……………………………… 366

补肾解郁清心方 …………………………… 366

滋癸泻火汤 ………………………………… 366

滋肾调肝活血方 …………………………… 367

水木煎 ……………………………………… 367

清心滋肾汤 ………………………………… 367

甲乙归藏汤 ………………………………… 368

柴胡疏肝汤 ………………………………… 368

调更解郁方 ………………………………… 368

逐瘀疏肝汤 ………………………………… 369

甜梦口服液 ………………………………… 369

枣仁安神颗粒 ……………………………… 370

疏肝健脾解郁汤 …………………………………… 370

天癸更年软胶囊 …………………………………… 370

滋肾宁心胶囊 ……………………………………… 370

柴郁地仙方 ………………………………………… 371

解郁静心颗粒 ……………………………………… 371

养心滋肾方 ………………………………………… 371

焦宁汤 ……………………………………………… 372

加味乌梅丸 ………………………………………… 372

补肾柔肝解郁汤 …………………………………… 372

清心解郁汤 ………………………………………… 373

更年疏肝健脾解郁汤 ……………………………… 373

舒郁汤 ……………………………………………… 374

更年汤 ……………………………………………… 374

更年解郁安神汤 …………………………………… 374

调冲解郁汤 ………………………………………… 375

舒肝消郁饮 ………………………………………… 375

调更解郁汤 ………………………………………… 375

九味镇心颗粒 ……………………………………… 376

解郁汤 ……………………………………………… 376

更年宁 ……………………………………………… 376

清心舒郁方 ………………………………………… 377

补肾疏肝化瘀汤 …………………………………… 377

补肾益脑汤 ………………………………………… 377

滋肾疏肝汤 ………………………………………… 378

清平汤 ……………………………………………… 378

更健汤 ……………………………………………… 378

更年解郁汤 ………………………………………… 379

　　补肾安神开郁汤 ················· 379

　　经验方1 ······················· 379

　　经验方2 ······················· 380

　　经验方3 ······················· 380

　　经验方4 ······················· 380

　第三节　外用方 ················· 381

　　贴敷方 ························· 381

第二十二章　老年抑郁 ············· 382

　第一节　概述 ··················· 382

　第二节　内服方 ················· 388

　　七气汤1 ······················· 388

　　七气汤2 ······················· 388

　　小镇心散 ····················· 389

　　五参丸 ······················· 389

　　寿星丸 ······················· 389

　　交感丹 ······················· 390

　　木香化滞汤 ··················· 390

　　火郁汤 ······················· 390

　　四磨汤 ······················· 391

　　气郁方 ······················· 391

　　血郁方 ······················· 391

　　加味四七汤 ··················· 392

　　苍莎丸 ······················· 392

　　七香丸 ······················· 392

　　存注丹 ······················· 392

润肝汤 ………………………………………… 393

龙蚝理痰汤 …………………………………… 393

舒心汤 ………………………………………… 393

补肾活血汤 …………………………………… 394

越鞠升降汤 …………………………………… 394

益肾舒郁汤 …………………………………… 394

经验方 ………………………………………… 395

第三节　药膳方 …………………………………395

百合秫米粥 …………………………………… 395

糖渍鲜龙眼 …………………………………… 396

第四节　外用方 …………………………………396

贴敷方 ………………………………………… 396

第二十三章　男性抑郁……………………… 397

第一节　概述 ……………………………………397

第二节　内服方 …………………………………399

黄连阿胶汤 …………………………………… 399

半夏泻心汤 …………………………………… 399

肾气丸（又名崔氏八味丸）………………… 399

甘麦大枣汤 …………………………………… 400

地黄丸 ………………………………………… 400

越鞠丸（又名芎术丸）……………………… 400

逍遥散 ………………………………………… 401

归脾汤 ………………………………………… 401

血府逐瘀汤 …………………………………… 401

二仙汤 ………………………………………… 402

健脑解郁汤加味 ……………………………………… 402

经验方 …………………………………………………… 402

第二十四章　中风后抑郁 ………………………… 404

第一节　概述 ……………………………………… 404

第二节　内服方 …………………………………… 406

四逆散 …………………………………………………… 406

黄连阿胶汤 ……………………………………………… 406

柴胡加龙骨牡蛎汤 ……………………………………… 406

小柴胡汤 ………………………………………………… 407

柴胡桂枝汤 ……………………………………………… 407

大柴胡汤 ………………………………………………… 407

酸枣仁汤 ………………………………………………… 408

百合地黄汤 ……………………………………………… 408

半夏厚朴汤 ……………………………………………… 408

风引汤 …………………………………………………… 409

温胆汤 …………………………………………………… 409

黄连温胆汤 ……………………………………………… 409

逍遥散 …………………………………………………… 410

丹栀逍遥散 ……………………………………………… 410

柴胡疏肝散 ……………………………………………… 410

一贯煎 …………………………………………………… 411

归脾汤 …………………………………………………… 411

补中益气汤 ……………………………………………… 411

滋水清肝饮 ……………………………………………… 412

加味四物汤 ……………………………………………… 412

补阳还五汤 ···································· 412

血府逐瘀汤 ···································· 413

癫狂梦醒汤 ···································· 413

涤痰汤 ·· 413

枕中方 ·· 414

宁神补心片 ···································· 414

桂枝茯苓丸合四七汤 ···························· 414

半夏白术天麻汤合甘麦大枣汤 ···················· 415

六郁汤合菖蒲郁金汤 ···························· 415

大柴胡汤合桂枝茯苓丸 ·························· 416

镇肝熄风汤合甘麦大枣汤 ························ 416

四逆散合甘麦大枣汤 ···························· 416

舒肝颗粒 ······································ 417

解郁宁神汤 ···································· 417

甘麦健脾汤 ···································· 418

温胆安神汤 ···································· 418

疏肝活血方 ···································· 419

肾脑复元汤 ···································· 419

中风解郁汤 ···································· 419

益气活血解郁汤 ································ 420

逍遥开郁汤 ···································· 420

疏血通脉解郁方 ································ 420

疏肝泻火汤 ···································· 421

培元消栓解郁方 ································ 421

舒肝解郁汤 ···································· 422

解郁合欢汤 ···································· 422

顺气解郁汤 ···································· 422

养血解郁醒脑汤 ···································· 423

滋水涵木解郁汤 ···································· 423

解郁丸 ·· 424

丹栀通竹方 ··· 424

乌灵胶囊 ··· 424

疏郁通络汤 ··· 425

化痰通络饮 ··· 425

补阳还五解郁汤 ···································· 426

固本解郁汤 ··· 426

益肾解郁通络汤 ···································· 427

柴疏四君汤 ··· 427

散偏汤 ·· 428

柴枣解郁汤 ··· 428

温阳奋志振颓汤 ···································· 428

第三节　外用方 ······································ 429

柴胡疏肝散贴敷方 ································· 429

温经散寒洗剂 ······································ 429

贴敷方1 ··· 430

贴敷方2 ··· 430

第二十五章　高血压合并抑郁 ··············· 431

第一节　概述 ··· 431

第二节　内服方 ······································ 436

丹栀逍遥散 ··· 436

柴胡疏肝散 ··· 437

柴胡加龙骨牡蛎汤 ································· 437

半夏白术天麻汤 ……………………………… 437

归脾汤 …………………………………………… 438

黄连温胆汤 ……………………………………… 438

加味越鞠丸 ……………………………………… 438

大柴胡汤 ………………………………………… 439

酸枣仁汤 ………………………………………… 439

地黄丸 …………………………………………… 439

滋水清肝饮 ……………………………………… 440

天麻钩藤饮 ……………………………………… 440

安神降压合剂 …………………………………… 440

天麻安神茶 ……………………………………… 441

二白降压汤 ……………………………………… 441

虚燥更平颗粒 …………………………………… 441

怡心汤 …………………………………………… 442

清眩解郁汤 ……………………………………… 442

养心安神定眩汤 ………………………………… 442

清肝解郁降压汤 ………………………………… 443

安神定志方 ……………………………………… 443

解郁平肝汤 ……………………………………… 443

和畅膏 …………………………………………… 444

补肾解郁汤 ……………………………………… 444

经验方 …………………………………………… 444

第二十六章　糖尿病合并抑郁 ………………… 446

第一节　概述 …………………………………… 446

第二节　内服方 ………………………………… 452

柴胡疏肝散 ……………………………………… 452

天王补心丹 ···················· 453

小柴胡汤 ······················ 453

六味地黄丸 ···················· 453

半夏厚朴汤 ···················· 454

甘麦大枣汤 ···················· 454

血府逐瘀汤 ···················· 454

金铃子散 ······················ 454

温胆汤 ························· 455

升降散 ························· 455

四物汤 ························· 456

滋水清肝饮 ···················· 456

当归地黄汤 ···················· 456

栀子豉汤 ······················ 456

黄连温胆汤 ···················· 457

半夏秫米汤 ···················· 457

涤痰汤 ························· 457

旋覆花汤 ······················ 458

一贯煎 ························· 458

疏肝解郁汤 ···················· 458

养心清郁汤 ···················· 459

清消解郁汤 ···················· 459

四逆散合逍遥散加减 ·············· 460

丹栀逍遥散合左金丸 ·············· 460

四逆散合温胆汤加减 ·············· 461

桃红四物汤、越鞠丸合金铃子散加减 ··· 461

疏肝理脾汤 ···················· 462

解郁散 ························· 462

疏肝宁神汤 …………………………………… 462

养阴清郁汤 …………………………………… 463

十味忘忧汤 …………………………………… 463

益肾通络化瘀方 ……………………………… 463

百合安神汤 …………………………………… 464

小柴胡汤、酸枣仁汤合黄精丹加减 ………… 464

安神解郁方 …………………………………… 465

消渴解郁方 …………………………………… 465

疏肝无忧汤 …………………………………… 466

疏肝补肾汤 …………………………………… 466

逍遥宁心饮 …………………………………… 466

养阴活血汤 …………………………………… 467

解郁活血汤 …………………………………… 467

解郁化痰汤 …………………………………… 467

第二十七章　冠心病合并抑郁 ……………… 469

第一节　概述 ………………………………… 469

第二节　内服方 ……………………………… 473

逍遥散 ………………………………………… 473

清心莲子饮 …………………………………… 474

柴胡加龙骨牡蛎汤 …………………………… 474

甘麦大枣汤 …………………………………… 475

养心汤 ………………………………………… 475

黄连温胆汤 …………………………………… 475

疏肝解郁汤 …………………………………… 476

双和散 ………………………………………… 476

心可舒片 ································· 476

怡心汤 ·································· 477

血府逐瘀汤合十味温胆汤加减 ··········· 477

柴胡疏肝散合瓜蒌半夏汤加减 ··········· 477

补肾宁心汤 ····························· 478

解郁安神汤 ····························· 478

胸痹1号 ······························· 478

益肾活血疏肝汤 ························· 479

养心安神汤 ····························· 479

宁心汤 ································· 479

化痰解郁方 ····························· 480

加味温胆汤 ····························· 480

养心氏片 ······························· 480

心灵丸 ································· 481

参柴舒心方 ····························· 481

舒心解郁汤 ····························· 481

解郁天香丹 ····························· 482

愉心汤 ································· 482

调肝活血方 ····························· 482

加味大柴胡汤（大柴胡汤合升降散加减）··········· 483

双心汤 ································· 483

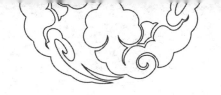

失　眠

第一章　入睡困难

第一节　概　述

　　睡眠是人体的一种生理过程，若由于各种原因而引起睡眠不足，睡眠时间和质量不能达到正常睡眠要求或不能满足机体生理需求，使个体在白日不同程度地自感未能充分休息和恢复精力，而造成躯体困乏、精神萎靡、嗜睡、注意力减退、反应迟钝、情绪抑制、焦躁等，即可定义为失眠。流行病学调查显示，我国成年人失眠率高达27%，与失眠患病率有关的人口学因素包括年龄、性别、婚姻状况、教育、收入、特定职业和环境因素等。全年龄段均可患病且患病率随年龄增大而上升；女性患病率高于男性；在教育水平低的群体中及社会经济水平低的阶层中，失眠更常见；离婚者、鳏寡者比已婚者更多报告失眠。

　　长期严重失眠，会对躯体和精神产生不利影响。躯体方面，因生长激素在睡眠时的分泌受阻，会影响儿童的生长发育；对于成人则可引起交感神经功能亢进，影响躯体机能恢复，遏制免疫机制，加重原有的疾患或诱发其他病症。精神方面，会对与记忆、计算、逻辑推理有关的精神活动产生影响，降低工作或学习效率，随之出现的情绪方面的改变如抑郁、焦虑等，亦会对人际关系产生影响。需注意的是，失眠对个体产生影响的同时，也增大了生活和工作中意外的风险，对社会经济造成巨大损失。

　　临床上，失眠常见的表现为入睡困难（入睡困难型失眠）、易醒或醒后难以入睡（维持睡眠困难型失眠）以及早醒（早醒型失眠），其中入睡困难最为多见。入睡困难是指入睡潜伏期大于30分钟，即着床30分钟后仍不能入睡；这种睡眠紊乱每星期发生3次以上并持续1个月以上；睡眠质或量的不足已明显对患者的机体产生影响。

导致入睡困难型失眠的原因主要包括以下几种：①环境因素：噪声或光照干扰，高温或寒冷影响，以及生活环境改变。②生理因素：跨时区迁徙以及昼夜生活颠倒，导致机体生物钟无法迅速适应新的昼夜节律变化。亦包含遗传、年龄、性别等个体特点。③心理社会因素：应激和各种社会生活事件影响。④躯体疾病：机体的各种慢性疾病，如心血管疾病、神经系统疾病、内分泌系统疾病等。⑤精神疾病：焦虑、抑郁、阿尔茨海默病等。⑥药物因素：各种药物或物质滥用可引起继发性的入睡性失眠，常见的药物有抗心律失常药物、类固醇类药物、甲状腺素制剂等，以及神经活性物质如咖啡因、乙醇等。该类型失眠患者多具有一特点，即睡眠行为与环境建立了不良的条件反射，遇到睡眠环境的改变如出差、值班或者换床，都可以使入睡困难加重或恶化。同时由于患者过于担心能否入睡，在就寝之时很难放松进入自然睡眠状态。另外，部分患者为了帮助入睡而采取的预防性措施如默数行为，由于注入了主观意志活动，刺激了大脑皮层，反而加剧了入睡困难的症状。

【疾病源流】

一、病名

中医学对失眠的认识由来已久，认为人的正常睡眠是由心神所主，阳气由动转静时，人即进入睡眠状态，而阳气由静转动时，人即进入清醒状态。清代林珮琴在《类证治裁·不寐论治》中即言："阳气自动而之静则寐；阴气自静而之动则寤。"可见，人的正常睡眠是由阴阳之气自然而有规律的转化而主导的。古籍中记载的诸如"不得眠""不得卧""夜不寐""卧不得安""目不瞑"等，均是对失眠的描述。《难经》中将失眠称之为"不寐"，唐代《外台秘要方》中则首次出现"失眠"这一病名。及至现代，则统一以"不寐"指代失眠。

历代医家对于失眠病名的表述颇多，但结合论述详细考究，各名称亦存在差异，如清代医家汪必昌认为寐、瞑、卧、安四者有所区别，并对其概念进行了详细的定义，即如其《医阶辩证》中所论："不寐，夜常长寤也……不瞑，夜目不闭也。卫气不入于阴，则目不瞑……不得卧，身不得仆也……卧不安，反侧不得安卧也。"瞑，《说文解字》释："瞑，翕目也"（翕，合也）。《灵枢·大惑论》言："黄帝曰：病而不得卧者，何气使然？岐伯曰：卫气不得入于阴，常留于阳。留于阳则阳气满，阳气满则阳跷盛；不得入于阴则阴气虚，故目不瞑矣。"结合中医学对于人体睡眠机制的认识，可以认为"目不瞑"指代的是入睡性失眠。同理，辗转反侧、不得安卧的"卧不安"，亦是指代入睡困难。

二、病因病机

随着时代的发展和理论体系的建立，中医学对于入睡困难的因、机、证、治的认识亦逐步完善。先秦两汉时期，对于入睡困难尚未形成完整的诊疗体系，相关论述多以兼症的形式出现。以《黄帝内经》为代表，创立了"目不瞑"之营卫阴阳理论。东汉张仲景在《黄帝内经》的基础上，开创六经辨证体系，以阴阳离合为基础，将脏腑与三阴三阳六经密切结合，指出气血失调、阴虚火旺、胃腑失和等均可导致"卧不安"。对后世不寐理论体系的发展与完善具有指导意义。晋唐时期的医家，对入睡困难的研究则逐渐转变为以脏腑寒热虚实为立足点，并逐步形成不寐专科理论。如巢元方《诸病源候论》中，就有"虚劳不得眠候""伤寒病后不得眠候"等对于失眠的专篇论述。孙思邈《备急千金要方》中则论述了脏腑寒热虚实与入睡性失眠的关系，其指出："大病后虚烦不得眠，此胆寒故也，宜服之方（温胆汤）。"又如："治心实热，口干烦渴，眠卧不安方（茯神煮散）。"宋金元时期，对入睡困难的认识逐步发展为五脏并重的认识体系，心热胆虚这一入睡困难型失眠的病因病机，在此时期继续为医家所热议，同时因脏腑功能失调而导致失眠的病因病机也得到重视。如李东垣强调脾胃与元气的关系，在《脾胃论》中提出了睡眠与饮食的关系。张从正首次提出"思气"概念，《儒门事亲》中言："思气所至，为不眠，为嗜卧……"认为此导致脾胃与三焦气滞不通而造成入睡困难和嗜睡。特别是其首先在医案中别立一门，独立成证，使不寐入于内科诸证之列。及至明清，众医家通过对大量古籍的校刊与研究，在综合过往多方理论的基础上，每多发挥，使得对于入睡困难型失眠的诊疗认识更加多元化。

【辨证论治】

1.心脾两虚 其特点为入睡困难，兼见心悸、心慌、神疲、乏力等，口淡无味，不思饮食，面色萎黄，舌质淡，苔薄白，脉缓弱。治当补益心脾，养心安神。

2.阴虚火旺 其特点为入睡困难，心烦，兼有手足心热、盗汗、口渴、咽干，或口舌糜烂，舌质红，少苔，脉细数。治当滋阴降火，清心安神。

3.痰火内扰 其特点为入睡困难，心烦，口苦，目眩，头重，胸闷，恶心，嗳气，多痰，舌质偏红，苔黄腻，脉滑数。治当化痰清热，宁心安神。

4.胃气不和 其特点为入睡困难，兼有脘腹胀满或胀痛，时有恶心或呕吐，嗳腐吞酸，大便臭秽或便秘等食滞不化的表现，舌苔黄腻或黄燥，脉弦滑或滑数。治当和胃化滞。

相较于中医的辨证施治，西医对于失眠的治疗则以各类镇静安眠药物如苯二氮䓬类药物为主要手段，虽然疗效明显，但副作用较大，会使患者产生药物依赖，且停药后会出现戒断症状，严重者会影响正常的工作、学习和生活。

几乎所有的入睡困难型失眠患者，均存在不良的睡眠卫生习惯，包括睡前剧烈运动、睡前服用过多的咖啡或浓茶、睡前吸烟过多、睡前强烈的脑力劳动、睡前观看刺激性强烈的影音视讯资料等。在治疗时若能够给予适当的睡眠卫生指导，纠正与睡眠不相容的生活习惯和行为，可以使大部分患者获益，很好地改善其睡眠质量。入睡困难型失眠的预后，需视具体病情而定。若病程不长，病因比较单纯，在治疗时能够审病求因，辨证求本，迅速消除致病因素，通常疗效较好，短期即可改善睡眠质量。病程长者，其证候往往虚实夹杂，病情易于反复，短期疗效不理想，需长期维持治疗，并加强调护。

第二节　内服方

半夏汤

【组成】秫米一升，半夏五合。

【用法】其汤方以流水千里以外者八升，扬之万遍，取其清五升，煮之，炊以苇薪，火沸，置秫米一升，治半夏五合，徐炊，令竭为一升半，去其滓，饮汁一小杯，日三，稍益，以知为度。故其病新发者，覆杯则卧，汗出则已矣。久者，三饮而已也。

【功效】祛痰泻火，补虚泻实，宁心安神。

【**主治**】入睡困难属痰火扰心者。

【**来源**】《黄帝内经》

·甘草泻心汤·

【**组成**】甘草四两，黄芩三两，人参三两，干姜三两，黄连一两，大枣十二枚，半夏半升。

【**用法**】上七味，水一斗，煮取六升，去滓，再煎，温服一升，日三服。

【**功效**】滋阴清热，养心安神。

【**主治**】入睡困难属阴虚火旺者。

【**来源**】《金匮要略》

·酸枣仁汤·

【**组成**】酸枣仁二升，甘草一两，知母二两，茯苓二两，川芎二两。

【**用法**】上五味，以水八升，煮酸枣仁，得六升，纳诸药，煮取三升，分温三服。

【**功效**】养阴清热，养心安神。

【**主治**】入睡困难属阴虚火旺者。

【**来源**】《金匮要略》

·百合地黄汤·

【**组成**】百合七枚（擘），生地黄汁一升。

【**用法**】上以水洗百合，渍一宿，当白沫出，去其水，更以泉水二升，煎取一升，去滓；纳地黄汁，煎取一升五合，分温再服。

【**功效**】滋阴清热，养血宁心。

【主治】入睡困难属阴虚火旺，热扰心神者。

【来源】《金匮要略》

～·治虚劳不得眠方·～

【组成】酸枣仁、榆叶各等份。

【用法】上二味为末，蜜丸如梧桐子大，每服十五丸，日再。

【功效】补益心脾，安神助眠。

【主治】入睡困难属心脾两虚者。

【来源】《千金方》

～·半夏千里流水汤·～

【组成】半夏三两，宿姜三两，黄芩一两，生地黄五两，远志二两，茯苓二两，秫米一升，酸枣仁五合。

【用法】上八味㕮咀，以长流水五斗煮秫米，令蟹目沸，扬之千余遍，澄清，取九升煮药，取三升半，分三服。

【功效】祛痰泻火，补虚泻实，宁心安神。

【主治】入睡困难属痰火扰心者。

【来源】《千金方》

～·温胆汤·～

【组成】半夏二两，竹茹二两，枳实二两，橘皮三两，甘草一两，生姜四两。

【用法】上六味㕮咀，以水八升，煮取二升，分三服。（一本有茯苓二两，红枣十二枚）

【功效】理气化痰，宁心温胆。

【主治】入睡困难属胆胃不和，痰扰心神者。

【来源】《千金方》

·增损肾沥汤·

【组成】黄芪、甘草、芍药、麦冬、人参、肉苁蓉、干地黄、赤石脂、茯神、地骨白皮、当归、远志、磁石、枳实、防风、龙骨各一两，桂心、川芎各二两，生姜四两，五味子三合，大枣三十枚，白羊肾一具，半夏一升。

不利下者，除龙骨、赤石脂；小便涩，以赤茯苓代茯神，加白术三两；多热，加黄芩一两；遗溺，加桑螵蛸二十枚。

【用法】上二十三味㕮咀，以水二斗煮羊肾，取汁一斗二升，纳诸药，煮取四升，分五服。

【功效】补虚安神。

【主治】入睡困难属虚损者。原书用治"下焦虚冷，胸中微有客热，心虚惊悸，不得眠，食少，失气味，日夜数过，心烦迫不得卧，小便不利，又时复下"。

【来源】《千金方》

·人参丸·

【组成】人参、甘草、茯苓各三两，麦冬、菖蒲、泽泻、薯蓣、干姜各二两，桂心一两，大枣五十枚。

【用法】上十味为末，以蜜枣膏和，丸如梧子，未食酒服二十丸，日三夜一，不知，稍增。若有远志，纳二两为善。若风气，纳当归、独活各三两。

【功效】补益心脾，安神助眠。

【主治】入睡困难属心脾两虚者。原书用治"产后大虚，心悸不得眠"。

【来源】《千金方》

❧· 镇心丸 ·❧

【组成】秦艽、柏实、当归、干漆（熬）、白蔹、杏仁（去皮尖双仁，熬）、川芎各三分，泽泻一两，干地黄六分，防风、人参各四分，炙甘草一两，白术、薯蓣、茯苓、干姜各二分，麦冬（去心）二两，前胡四分。

【用法】上一十八味，捣下筛，炼蜜和为丸，如桐子，先食饮服十丸，日三，不知，稍增之。忌海藻、菘菜、芜荑、桃李、雀肉、酢物等。

【功效】健脾和胃，祛痰泻火。

【主治】入睡困难属胃气不和，兼有痰火者。

【来源】《千金方》

❧· 黄芪汤 ·❧

【组成】黄芪（锉炒）、桂（去粗皮）、芍药各三分，甘草（炙锉）、当归（炙）、人参各半两。

【用法】上六味，粗捣筛，每服五钱匕，以水一盏半，入粳米一合，枣二枚劈破，煎至一盏，去滓，空腹分温二服，相次服之。

【功效】补益心脾，安神助眠。

【主治】入睡困难属心脾两虚者。

【来源】《圣济总录》

❧· 思李子豫八毒赤丸 ·❧

【组成】雄黄、矾石、朱砂、附子（炮）、藜芦、牡丹皮、巴豆各一两，蜈蚣一条。

【用法】上八味为末，炼蜜丸如小豆大，每服五七丸，冷水送下，无时。

【功效】补益心脾，养心安神。

【主治】入睡困难属心脾两虚者。

【来源】《卫生宝鉴》

· 天麻半夏汤 ·

【组成】天麻、半夏各一钱，橘皮（去白）、柴胡各七分，黄芩（酒制，炒）、甘草、白茯苓（去皮）、前胡各五分，黄连（去须）三分。

【用法】上九味㕮咀，都为一服，水二盏，生姜三片，煎至一盏，去渣温服，食后。忌酒、面、生冷物。

【功效】化痰清热，宁心安神。

【主治】入睡困难属痰火扰心者。原书用治"风痰内作不得安卧"。

【来源】《卫生宝鉴》

· 七宣丸 ·

【组成】桃仁（去皮尖，炒）六两，柴胡（去苗）、诃子皮、枳实（麸炒）、木香各五两，甘草（炙）四两，大黄（面裹煨）十五两。

【用法】上为末，炼蜜丸如桐子大，每服二十丸，米饮下，食前、临卧各一服，以利为度，觉病势退，服五补丸。此药不问男女老幼，皆可服，量虚实加减丸数。

【功效】清肝泻火，养心安神。

【主治】入睡困难属肝火扰心者。

【来源】《卫生宝鉴》

❦ · 归脾汤 · ❧

【组成】人参、黄芪（蜜炙）、茯神、白术各一钱，酸枣仁（泡，去皮）八分，木香三分，甘草三分。

【用法】水盏半，龙眼肉七枚，灯心二十根，煎七分，食后服。

【功效】补益心脾，养心安神。

【主治】入睡困难属心脾两虚者。

【来源】《古今医统大全》

❦ · 养心汤 · ❧

【组成】当归身、生地黄、熟地黄、茯神各一钱，人参、麦冬各钱半，五味子十五粒，柏子仁、酸枣仁各八分，甘草（炙）四分。

【用法】水盏半，加灯心、莲子，煎八分，食远服。

【功效】补益心脾，养心安神。

【主治】入睡困难属心脾两虚者。

【来源】《古今医统大全》

❦ · 寿脾煎 · ❧

【组成】白术二三钱，当归二钱，山药二钱，炙甘草一钱，酸枣仁钱半，远志（制）三五分，干姜（炮）一至三钱，莲子（去心，炒）二十粒，人参（随宜一二钱，急者用一两）。

【用法】水二盅，煎服。

【功效】补益心脾，养心安神。

【主治】入睡困难属心脾两虚者。原书用治"若思虑劳倦伤心脾，以致气虚精陷，而为怔忡、惊悸、不寐者"。

【来源】《景岳全书》

∽· 五福饮（七福饮）·∾

【组成】人参（随宜，心），熟地黄（随宜，肾），当归（二三钱，肝），白术（炒，一钱半，肺），炙甘草（一钱，脾）。

七福饮：五福饮加酸枣仁二钱，远志三五分，制用。

【用法】水二盅，煎七分，食远温服。或加生姜三五片。凡治气血俱虚等证，以此为主。或宜温者，加姜、附；宜散者，加升麻、柴、葛。左右逢源，无不可也。

【功效】补益心脾，养心安神。

【主治】入睡困难属心脾两虚者。原书用治"七情内伤，血气耗损，或恐畏伤肾，或惊惧伤胆，神以精亏而无根据无寐者"。

【来源】《景岳全书》

∽· 三阴煎 ·∾

【组成】当归二三钱，熟地黄三五钱，炙甘草一钱，芍药（酒炒）二钱，酸枣仁二钱，人参随宜。

【用法】水二盅，煎七分，食远服。

【功效】补益心脾，养心安神。

【主治】入睡困难属心脾两虚者。原书用治"七情内伤，血气耗损，或恐畏伤肾，或惊惧伤胆，神以精亏而无根据无寐者"。

【来源】《景岳全书》

∽· 补中益气汤 ·∾

【组成】人参、黄芪（炒）、白术（炒）、甘草（炙）各钱半，当归一钱，陈皮五分，升麻、柴胡各三分。

【用法】上加姜，枣，水煎，空心午前服。

【功效】补中益气。

【主治】入睡困难属心脾两虚者。原书用治"劳倦伤心脾，中气不足，清阳不升，外感不解而寒热不寐者"。

【来源】《景岳全书》

·平胃散·

【组成】厚朴（姜制，炒）、陈皮（去白）各五两，苍术（去皮，米泔浸炒）八两，炙甘草三两。

【用法】上为末，每服二钱，水二盅，姜三片，枣二枚，煎七分，去渣，温服。或去姜、枣，入盐一小捻，单以沸汤点服亦可。

【功效】和胃除湿，顺气化滞。

【主治】入睡困难属胃气不和者。

【来源】《景岳全书》

·六安煎·

【组成】陈皮一钱半，半夏二三钱，茯苓二钱，甘草一钱，杏仁（去皮尖，切）一钱，白芥子五至七分（老年气弱者不用）。

【用法】水一盅半，加生姜三至七片，煎七分，食远服。

【功效】清热化痰，养心安神。

【主治】入睡困难属痰热扰心者。

【来源】《景岳全书》

·高枕无忧散·

【组成】陈皮、半夏（姜制）、白茯苓（去皮）、枳实（麸炒）、竹茹、麦冬（去心）、龙眼肉、石膏各一钱半，人参五钱，甘草一钱半。

【用法】上锉一剂，水煎服。

【功效】化痰清热，养心安神。

【主治】入睡困难属痰热扰心者。

【来源】《万病回春》

· 益营汤 ·

【组成】党参（去芦，米炒）二钱，炙黄芪一钱，酸枣仁（即炒杵）、茯神、当归各一钱五分，远志（去心）三分，白芍（酒炒）一钱，炙甘草六分。

【用法】加生姜二片，木香三分煎。

【功效】补益心脾，养心安神。

【主治】入睡困难属心脾两虚者。

【来源】《不知医必要》

· 安神补心汤 ·

【组成】当归、生地黄、茯神、黄芩各一钱三分，川芎七分，白术、白芍各一钱，酸枣仁、远志各八分，麦冬二钱，玄参五分，甘草三分。

【用法】水煎服。

【功效】滋阴清热，养心安神。

【主治】入睡困难伴见惊悸、怔忡，属阴虚火旺，热扰心神者。

【来源】《古今医鉴》

· 甘麦芪仙磁石汤 ·

【组成】甘草6克，淮小麦30克，炙黄芪20克，淫羊藿12克，枸杞子12克，丹参12克，五味子6克，远志6克，灵磁石15克，茯苓15克，蝉衣5克。

【用法】水煎服，午后、睡前分温服。

【功效】补益心脾，安神定志。

【主治】入睡困难属心脾两虚者。

【来源】《朱良春精方治验实录》

❦ 安神助眠汤 ❦

【组成】酸枣仁、首乌藤各30克，百合、龙齿（先煎）、茯神、丹参、合欢皮各20克，莲子心3克，栀子、五味子、柏子仁、当归各15克，甘草6克。

【用法】每日1剂，水煎，晚饭前及睡前1小时分服。

【功效】滋阴泻火，养心生血，镇静安神。

【主治】入睡困难属阴虚内热，热扰心神者。

【来源】实用中医内科杂志，2006，20（1）

❦ 双合苏夏汤 ❦

【组成】百合20克，合欢花10克，紫苏叶10克，半夏10克，夏枯草10克，黍米20克，茯神20克，炙远志10克，首乌藤10克，酸枣仁10克，生百部10克。

【用法】水煎服，日服2次。

【功效】交通阴阳，安神助眠。

【主治】入睡困难。

【来源】江苏中医药，2019，51（3）

❦ 滋阴镇潜安神汤 ❦

【组成】百合20克，生地黄30克，天麻10克，钩藤10克，怀牛膝10克，石决明40克，炒酸枣仁20克，首乌藤12克，麦冬15克，白芍20克，当归10克，山茱萸15克，川楝子9克。

【用法】每日1剂，水煎450毫升，150毫升每次，日3次，饭前30分钟温服（其中石决明先煎20分钟，钩藤后下，天麻蒸服）。

【功效】养阴清热，平肝安神。

【主治】入睡困难属肝阴亏虚，内热扰心者。

【来源】中西医结合心血管病杂志，2019，7（10）

⋘· 引神守舍汤 ·⋙

【组成】法半夏15克，厚朴10克，黄连3克，肉桂6克，阿胶10克，茯神10克，生地黄15克，首乌藤60克，酸枣仁30克，丹参30克，石菖蒲10克，甘草3克。

【用法】每日1剂，水煎2次，共取汁300毫升，午饭后和睡前30分钟各服150毫升。用药期间禁食生冷、寒凉、酸辣、辛燥之品。

【功效】育阴泄热，补养心血，平衡阴阳。

【主治】入睡困难属阴血不足，阴阳不交者。

【来源】福建中医药，2016，47（5）

⋘· 加减黄连阿胶汤 ·⋙

【组成】黄连9克，黄芩、白芍各6克，阿胶（烊化冲服）12克，鸡蛋黄2个。

【用法】每日1剂，水煎2次，两煎药液相合。服用前阿胶烊化，另待药液稍冷后将鸡蛋黄放入搅匀。分别于上午11时和晚间9时左右分2次服用，7日为1个疗程。

【功效】滋阴降火。

【主治】入睡困难属阴虚火旺，热扰心神者。

【来源】《中医调治失眠偏方验方》

第三节　药膳方

❧· 人参莲子红枣茶 ·❧

【组成】莲子40克，大枣10枚，人参8克，水适量。

【用法】人参洗净，用温水浸泡；莲子洗净去心，温水浸泡1小时；大枣洗净，去核备用。全部材料放入炖盅内，盖好隔水炖2小时即成。饮茶，食渣。

【功效】益气养血，宁心安神。

【主治】入睡困难属心脾两虚者。

【来源】《失眠食疗》

❧· 百合莲子粥 ·❧

【组成】百合、莲子各15克，粳米、盐各适量。

【用法】将百合、莲子及粳米洗净后入锅，加1000毫升清水煮至米开以及莲子熟烂，加适量盐调味即可食用。

【功效】养阴清热，宁心安神。

【主治】入睡困难属心肺阴虚，热扰心神者。

【来源】《心悸失眠千家妙方》

❧· 远志郁金饮 ·❧

【组成】远志10克，郁金10克，蜂蜜20克。

【**用法**】将远志、郁金晒干，切片，入锅，加水适量，煎煮1小时，去渣，取汁，待药汁转温后调入蜂蜜即成。上、下午分服。

【**功效**】化痰解郁，宁心安神。

【**主治**】入睡困难属痰热内扰者。

【**来源**】《美味药膳战胜失眠症》

第二章　易醒或醒后难以入睡

第一节　概　述

失眠的第二个常见表现为易醒或醒后难以入睡，即维持睡眠困难型失眠。1957年，学者Dement将睡眠分为4期，第一期称入睡期，第二期称浅睡期，第三期称中度睡眠期，第四期称深度睡眠期。其中的浅睡眠阶段，人脑电图呈现低振幅快频率波形，与觉醒时相似。正常人此期一般维持数分钟，其后脑电图呈平坦趋势，振荡频率进一步变慢，人体进入中度睡眠期。易醒或醒后难以入睡的生理性因素即在于，大脑皮层的唤醒阈值过低，浅睡眠时间延长，故在睡眠周期中较易觉醒，一般觉醒后到再入睡的时间在30分钟以上。由于频繁地觉醒，使睡眠呈现片段化，导致患者睡眠时间缩短，睡眠质量降低，同时对环境的敏感性增高。据此，可以推断出维持睡眠困难型失眠的致病因素包括：①心理社会因素：各种应激反应和生活事件，强烈的精神刺激等，造成大脑处于高度兴奋状态，延长了浅睡眠周期，致使频繁觉醒；②各种疼痛性疾病：如心肺疾病、关节炎、癌症、胃肠疾病等可以引起维持睡眠困难型失眠；③精神类疾病：如抑郁症、焦虑症、阿尔茨海默病等常伴有本类型失眠症状；④饮食和药物：如服用含有咖啡因、茶碱等的兴奋性饮料，诱发大脑皮层的兴奋，亦可导致易醒或醒后难以入睡。

易醒是指在睡眠周期中觉醒的次数过多，醒后难以入睡则是指觉醒的时间过长，这是判断维持睡眠困难型失眠的主要指征。临床上诊断维持睡眠困难型失眠需要量化以下几项进行评价：①全夜觉醒次数在2次以上，每次觉醒时间超过5分钟；②全夜觉醒时间超过40分钟；③觉醒时间占总睡眠时间的10%以上。若患者主诉符合上述指征1项以上，且该睡眠紊乱状况每星期发生3次以上并持续1个月以上，即可诊断为易醒或醒后难以入睡型失眠。其对人体产生的影响同入睡困难，机体因睡眠的时间和质量不能达到正常睡眠要求或不能满足生理需求，使患者在白日不同程度地自感躯体困乏、精神萎靡、嗜睡、注意力减退、反应迟钝、情绪抑制、焦躁等。流行病学显示，该类型失眠男女患病比例相仿，全年龄段均有发生，多因躯体疾病的干扰如疼痛、睡眠呼吸障碍、药物戒断反应等引起。

【中医病因病机】

考究历代医籍中的论述，有关"卧不安""梦寐不安"等的认识和诊疗，与维持睡眠困难型失眠较为相近。中医学认为，该类失眠病证，其病因病机首当责之脏腑功能失调。其次，易醒或醒后难以入睡亦有因营卫之气及经络精气输布失调所致者。

脏腑为神之所舍，《素问·宣明五气》论曰："五脏所藏，心藏神，肺藏魄，肝藏魂，脾藏意，肾藏志。"脏腑功能异常导致神魂不安，则可引发多梦易醒。即如《备急千金要方》所言："五脏者，魂魄之宅舍，精神之所依托也。魂魄飞扬者，其五脏空虚也，即邪神居之，神灵所使，鬼而下之，脉短而微，其脏不足，则魂魄不安。"中医学强调整体观念，人的精神活动与五脏盛衰有密切关系。若脏腑失调，神魂不安，忧思郁结，会导致人体精神活动异常兴奋，即为易醒之兆。宋代医家许叔微亦秉持此种观点，认为肝血亏虚、魂不守舍、心神不安是失眠易醒的关键因素。其所著《普济本事方》中即载："平人肝不受邪，故卧则魂归于肝，神静而得寐。今肝有邪，魂不得归，是以卧则魂飞扬，若离体也。"

《黄帝内经》认为，营卫之气的运行交会对睡眠产生直接影响。《灵枢·口问》曰："卫气昼日行于阳，夜半则行于阴。阴者主夜，夜者卧。"又《灵枢·营卫生会》载："夜半而大会，万民皆卧，命曰合阴。"指出营卫之气在夜半子时相会于阴经，阴经气盛，而使人眠。后世医家在此基础上亦多有发挥，如清代吴澄所著《不居集·不寐》中载有相关论述："凡无外邪而不寐者，必营气之不足也。营主血，血虚无以养心，心虚则神不守舍，故或为惊惕，或为恐畏，或若有所系恋，或无因而偏多妄想，以致终夜不寐及忽寐忽醒，而为神魂不安者，皆以养营气为主。"论中指出营气不足致使营卫失和，是引起失眠的重要因素，而论中所言的忽寐忽醒即指易醒或醒后难以入睡型失眠。对于此种病机所致的失眠，吴澄亦给出治疗大法，其言："凡精血虚耗，思虑太过，神魂无主，所以不寐。即有微痰微火，皆不必顾，只宜培养气血，血气复，诸证自退。"清代医家汪文绮关于营卫理论亦有独到见解，其在《杂症会心录》中有论："不寐一症，责在营卫之偏胜，阴阳之离合……阳浮于上，营卫不交，神明之地，扰乱不宁……奈营弱卫强，初入之时，契合浅而脱离快，升者复升，降者复降。"指出睡时易醒，是由于营弱卫强，营卫升降过程中只有短暂的相触而随即又继续升降不得交合，故而造成易醒。

另需注意的是，奇经八脉中的阳跷脉与阴跷脉主司眼睑开阖。阳跷脉为足太阳膀胱经之别脉，阴跷脉为足少阴肾经之别脉，当卫气自昼从足太阳膀胱经开始行于诸阳经时，阳跷脉气渐盛，故目开而寤；当卫气自夜从足少阴肾经开始行于诸阴经时，阴跷脉气渐盛，故目阖而寐。故营卫之气的运行失常，会直接影响阴、阳跷脉的经气输布，进而导致眼目开阖成忽寐忽醒之症。

【辨证论治】

1.心脾两虚 其特点为多梦易醒，醒后难以入睡，兼见心悸、心慌、神疲、乏力等，口淡无味，不思饮食，面色萎黄，舌质淡，苔薄白，脉缓弱。治当补益心脾，养心安神。

2.肝郁血虚 其特点为入寐则多梦易惊，兼见胸胁胀满，善太息，平素性情急躁易怒，舌红，苔白或黄，脉弦数。治当疏肝养血安神。

3.心虚胆怯 其特点为虚烦不眠，入睡后易惊醒，终日惕惕，心神不安，胆怯恐惧，伴有心悸、气短、自汗等症状，舌质正常或淡，脉弦细。治当益气镇静，安神定志。

需特别注意的是，易醒的生理原因在于大脑皮层的兴奋活跃，故在治疗此类失眠症时，无论何种证型，均可酌情佐入镇惊定志、养心安神之品，以提升治疗效果。西医对于维持睡眠困难型失眠的治疗同入睡困难，在此不再赘述。

另外，治疗易醒或醒后难以入睡的患者时，应注重调护。用药方法上，一般早晨和上午不服药，只在午后及晚上临睡前各服1次。生活起居上，则注重改善不良的睡眠卫生习惯，并构建安静适宜的睡眠环境。

第二节　内服方

桂枝去芍药加蜀漆牡蛎龙骨救逆汤

【组成】桂枝（去皮）三两，甘草（炙）二两，生姜（切）三两，大枣（擘）十二枚，牡蛎（熬）五两，蜀漆（洗去腥）三两，龙骨四两。

【用法】上七味，以水一斗二升，先煮蜀漆，减二升；纳诸药，煮取三升，去滓，温服一升。

【功效】调和营卫，镇惊安神。

【主治】阳虚阴盛，营卫不和所致易醒或醒后难以入睡。

【来源】《伤寒论》

·大远志丸·

【组成】远志、甘草、桂心、茯苓、麦冬、人参、当归、白术、泽泻、独活、菖蒲各三两，薯蓣、阿胶各二两，干姜四两，干地黄五两。

【用法】上十五味为末，蜜和丸如大豆，未食温酒服二十丸，日三，不知，稍增，至五十丸。若大虚，身体冷，少津液，加钟乳三两为善。

【功效】补益心脾，养心安神。

【主治】心脾两虚所致易醒或醒后难以入睡。

【来源】《千金方》

·人参汤·

【组成】人参、白术各三两，甘草（《外台》无）、桂心各二两，细辛一两，豉三升。

【用法】水煎服。

【功效】益气镇静，安神定志。

【主治】心虚胆怯所致易醒或醒后难以入睡。

【来源】《千金方》

·大镇心散·

【组成】紫石英、茯苓、防风、人参、甘草、泽泻各八分，黄芪、白术、薯蓣、秦艽、白蔹各六分，麦冬、当归各五分，桔梗、大豆黄卷、柏子仁、桂心、远志、大黄、石膏各四分，干姜、蜀椒、芍药、细辛各三分。

【用法】上二十四味治，下筛，酒服二方寸匕，日三服。（一方无紫石英、茯苓、泽泻、干姜，有大枣四分，蜜丸如梧子大，酒下十五丸。）

【功效】益气补血，养心安神。

【主治】易醒或醒后难以入睡属心气虚弱者。原书用治"心虚惊悸，梦寐恐畏"。

【来源】《千金方》

陷肿散

【组成】乌贼鱼骨一分，白石英半两，石硫黄一分，紫石英半两，钟乳粉半两，干姜一两，丹参三分，琥珀一两，大黄一两，蜀附子（炮，去皮）一两。

【用法】水煎服

【功效】安神定志。

【主治】易醒或醒后难以入睡。原书用治"惊悸痞寐不安"。

【来源】《千金方》

半夏汤

【组成】半夏（汤洗七遍去滑）、白茯苓（去黑皮）各三分，酸枣仁（汤浸去皮炒）二两，麦冬（去心炒）、人参各半两。

【用法】上五味，粗捣筛，每五钱匕，先以东流水二盏，煮秫米一合，令蟹目沸，即下药。入生姜半分拍碎，煎至一盏，去滓，空心分温二服，相次服之。

【功效】补益心脾，养心安神。

【主治】易醒或醒后难以入睡属心脾两虚者。

【来源】《圣济总录》

～· 茯苓汤 ·～

【组成】白茯苓（去黑皮）、人参各二两，麦冬（去心焙）、陈橘皮（去白焙）、杏仁（汤浸去皮尖双仁炒）、紫苏（微炒）各一两，酸枣仁（炒）五两。

【用法】上七味，粗捣筛，每五钱匕，水一盏半，生姜半分拍碎，煎至一盏，去滓，空腹分温二服。

【功效】补益心脾，养心安神。

【主治】易醒或醒后难以入睡属心脾两虚者。

【来源】《圣济总录》

～· 栀子乌梅汤 ·～

【组成】栀子、甘草（炙）、黄芩（去黑心）各半两，乌梅（去核炒）十四枚，柴胡（去苗）一两。

【用法】上五味，㕮咀如麻豆大，每服四钱匕，水一盏半，生姜三片，豉五十粒，竹叶二七片，同煎至七分，去滓温服。

【功效】疏肝解郁，清热安神。

【主治】肝气郁滞，虚火扰心所致易醒或醒后难以入睡。

【来源】《圣济总录》

～· 酸枣仁甘草汤 ·～

【组成】酸枣仁（微炒）四两，甘草（炙锉）、当归（切焙）、桂（去粗皮）、人参、白茯苓（去黑皮）、石膏（碎）、川芎各半两，远志（去心）一分。

【用法】上九味，粗捣筛，每服五钱匕，水一盏半，煎至一盏，去滓温服，不拘时。

【功效】补益心脾，清热安神。

【主治】心脾两虚所致易醒或醒后难以入睡。原书用治"伤寒后劳损，烦躁不得眠"。

【来源】《圣济总录》

～·· 麦门冬汤 ··～

【组成】麦冬（去心，焙）三两，白茅根（锉，焙）五两，甘草（炙，锉）、人参各一两。

【用法】上四味，粗捣筛，每服五钱匕，水一盏半，入竹茹弹子大，生姜一枣大拍碎，煎至一小盏，去滓温服，日三。

【功效】补益心脾，清热除烦。

【主治】易醒或醒后难以入睡属心脾两虚者。

【来源】《圣济总录》

～·· 酸枣仁汤 ··～

【组成】酸枣仁（去皮，微炒）五两，知母（焙）、干姜（炮）、白茯苓（去黑皮）、川芎各一两，甘草半两。

【用法】上六味，粗捣筛，每五钱匕，水一盏半，煎至一盏，去滓，空腹分温二服。如人行四五里，相次服之。亦可加桂心一两。

【功效】益气补血，养心安神。

【主治】易醒或醒后难以入睡属心脾两虚者。

【来源】《圣济总录》

～·· 茯神汤 ··～

【组成】茯神（去木）、人参各一两，酸枣仁（炒，去皮，别研）五两。

【用法】上三味，粗捣筛，每服三钱匕，以水一盏，入生姜半分拍碎，煎至七分，去滓，空腹温服，日二夜一。

【功效】益气补血，养心安神。

【主治】易醒或醒后难以入睡属心脾两虚者。

【来源】《圣济总录》

·桔梗汤·

【组成】桔梗（炒锉）三分，半夏（汤洗七遍去滑，姜汁炒）一两一分，白术三分，甘草（炙锉）一分。

【用法】上四味，粗捣筛，每服三钱匕，以水一盏，入生姜半分拍碎，煎至七分，去滓，下饧糖一分，空腹温服，夜卧再煎服。

【功效】化痰安神。

【主治】易醒或醒后难以入睡。原书用治"虚劳惊恐不安，夜不得眠"。

【来源】《圣济总录》

·五补汤·

【组成】黄芪三分，附子（炮裂，去皮脐）半两，人参半两，槟榔半两，白术半两，百合半两，酸枣仁（微炒，研）半两，白茯苓（去粗皮）半两，麦冬（汤浸，去心，焙干）半两，桂（去粗皮）半两。

【用法】上一十味，除酸枣仁外，细锉，分为十帖，每帖水两盏，入生姜五片，同煎至一盏，去滓，空心温服，日二。

【功效】补肝，祛胆寒，和气。

【主治】易醒或醒后难以入睡。原书用治"肝虚胆寒，夜间少睡，睡即惊觉"。

【来源】《圣济总录》

·五味子汤·

【组成】五味子、白茯苓（去黑皮）、人参、川芎、远志（去心）、酸枣仁（微炒）、熟干地黄（焙）、麦冬。

【用法】上九味，粗捣筛，每服三钱匕，水一盏，枣二枚，同煎至七分，去滓温服，空心食前。

【功效】利胆气，养心血，安神志。

【主治】心胆气虚所致易醒或醒后难以入睡。原书用治"胆虚冷，头痛心中惊悸，睡卧不安，常如人将捕之，精神不守"。

【来源】《圣济总录》

·山芋丸·

【组成】山芋、酸枣仁（微炒）各一两，柏子仁（研）、茯神（去木）、山茱萸各三分。

【用法】上五味，捣罗为末，炼蜜和丸，如梧桐子大，每服三十丸，温酒下，米饮亦得，不拘时候。

【功效】利胆气，养心血，安神志。

【主治】心胆气虚所致易醒或醒后难以入睡。原书用治"胆虚冷，精神不守，寝卧不宁，头目昏眩，恐畏不能独处"。

【来源】《圣济总录》

·人参散·

【组成】人参、白茯苓（去黑皮）各一两，丹砂（别研）、茯神（去木）各半两。

【用法】上四味，捣研为细散，每服一钱匕，粥饮调下，不拘时候。

【功效】利胆气，养心血，安神志。

【主治】易醒或醒后难以入睡属心胆气虚者。

【来源】《圣济总录》

思李子豫八毒赤丸

【组成】雄黄、矾石、朱砂、附子（炮）、藜芦、牡丹皮、巴豆各一两，蜈蚣一条。

【用法】上八味为末，炼蜜丸如小豆大，每服五七丸，冷水送下，无时。

【功效】补益心脾，养心安神。

【主治】易醒或醒后难以入睡属心脾两虚者。

【来源】《卫生宝鉴》

宣明双解散

【组成】防风、川芎、当归、芍药、大黄、薄荷、麻黄（不去节）、连翘、芒硝各半两，石膏、黄芩、桔梗各一两，滑石、甘草各三两，荆芥、栀子、白术各一钱，生姜三片，滑石六两，甘草一两。

【用法】上二十味，每服五钱，葱白五寸，生姜三片，水煎服。

【功效】祛风清热利湿，养心安神除烦。

【主治】易醒或醒后难以入睡属热扰心神者。

【来源】《卫生宝鉴》

何首乌散

【组成】何首乌、蔓荆子、石菖蒲、荆芥穗、甘菊花、枸杞子、威灵仙、苦参各半两。

【用法】上为末，每服三钱，蜜茶调下，无时。

【功效】清肝泻火，养血安神。

【主治】肝火扰心所致易醒或醒后难以入睡。

【来源】《卫生宝鉴》

归脾汤

【组成】人参、黄芪（蜜炙）、茯神、白术各一钱，酸枣仁（泡，去皮）八分，木香、甘草各三分。

【用法】上水盏半，龙眼肉七枚，灯心二十根，煎七分，食后服。

【功效】益气健脾，养心安神。

【主治】心脾两虚所致易醒或醒后难以入睡。

【来源】《古今医统大全》

辰砂妙香散

【组成】黄芪（蜜炙）、人参各二两，甘草（炙）、桔梗、山药、远志（甘草汤泡，去骨）、茯神、茯苓各一两，木香（煨）二钱五分，辰砂（另研，水飞净）三钱，麝香（另研）一钱。

【用法】上十一味，为散，每服二钱，不拘时，温酒调服。

【功效】益气安神，养心温胆。

【主治】易醒或醒后难以入睡属心胆气虚者。原书用治"心气不足，惊悸恐惧，虚烦不眠，夜多盗汗"。

【来源】《古今医统大全》

柏子养心丸

【组成】柏子仁（捣，用纸略去油）、枸杞子、生地黄（酒洗，蒸晒干，又酒拌，蒸五次为度）、茯神（去木）、麦冬（去心）、玄参各二两，当归身（酒洗）三两，石菖蒲（去毛）、甘草各半两。

少睡，不成寐，加酸枣仁一两。健忘者，加远志一两。

【用法】上为细末，除柏子仁、地黄捣如泥，余药和入，加炼蜜丸，如梧桐子大，每服五十丸，睡时白汤下。

【功效】补益心脾，养血安神。

【主治】易醒或醒后难以入睡属心脾两虚者。

【来源】《古今医统大全》

∽·十四友丸·∾

【组成】柏子仁（另研）、远志（汤浸，去心，酒洒蒸）、酸枣仁（炒香）、紫石英（明亮者）、干熟地黄、当归（洗）、白茯苓（去皮）、茯神（去木）、人参（去芦）、黄芪（蜜炙）、阿胶（蛤粉炒）、肉桂（去粗皮）各一两，龙齿二两，辰砂（别研）二钱半。

【用法】上为末，炼蜜丸，如梧子大，每服三四十丸，食后枣汤送下。

【功效】交通心肾，安神定志。

【主治】易醒或醒后难以入睡属心肾不交者。

【来源】《证治准绳》

∽·琥珀养心丹·∾

【组成】琥珀（另研）二钱，龙齿（另研）一两，远志（黑豆、甘草同煮，去骨）、石菖蒲、茯神、人参、酸枣仁（炒）各五钱，当归、生地黄各七钱，黄连三钱，柏子仁五钱，朱砂（另研）三钱，牛黄（另研）一钱。

【用法】上为细末，将牛黄、朱砂、琥珀、龙齿研极细，以猪心血丸，如黍米大，金箔为衣，每服五十丸，灯心汤送下。

【功效】养心安神。

【主治】易醒或醒后难以入睡属心虚热炽，心神失养，心气不宁者。原书用治"心血虚，惊悸，夜卧不宁，或怔忡心跳"。

【来源】《证治准绳》

珍珠母丸

【组成】珍珠母（研细）七钱五分，当归、熟地黄各一两半，人参、酸枣仁、柏子仁、犀角（水牛角代）、茯苓各一两，沉香、龙齿各半钱。

【用法】上为末，炼蜜丸，小豆大，辰砂为衣，每服二十丸，白汤下，日午、夜卧，各一服。

【功效】滋阴潜阳，安神定志。

【主治】肝虚热炽所致易醒或醒后难以入睡。

【来源】《证治准绳》

补中益气汤

【组成】人参、黄芪（炒）、白术（炒）、甘草（炙）各钱半，当归一钱，陈皮五分，升麻、柴胡各三分。

【用法】上加姜、枣，水煎，空心午前服。

【功效】补中益气，养血安神。

【主治】易醒或醒后难以入睡属心脾两虚者。

【来源】《景岳全书》

茯苓补心汤

【组成】白茯苓、白茯神、麦冬、生地黄、当归、半夏曲、陈皮各一钱，甘草五分。

【用法】上加竹叶、灯心，同煎服。

【功效】益气补脾，养心安神。

【主治】心脾两虚所致易醒或醒后难以入睡。

【来源】《景岳全书》

钱氏安神丸

【组成】麦冬、马牙硝、白茯苓、寒水石、山药、甘草各五钱，朱砂一两，龙脑一字。

【用法】上为末，炼蜜丸，芡实大，每服一丸，砂糖水化下。

【功效】交通心肾，安神定志。

【主治】易醒或醒后难以入睡属心肾不交者。

【来源】《景岳全书》

远志汤

【组成】远志（黑豆、甘草同煮）、黄芪、当归、麦冬、酸枣仁（炒）、石斛各钱半，人参、茯神各七分，甘草五分。

【用法】水二盅，煎八分，食远服。

【功效】交通心肾，养血安神。

【主治】易醒或醒后难以入睡属心肾不交者。

【来源】《景岳全书》

养心汤

【组成】人参、麦冬（去心）、黄连（微炒）、白茯苓（去皮）、白茯神（去木）、当归（酒洗）、白芍（酒炒）、远志（去心）、陈皮、柏子仁、酸枣仁、甘草等份。

【用法】上锉，莲肉五个去心，水煎，温服。

【功效】补益心脾，养血安神。

【主治】易醒或醒后难以入睡属心脾两虚者。

【来源】《寿世保元》

ᨑ · 安神复睡汤 · ᨑ

【组成】当归、川芎、白芍（酒炒）、熟地黄、益智仁、酸枣仁（炒）、远志（甘草水泡，去心）、山药、龙眼肉各等份。

【用法】上锉，姜、枣煎服。

【功效】补益心脾，养血安神。

【主治】易醒或醒后难以入睡属心脾两虚者。

【来源】《寿世保元》

ᨑ · 益气安神汤 · ᨑ

【组成】当归、茯苓各一钱，生地黄、麦冬、酸枣仁、远志、人参、黄芪、胆南星、竹叶各八分，甘草、黄连各四分，姜三，枣二。

【用法】水煎服。

【功效】补益心脾，养血安神。

【主治】易醒或醒后难以入睡属心脾两虚者。

【来源】《杂病源流犀烛》

ᨑ · 加味养心汤 · ᨑ

【组成】茯苓、茯神、黄芪、半夏、当归身、川芎各二钱半，炙甘草二钱，柏子仁、远志、肉桂、人参、五味子、酸枣仁各一钱二分，姜，枣，羚羊角、犀角（水牛角代）（俱磨冲）。

【用法】水煎服。

【功效】补益心脾，养血安神。

【主治】易醒或醒后难以入睡属心脾两虚者。

【来源】《杂病源流犀烛》

～ 润燥交心汤 ～

【组成】白芍一两，当归一两，熟地黄一两，玄参一两，柴胡三分，菖蒲三分。

【用法】水煎服。

【功效】疏肝养血，清心安神。

【主治】肝郁血虚，心不藏神所致易醒或醒后难以入睡。

【来源】《辨证录》

～ 引寐汤 ～

【组成】白芍一两，当归五钱，龙齿末（火煅）二钱，菟丝子三钱，巴戟天三钱，麦冬五钱，柏子仁二钱，炒酸枣仁三钱，茯神三钱。

【用法】水煎服。

【功效】疏肝养血，清心安神。

【主治】肝郁血虚，神魂不安所致易醒或醒后难以入睡。

【来源】《辨证录》

～ 肝胆两益汤 ～

【组成】白芍一两，远志五钱，炒酸枣仁一两。

【用法】水煎服。

【功效】补益肝胆。

【主治】易醒或醒后难以入睡。

【来源】《辨证录》

❦· 心肾交补丸 ·❦

【组成】熟地黄八两，山茱萸四两，怀山药四两，茯苓三两，酸枣仁（炒）三两，杜仲（盐炒）三两，北五味两半，当归三两，远志二两。

【用法】炼蜜为丸，淡盐水送下。

【功效】交通心肾，安神定志。

【主治】易醒或醒后难以入睡属心肾不交者。

【来源】《罗氏会约医镜》

❦· 交合安魂汤 ·❦

【组成】夏枯草、半夏、百合、紫苏叶。

【用法】水煎服。

【功效】交通阴阳，调肝安神。

【主治】营卫不和所致易醒或醒后难以入睡。

【来源】北京中医药大学（学位论文），2017

❦· 益气化痰安神方 ·❦

【组成】炒酸枣仁20克，首乌藤30克，合欢皮15克，炙远志10克，太子参30克，五味子10克，麦冬15克，法半夏15克，茯苓15克，陈皮10克，炒枳实15克，竹茹10克，砂仁10克，甘草10克。

【用法】水煎600毫升，分4袋，每日2次，每次1袋，疗程14日。

【功效】益气化痰，宁心安神。

【主治】易醒或醒后难以入睡属气虚痰滞，扰动心神者。

【来源】云南中医药大学（学位论文），2019

第三节　药膳方

～·· 黄芪白鸡汤 ··～

【组成】白母鸡1只，丹参30克，黄芪90克，大米150克，香油150毫升，蜂蜜60毫升，紫皮蒜3头。

【用法】将白母鸡去杂毛、内脏，洗净，将上述药材全部装入鸡肚内，与紫皮蒜、香油、蜂蜜等一同放入锅中，加入清水适量，炖熟。食肉、喝汤，不拘于时。

【功效】补益心脾。

【主治】心脾两虚所致易醒或醒后难以入睡。

【来源】《失眠中医调治与药膳》

～·· 清蒸鳗鱼 ··～

【组成】莲子50克，鳗鱼500克，生姜片、葱段、料酒、食盐、味精、植物油各适量。

【用法】将莲子去皮、心，洗净；鳗鱼去肠杂，洗净，切段。将鳗鱼段放于盆内，加清水200毫升，放入配料，置锅中隔水蒸1小时。佐餐食用。

【功效】益气镇惊，安神定志。

【主治】易醒或醒后难以入睡属心胆气虚者。

【来源】《失眠中医调治与药膳》

第三章 早 醒

第一节 概 述

　　由于警醒水平过高，使睡眠转醒时间较正常的转醒时间提前30分钟以上且醒后不能再入睡，造成睡眠时间减少而致使机体出现各种不良表现，这就是失眠的第三个常见表现——早醒，即早醒型失眠，也称"终点失眠"。通常该类人群的觉醒时间集中在凌晨2点前后。临床对早醒人群的主观认识是睡眠时间绝对不足，这是因为入睡困难和易醒人群，一般可以通过增加睡眠时间来弥补睡眠量不足，借此来适当地改善与降低失眠造成的影响。而早醒患者则无法通过任何方法或途径来增加睡眠时间，因此早醒所造成的影响较前两者严重，对人体心理精神造成的压力亦更大。长期的早醒，会使人出现抑郁的表现，而需特别注意的是，临床上抑郁症常表现为早醒。因此，在接诊早醒的失眠患者时，应对其进行相关的评估，重点鉴别是抑郁性障碍所伴发的早醒型失眠还是单纯型的早醒。

　　对于早醒型失眠，需要明确两方面内容。一个是正常睡眠时间，不同年龄的群体对睡眠时间的需求不完全相同。一般而言，年龄越小，需要的睡眠时间越长；到了老年期，体力活动大为减少，故所需要的睡眠时间也随之减少。通常，婴儿后期的正常睡眠时间在14到18小时，青少年的正常睡眠时间为9到10小时，成年人的正常睡眠时间维持在8小时左右，老年人的正常睡眠时间则缩短至5到6小时。另一方面则是睡眠习惯的差异，临床上有一类人群称为"短睡者"，该类人群每天的睡眠时间少于其年龄段相应睡眠量下限的75%，且无任何不适和身体机能损害的证据。短睡者的睡眠结构正常、睡眠质量正常、觉醒后的动机行为正常。因此在临床诊疗过程中，一定要考虑以上两方面内容，判断其早醒的状况是正常生理原因促成，还是由外源性或内源性因素导致的早醒型失眠。

根据临床上反馈的信息，相较于入睡困难与易醒，早醒更多见于老年人。老人早醒的原因主要有以下几种。

1.一般随着年龄增长，健康状况随之下降，白天活动减少并伴有嗜睡，加之光照减少，导致睡眠–清醒节律失调，即造成了夜间睡眠出现早醒症状。

2.老年人患病增多，服药的概率也明显增大，由于药物影响使得早醒的风险提高。

3.老年人因具有丰富的经历，所思所虑均加重了精神负担，从而引起由各种精神因素导致的早醒。即如《灵枢·营卫生会》中所述："老者之气血衰，其肌肉枯，气道涩，五脏之气相搏，其营气衰少，而卫气内伐，故昼不精，夜不瞑"，高度总结了老年人夜间失眠早醒的原因。

【中医病因病机】

中医学对于早醒型失眠的认识与论述，最早见于《黄帝内经》《难经》，并随历代医家的研究而不断完善。及至现代，中医学界将早醒的病因病机归纳为如下几点：①中医学强调"天人合一"，一日以十二时辰为令，人身以十二正经流注为序。历代医家在临床实践中总结发现，十二时辰与十二经脉流注之间存在密切关系，如早醒型失眠这种特征性的病症，即可以运用经络理论阐释其发病原因并指导诊疗。足厥阴肝经所主时令为丑时（凌晨1点至3点），张仲景《伤寒论》亦载："厥阴病欲解时，从丑至卯上。"而早醒一般发生在凌晨2点前后，在时相上正契合肝经特点，肝藏血而舍魂，人卧则血归于肝，魂即随血归藏其舍，涵养于肝中。若肝血亏少致魂不守舍，出于肝而游于外，则可导致早醒。许叔微论此为"今肝有邪，魂不得归，是以卧则魂飞扬，若离体也"。②水火不相济，泰去否至。心五行属火，神明之府，肾五行属水，志舍其中，水火既济则成交泰，神志安宁而好眠。今水火失德，心肾不交，则泰去否至，自然寝卧不安。清代医家罗国纲正是基于此种论述，将失眠早醒的原因归为心肾不交所致，其在《罗氏会约医镜》中即论："盖人之神寤则栖心，寐则归肾，心虚则无血以养心，自神不守舍，而不能归藏于肾，故不寐；肾虚则不能藏纳心神于中，故寐不能沉，并不能久，是以少年肾足，则易睡而长；老年阴衰，则难睡而短……"再续上条而论，心者少阴也，起于子时天道一阳来复，若心肾不交，在阳气来复之时出现太过或不及，使心手少阴之脉不得治其时，出现阳出于阴，即可造成早醒病症。

【辨证论治】

1.肝郁血虚 其特点为入寐则多梦易惊而早醒，兼见胸胁胀满，善太息，平素性情急躁易怒，舌红，苔白或黄，脉弦数。治当疏肝养血安神。

2.心胆气虚 其特点为虚烦不眠，入睡梦多，惊而早醒，终日惕惕，心神不安，胆怯恐惧，伴有心悸、气短、自汗等症状，舌质正常或淡，脉弦细。治当益气镇静，安神定志。

3.心肾不交 其特点为早醒难寐，头晕耳鸣，烦热盗汗，腰膝酸软，咽干，乏力，神疲，健忘，男子滑精阳痿，女子月事不调，舌红，少苔，脉细数。治当交通心肾，水火相济。

同其他类型失眠症相同，在治疗时需注重调护，建议在午后及晚上临睡前各服1次中药汤剂。生活起居上，则注重改善不良的睡眠卫生习惯，并构建安静适宜的睡眠环境。

第二节　内服方

～·· 黄连阿胶鸡子黄汤 ··～

【组成】黄连四两，黄芩二两，芍药二两，鸡子黄二枚，阿胶三两。

【用法】上五味，以水六升，先煮三物，取二升，去滓；纳胶烊尽，小冷；纳鸡子黄，搅令相得。温服七合，日三服。

【功效】交通心肾，养心安神。

【主治】早醒属心肾不交者。

【来源】《伤寒论》

～·· 茯神煮散 ··～

【组成】茯神、麦冬各三十六铢，通草、升麻各三十铢，紫菀、桂心各十八铢，知母一两，赤石脂四十二铢，大枣二十枚，淡竹茹鸡子大一枚。

【用法】上十味治，下筛为粗散，以绵裹方寸匕，井花水二升半，煮取九合，时动裹子，为一服。日再。

【功效】清热除烦，养心补虚。

【主治】早醒属心肾不交者。

【来源】《千金方》

· 千里流水汤 ·

【组成】麦冬、半夏各三两，茯苓四两，酸枣仁二升，甘草、桂心、黄芩、远志、草薢、人参、生姜各二两，秫米一升。

【用法】上十二味㕮咀，以千里流水一斛煮米，令蟹目沸，扬万遍澄清，取一斗煮药，取二升半，分三服。

【功效】清热利胆，宁心安神。

【主治】胆腑实热，痰火扰心所致早醒。

【来源】《千金方》

· 麦门冬汤 ·

【组成】麦冬（去心，焙）、前胡（去芦头）、人参、黄芪（锉，炒）各半两。

【用法】上四味粗捣筛，每服五钱匕，以水一盏半，入生姜半分拍碎，小麦半合，煎至八分，去滓温服，不拘时候。

【功效】补脾肺，清虚火，安心神。

【主治】早醒属心肺阴虚，热扰神魂者。

【来源】《圣济总录》

· 五补汤 ·

【组成】黄芪三分，附子（炮裂，去皮脐）、人参半两，槟榔半两，白术半两，百合半两，酸枣仁（微炒，研）半两，白茯苓（去粗皮）半两，麦冬（汤浸，去心，焙干）半两，桂（去粗皮）半两。

【用法】上一十味，除酸枣仁外，细锉，分为十帖，每帖水两盏，入生姜五片，同煎至一盏，去滓，空心温服，日二。

【功效】解肝胆虚寒，益气血，安心神。

【主治】早醒属心胆气虚者。

【来源】《圣济总录》

❧ · 酸枣仁丸 · ❧

【组成】酸枣仁（微炒，捣研）二两，人参、白术、白茯苓（去粗皮）、半夏（汤洗七遍去滑，切，焙）、干姜（炮）各一两半，陈橘皮（去白，焙）、榆白皮（锉）、旋覆花、前胡（锉）各一两，槟榔（椎碎）五枚。

【用法】上一十一味，捣罗为末，炼蜜丸如梧桐子大，空心食前，煎枣汤下二十丸，日再服，加至三十丸。

【功效】行气祛痰，安神定志。

【主治】早醒属心胆气虚者。

【来源】《圣济总录》

❧ · 既济解毒汤 · ❧

【组成】大黄（酒蒸，大便利勿用）、黄连（酒制，炒）、黄芩（酒制，炒）、甘草（炙）、桔梗各二钱，柴胡、升麻、连翘、当归身各一钱。

【用法】上㕮咀，作一服，水二盏，煎至一盏，去渣，食后温服。忌酒湿面大料物及生冷硬物。

【功效】交通心肾，清热安神。

【主治】早醒属心肾不交者。

【来源】《卫生宝鉴》

❧ · 七宣丸 · ❧

【组成】桃仁（去皮尖，炒）六两，柴胡（去苗）、诃子皮、枳实（麸炒）、木香各五两，甘草（炙）四两，大黄（面裹煨）十五两。

【用法】上为末，炼蜜丸如桐子大，每服二十丸，米饮下，食前、临卧各一服，以利为度。觉病势退，服五补丸。此药不问男女老幼，皆可服。量虚实加减丸数。

【功效】疏肝泻热，清心安神。

【主治】早醒属肝火扰心者。

【来源】《卫生宝鉴》

∾· 珍珠丸 ·∾

【组成】珍珠母（研）三钱，熟地黄、当归各一两半，酸枣仁、柏子仁、人参各一两，犀角（水牛角代）、茯神、沉香、龙齿各半两，麝香三钱。

【用法】上为末，蜜丸如桐子大，辰砂为衣，每服四五十丸，金银薄荷汤下，日午、夜卧服。

【功效】清肝泻火，宁心安神。

【主治】肝火扰心所致早醒。

【来源】《卫生宝鉴》

∾· 何首乌散 ·∾

【组成】何首乌、蔓荆子、石菖蒲、荆芥穗、甘菊花、枸杞子、威灵仙、苦参各半两。

【用法】上为末，每服三钱，蜜茶调下，无时。

【功效】清泻肝火，养血安神。

【主治】肝火扰心所致早醒。

【来源】《卫生宝鉴》

·琥珀多寐丸·

【组成】真琥珀、真羚羊角（细镑）、人参、白茯神、远志（制）、甘草各等份。

【用法】上为细末，猪心血和蜜丸，如芡实子大，金箔为衣，每服一丸，灯心汤嚼下。

【功效】交通心肾，养心安神。

【主治】早醒属心肾不交者。

【来源】《古今医统大全》

·天王补心丹·

【组成】生地黄（用砂仁五钱、茯苓一两同煮，去砂仁不用）二两，人参、玄参、丹参、远志（制）、柏子仁（微炒去油）、百部、杜仲（制）各一两，酸枣仁（隔纸炒）、白茯神各一两，天冬、麦冬（各去心）一两二，石菖蒲、五味子各半两，当归身（酒洗）一两，桔梗八钱。

【用法】上为细末，炼蜜为丸，芡实子大，每两作十丸，金箔为衣，每服一丸，灯心枣汤化下，食远临卧服，小丸亦可。

【功效】滋阴清热，养血安神。

【主治】阴虚血少，心肾不交所致早醒。

【来源】《古今医统大全》

·柏子养心丸·

【组成】柏子仁（捣，用纸略去油）、枸杞子、生地黄（酒洗，蒸晒干，又酒拌，蒸五次为度）、茯神（去木）、麦冬（去心）、玄参各二两，当归身（酒洗）三两，石菖蒲（去毛）、甘草各半两。

少睡，不成寐，加酸枣仁一两。健忘者，加远志一两。

【用法】 上为细末，除柏子仁、地黄捣如泥，余药和入，加炼蜜丸，如梧桐子大，每服五十丸，睡时白汤下。

【功效】 补益气血，养心安神。

【主治】 心脾两虚所致早醒。

【来源】 《集验方》

十四友丸

【组成】 柏子仁（另研）、远志（汤浸，去心，酒洒蒸）、酸枣仁（炒香）、紫石英（明亮者）、干熟地黄、当归（洗）、白茯苓（去皮）、茯神（去木）、人参（去芦）、黄芪（蜜炙）、阿胶（蛤粉炒）、肉桂（去粗皮）各一两，龙齿二两，辰砂（别研）二钱半。

【用法】 上为末，炼蜜丸，如梧子大，每服三四十丸，食后枣汤送下。

【功效】 交通心肾，安神定志。

【主治】 早醒属心肾不交者。

【来源】 《证治准绳》

琥珀养心丹

【组成】 琥珀（另研）二钱，龙齿（另研）一两，远志（黑豆、甘草同煮，去骨）、石菖蒲、茯神、人参、酸枣仁（炒）各五钱，当归、生地黄各七钱，黄连三钱，柏子仁五钱，朱砂（另研）三钱，牛黄（另研）一钱。

【用法】 上为细末，将牛黄、朱砂、琥珀、龙齿研极细，以猪心血丸，如黍米大，金箔为衣，每服五十丸，灯心汤送下。

【功效】 养心安神。

【主治】早醒属心虚热炽，心神失养，心气不宁者。

【来源】《证治准绳》

· 鳖甲丸 ·

【组成】鳖甲（淡醋煮，去裙膜，洗，酸醋炙黄，称）、酸枣仁（微炒，去皮，研）、羌活（去芦）、黄芪（蜜水涂炙）、牛膝（浸酒，水洗，焙干）、人参（去芦）、五味子（拣）各等份。

【用法】上为细末，炼蜜杵匀为丸，如梧子大，每服三四十丸，温酒下。

【功效】利胆气，养心血，安神志。

【主治】早醒属心胆气虚者。

【来源】《普济本事方》

· 秘传酸枣仁汤 ·

【组成】酸枣仁（炒）、远志、黄芪、白茯苓、莲子（去心）、当归、人参、茯神各一钱，陈皮、炙甘草各五分。

【用法】水一盏半，加生姜三片，枣一枚，煎七分，日一服，临卧一服。

【功效】补益心脾，养血安神。

【主治】心脾两虚所致早醒。

【来源】《景岳全书》

· 远志汤 ·

【组成】远志（黑豆、甘草同煮）、黄芪、当归、麦冬、酸枣仁（炒）、石斛各钱半，人参、茯神各七分，甘草五分。

烦甚者，加竹叶，知母。

【用法】水二盅，煎八分，食远服。

【功效】补益气血，安神定志。

【主治】早醒属心肾不交者。

【来源】《景岳全书》

～◌· 养心汤 ·◌～

【组成】人参、麦冬（去心）、黄连（微炒）、白茯苓（去皮）、白茯神（去木）、当归（酒洗）、白芍（酒炒）、远志（去心）、陈皮、柏子仁、酸枣仁、甘草等份。

【用法】上锉，莲肉五个去心，水煎，温服。

【功效】补益心脾，养血安神。

【主治】早醒属心脾两虚者。

【来源】《寿世保元》

～◌· 归脾汤 ·◌～

【组成】白术、当归、白茯苓、黄芪（炒）、远志、龙眼肉、酸枣仁（炒）、人参各一钱，木香五分，炙甘草三分。

【用法】姜、枣，水煎服。

【功效】补益心脾，养血安神。

【主治】早醒属心脾两虚者。

【来源】《正体类要》

～◌· 益气安神汤 ·◌～

【组成】当归、茯苓各一钱，生地黄、麦冬、酸枣仁、远志、人参、黄芪、胆南星、竹叶各八分，甘草、黄连各四分，姜三，枣二。

【用法】上锉一剂，水煎服。

【功效】益气养心，化痰安神。

【主治】早醒属心脾两虚者。

【来源】《杂病源流犀烛》

❧ · 上下两济丹 · ❧

【组成】人参五钱，熟地黄一两，白术五钱，山茱萸三钱，肉桂五分，黄连五分。

【用法】水煎服。

【功效】交通心肾。

【主治】早醒属心肾不交者。

【来源】《辨证录》

❧ · 芡莲丹 · ❧

【组成】人参、茯苓、玄参、熟地黄、生地黄、莲子心、山药、芡实各三钱，甘草一钱。

【用法】水煎服。

【功效】交通心肾。

【主治】早醒属心肾不交者。

【来源】《辨证录》

❧ · 润燥交心汤 · ❧

【组成】白芍一两，当归一两，熟地黄一两，玄参一两，柴胡三分，菖蒲三分。

【用法】水煎服。

【功效】疏肝润燥，交通心肾。

【**主治**】肝郁血虚累及心肾而致早醒。

【**来源**】《辨证录》

～・ 二丹丸 ・～

【**组成**】熟地黄、天冬、丹参各一两五钱，茯苓、甘草各一两，远志、人参各五钱，麦冬二两。

【**用法**】上为末，蜜丸桐子大，朱砂为衣，每服五十丸，白汤下。

【**功效**】养血益心，安神定志。

【**主治**】心脾两虚所致早醒。

【**来源**】《冯氏锦囊秘录》

～・ 半夏秫米汤 ・～

【**组成**】秫米一升，半夏五合。

【**用法**】其汤方以流水千里以外者八升，扬之万遍，取其清五升，煮之，炊以苇薪，火沸，置秫米一升，治半夏五合，徐炊，令竭为一升半，去其滓，饮汁一小杯，日三，稍益，以知为度。故其病新发者，覆杯则卧，汗出则已矣；久者，三饮而已也。

【**功效**】交通阴阳。

【**主治**】早醒属心肾不交者。

【**来源**】《临证指南医案》引《黄帝内经》

～・ 二加龙骨汤 ・～

【**组成**】芍药、生姜各三两，甘草二两，大枣十二枚，龙骨，牡蛎各三两，白薇、附子各三分。

【**用法**】加五味子、酸枣仁、阿胶。水煎服。

【功效】清肝泻火，养心安神。

【主治】肝火扰心所致早醒。

【来源】《血证论》

～·心肾交补丸·～

【组成】熟地黄八两，山茱萸四两，怀山药四两，茯苓三两，酸枣仁（炒）三两，杜仲（盐炒）三两，北五味子两半，当归三两，远志二两。

如右尺脉弱，阴中无阳，加肉桂二三两。如精血干涸，加枸杞四两。凡心虚有火，灯心草煎服。心肺热，用麦冬。胆虚心烦，用酸枣仁炒，研末，竹叶汤下。如茯神、知母、牡丹皮，俱可择用。

【用法】炼蜜为丸，淡盐水送下。

【功效】交通心肾，安神定志。

【主治】早醒属心肾不交者。

【来源】《罗氏会约医镜》

～·朱砂安神丸·～

【组成】朱砂（另研，水飞为衣）一两，黄连（去须，净，酒洗）一两二钱，甘草（炙）一两一钱，生地黄三钱，当归五钱。

【用法】上药除朱砂外，四味共为细末，汤浸蒸饼为丸，如黍米大，以朱砂为衣，每服十五丸或二十丸，津唾咽之，食后服。

【功效】镇心安神，清热养血。

【主治】热扰心神所致早醒。

【来源】《内外伤辨惑论》

· 养心固本丸 ·

【组成】玄武胶（红曲炒珠）、鹿角胶（红曲炒珠）、山茱萸、枸杞子、人参、黄芪、石莲肉（加肉桂一钱，同煮一日，去肉桂）、白术、甘草、酸枣仁、地黄、怀牛膝。

【用法】炼蜜为丸服。

【功效】固本培元，养心安神。

【主治】心肾不交所致早醒。

【来源】《理虚元鉴》

· 远志饮子 ·

【组成】远志（去心，甘草煮干）、茯神（去木）、桂心（不见火）、人参、酸枣仁（炒，去壳）、黄芪（去芦）、当归（去芦，酒浸）各一两，甘草（炙）半两。

【用法】上㕮咀，每服四钱，水一盏半，加生姜五片，煎至七分，去滓温服，不拘时候。

【功效】益气温阳，养心安神。

【主治】阳虚阴盛所致早醒。

【来源】《证治准绳》引《济生方》

· 加味柴胡疏肝散 ·

【组成】柴胡9克，白芍15克，郁金12克，香附9克，陈皮9克，川芎9克，枳壳10克，首乌藤30克，合欢皮、花各20克，生龙骨30克，生牡蛎30克，灵磁石30克，炙甘草10克。

【用法】先煎生龙骨、生牡蛎、灵磁石，后入余药，清水浓煎成400毫升，分早、晚餐后温服。

【功效】疏肝解郁，宁心安神。

【主治】肝郁血虚，心不藏神所致早醒。

【来源】北京中医药大学（学位论文），2013

·解郁息风汤·

【组成】淮小麦30克，合欢皮30克，苦参15克，焦栀子15克，黄芩15克，地骨皮15克，生甘草10克，僵蚕10克，蝉蜕6克。

【用法】水煎煮，每日1剂，日2次，口服。

【功效】疏肝解郁，息风镇惊。

【主治】肝气郁滞所致早醒。

【来源】世界中医药，2019，14（12）

·乌梅丸加减·

【组成】乌梅20克，细辛3克，生姜10克，黄连10克，当归10克，党参10克，桂枝12克，黄柏10克，柴胡15克，黄芩10克，九节菖蒲10克，远志10克，生龙骨20克，生牡蛎20克。

【用法】中药免煎颗粒。将1剂药中每袋药物倒入1个杯中，取少量温水浸润1~2分钟，再用适量的温开水冲化、搅拌，调匀后密封2~3分钟待溶解充分。每日1剂，分早、晚饭前温服，4周为1个疗程。

【功效】疏肝解郁，养血安神。

【主治】肝郁血虚所致早醒。

【来源】长春中医药大学（学位论文），2018

·枣仁助眠方·

【组成】炒酸枣仁15克，薄荷6克，首乌藤15克，柏子仁10克，枸杞子10克，桑椹10克，栀子10克，珍珠母15克，黄柏10克，木香6克，白芍15克。

【用法】每日1剂，水煎取汁300毫升，日2次，早、晚各服150毫升。

【功效】滋阴养血，安神定志。

【主治】肝肾阴虚所致早醒。

【来源】长春中医药大学（学位论文），2018

炙甘草汤

【组成】炙甘草15~30克，人参10~15克，生姜10~15克，生地黄30~100克，阿胶9~15克，麦冬9~15克，桂枝6~15克，火麻仁10~20克，大枣10~30枚。

【用法】清水1000毫升，清酒50至200毫升，煎取250毫升，连煎3次，共取药汁750毫升，阿胶烊化，分3次兑入药汁。每日1剂，分3次口服。10剂为1疗程，服用2个疗程。

【功效】补益气血，养心安神。

【主治】气阴两虚，营卫失调所致早醒。

【来源】内蒙古中医药，2010，29（18）

桂枝甘草龙骨牡蛎汤加味

【组成】桂枝尖15克，苍术15克，南山楂20克，陈皮15克，法半夏20克，朱茯神15克，天麻15克，生龙骨30克，生牡蛎30克，柏子仁20克，酸枣仁15克，炙甘草5克，生姜15克。

【用法】日1剂，每剂煎取450毫升，分3次服。

【功效】温补心阳，镇惊安神。

【主治】心阳虚所致早醒。

【来源】广西中医药大学（学位论文），2018

❧ · 孔圣枕中丹加味 · ❧

【组成】生龙骨20克，龟甲20克，石菖蒲10克，远志10克，柏子仁12克，五味子10克，炒酸枣仁15克，丹参15克。

【用法】水煎服，每日1剂，早、晚各1次，每次200毫升，饭后半小时温服，共服用8周。

【功效】交通心肾，安神定志。

【主治】心肾不交所致早醒。

【来源】北京中医药大学（学位论文），2019

❧ · 生脉安神汤 · ❧

【组成】太子参15克，麦冬10克，五味子10克，茯苓15克，茯神15克，石菖蒲10克，远志10克，生龙齿30克（先煎），知母10克，酸枣仁30克，琥珀粉3克（冲服）。

【用法】每日1剂，水煎2次，早、晚分服，每次200毫升，琥珀粉仅于夜晚冲服。

【功效】益气养阴，补血安神。

【主治】气阴两虚所致早醒。

【来源】中西医结合心脑血管杂志，2016，14（15）

❧ · 五子饮 · ❧

【组成】女贞子15克，枸杞子15克，菟丝子15克，五味子15克，桑椹15克，制何首乌15克，炒酸枣仁30克，龙骨30克，牡蛎30克，当归10克，川芎10克，赤芍10克，桑叶10克，菊花10克，炙甘草5克。

【用法】水煎服，日1剂，每次约100毫升，分早上和晚上两次温服。

【**功效**】补肾填精，交通心肾。

【**主治**】肾阴虚，心肾不交所致早醒。

【**来源**】山东中医药大学（学位论文），2017

第三节 药膳方

虫草茯神粥

【**组成**】冬虫夏草3克，茯神10克，粳米100克，冰糖适量。

【**用法**】将冬虫夏草、茯神洗净晒干，研成粉末备用。将粳米淘净，放入砂锅中，加适量清水，用大火煮沸，小火熬成稀粥，粥将成时加入冬虫夏草粉末、茯神粉末及冰糖屑，拌匀即成。佐餐食用。

【**功效**】平补肾阳，宁心安神。

【**主治**】肾阳虚所致早醒。

【**来源**】《失眠症食物疗法》

桂圆莲子粥

【**组成**】龙眼肉15克，莲子20克，粳米100克，冰糖适量。

【**用法**】将龙眼肉、莲子、粳米分别淘洗干净，同放入锅中，加适量清水，武火煮沸后，改用文火煮至米熟粥成，调入冰糖即可。每日2次，分早、晚温热服食。

【**功效**】益气血，安心神。

【**主治**】心脾两虚所致早醒。

【**来源**】《中医治疗调养失眠》

第四章 多 梦

第一节 概 述

多梦是临床上常见的一种睡眠障碍性疾病，以睡眠不实，自觉乱梦纷纭为主要表现，同时还可伴有醒后头昏神疲等症状。此病无论是西医学还是中医学都没有给出明确的定义，但由于多梦的发生率较高，患者深受其困扰，严重影响睡眠质量，导致出现日间精神不佳、乏力、头晕、焦虑、恐惧等现象，进而影响正常的工作与学习，所以此病越来越受到关注。

目前西医学认为此病多由神经衰弱、大量脑力活动导致脑神经兴奋过度或者睡姿不正确导致。且多梦常作为某些睡眠障碍性疾病的伴随症状，并没有被视作一种独立疾病，在治疗方面也并没有特效的治疗办法，都是以积极治疗原发疾病为主。中医学方面，在国家中医药管理局颁布的《中医病证诊断疗效标准》中，多梦虽然与心悸、健忘一样仅为不寐的一个伴随症状，但是对于多梦，从古至今的医家都有着丰富的研究，关于梦的产生、梦的内容以及对于多梦的辨证论治都有独到的见解，所以中医药是治疗多梦疾病的"不二法门"。中医学认为梦是人在睡梦中的活动状态，能够反映人体五脏六腑的内在功能状态，以及营卫、气血、阴阳是否处在调和状态。睡眠安、少梦是营卫气血调和的表现，偶尔做梦、醒后无任何不适是人体正常的生理活动。平人肝不受邪，卧则魂归于肝，则夜梦较少，睡眠良好。反之，如果脏腑功能衰弱，气血不畅，营卫不和，阴阳失衡则会导致梦境纷乱复杂，睡眠质量下降。

【中医病因病机】

早在《黄帝内经》中就已经提到此病，将多梦称为"喜梦""妄梦"，认为此病是由于人体内部脏腑虚损，气血逆乱，阴阳失调，外而邪气入侵，环境刺激所引起的，对于多梦的产生、诊断、治疗有着完整的论述，并对后世医家产生了深远的影响，在《金匮要略》中也提到了脏腑内在病变与多梦之间的关系。

多梦一病看似临床表现单一，仅表现为睡眠不实，自觉乱梦纷纭，且常伴有日间头昏神疲。但实则不然，中医学早在几千年前就已经根据不同的梦境内容结合藏象学说、阴阳学说、五行学说等进行归纳整理，对多梦一病进行分类详述，并总结出相应的病因病机。总的来说，一般心胆气虚之人大多梦见惊险之事，心脾血虚之人大多梦见往日熟人以及所经历的旧事，心肺气虚之人大多梦见悲惨之事，心肾不交之人大多梦见与异性相交之事。从阴阳学说的角度来描述梦境的不同，早在《素问·脉要精微论》中便有论述，书中有云："阴盛则梦涉大水恐惧，阳盛则梦大火燔灼，阴阳俱盛则梦相杀毁伤。"《素问·方盛衰论》中则论述了五脏虚衰所导致多梦的不同之处，书中云："肺气虚则使人梦见白物，见人斩血借借，得其时则梦见兵战。肾气虚则使人梦见舟船溺人，得其时则梦伏水中，若有畏恐。肝气虚则梦见菌香生草，得其时则梦伏树下不敢起。心气虚则梦见救火阳物，得其时则梦燔灼。脾气虚则梦饮食不足，得其时则梦筑垣盖屋。"根据所梦之相的性质以五行理论配属五脏，来归纳多梦产生的原因。《灵枢·淫邪发梦》则论述了由于脏腑功能过盛所致的多梦实证，书中写道："肝气盛，则梦怒；肺气盛，则梦恐惧、哭泣、飞扬；心气盛，则梦善笑、恐畏；脾气盛，则梦歌乐，身体重不举；肾气盛，则梦腰脊两解不属。"

此病的病位主要在心，与肝、脾、肾、胆、胃的气血失调有关。关于此病的病因病机，大体可从以下三方面进行论述。一是由于外邪侵袭，阴阳之气与营卫之气被邪气扰动。《灵枢·淫邪发梦》中记载："正邪从外袭内，而未有定舍，反淫于脏，不得定处，与营卫俱行，而与魂魄飞扬，使人卧不得安而喜梦。"此处所说的"正邪"代指一切引起多梦产生的外界刺激因素，常见的有情志、劳逸、饥饱等，即人由于受到自然界的各种刺激，扰乱体内营卫之气的正常运行，使得阴阳精气飞扬而"魂不守舍"。二是由于气虚无力推动血行，气虚血弱，使得气血运行失调，甚则逆乱。《素问·方盛衰论》中有云："是以少气之厥，令人妄梦，其极至迷。三阳绝，三阴微，是为少气。"所谓少气，即表现为气不足，气不足则导致阳不守阴，神失其守，同时也说明气虚上逆亦能使人梦多诞妄。《诸病源候论》中写道："夫虚劳之人，血气衰损，脏腑虚弱，易伤于邪。邪从外集内，未有定舍，反淫于脏，不得定处，与荣卫俱行，而与魂魄飞扬，使人卧不得安，喜梦。"说明素体气虚之人，更易外感于邪，邪气入里则更易随营卫运行，使魂魄不安，从而难以安卧。此外，气虚之人，久而久之，血行不畅，瘀血乃生，亦可导致多梦。《医林改错》中记载："夜睡梦多，是血瘀。"正说明了这一点。三是由于脏腑或虚或实，导致功能失常，使得心神不安。《类经·梦寐》中写道："梦造于心，其原则一。"虽然不同脏腑的虚损衰弱皆会影响正常的睡眠，从而造成多梦，但心为五脏六腑之大主，心主神明，所以对于多梦一病来说，尤以心血亏耗为要。《类经》中还提到："手少阴，心也，心主阳，其藏神。足少阴，肾也，肾主阴，其藏精。是以少阴厥逆，则心肾不交而精神散越，故为妄梦。"说明了心肾不交，阴阳不和，会导致人的精神散乱，从而造成多梦。《杂病广要》中引徐春圃之语云："心血亏耗而神游于外，故多梦。"也印证了这一点。此外，肝之气血失和亦是导致多梦的根本。《灵枢·本神》记载："肝藏血，血舍魂。"《素问·六节藏象论》中写道："肝者，罢极之本，魂之居也。"因此肝之气血失和则魂无定所，故多梦。《灵枢·淫邪发梦》中亦详细论述了体内各脏腑之气过盛，使人精神内乱，产生各种不同的梦境，说明了脏腑功能与梦境产生之间的密切联系。《金匮要略》中写道："心气虚者，其人则畏，合目欲眠，梦远行，而精神离散，魂魄妄行。"说明心气虚会使人多畏，噩梦频作。《素问·脉要精微论》中说道："甚饱则梦予，甚饥则梦取。"如若饮食失节，久而久之损伤脾胃，酿生痰湿，痰火上扰，神魂不守，亦可致多梦。

【辨证论治】

对于此病的治疗，《黄帝内经》认为其是人体内在营卫气血阴阳失和的表现，并提出了"盛者泻之，不足者补之"的治疗宗法，所以此病的一大诊断要点，在于分清虚实。《灵枢·淫邪发梦》中写道："凡此十二盛者，至而泻之，立已。"这也指出了对于体内有实证者，应当根据其不同的脏腑情况，采用泻法针对其所盛进行治疗。《吴医汇讲》中记载："《内经》梦事，虽分脏腑阴阳，大要总系心肝二脏为主，何也？未有神魂静而梦寐颠倒者也。"认为此病实证大多见于心、肝火盛，治疗上以清泻肝经之火，清心安神为主要方法。虚证则有心血不足、心肾不交、心胆气虚、心脾两虚、肝血不足、心肺气虚等多种证型。王清任则认为此病与血瘀关系十分密切，所以提出了活血化瘀的治疗方法，方用血府逐瘀汤。《杂病源流犀烛》中有云："若夫梦者，亦神不安之一验耳。"所以此病不论虚实，在治疗上皆以宁心安神为第一大法，此外以调和阴阳、调肝安魂、活血化瘀、清热化痰等为基本治疗原则，根据中医理论进行辨证论治。

在用药方面，据《神农本草经》记载，可用于安神，治疗多梦的单味中药很多，其中明确能安魂、定魄的有朱砂、玉泉、麝香、犀角、羚羊角、人参、木香等。尤其是朱砂一味，有很强的安神功效，常被用于此病的治疗。李杲说此药"纳浮溜之火而安神明"，对于内热扰动心神所致的多梦有很好的治疗效果。此外，除了用中医中药的方法进行治疗，还可配合心理疏导、调节饮食、改善生活习惯等一般治疗方法。

第二节　内服方

✿ 当归龙荟丸 ✿

【组成】龙胆一两，当归一两，大栀子一两，黄连一两，黄芩一两，大黄半两，芦荟半两，木香一钱半，黄柏一两，麝香半钱。

【用法】上十味为末，面糊丸。

【功效】清泻肝火，除梦安神。

【主治】肝胆火盛而致多梦。

【来源】《丹溪心法》

✿ 养心汤 ✿

【组成】黄芪（炙）半两，白茯苓半两，茯神半两，半夏曲半两，当归半两，川芎半两，远志（取肉，姜汁腌，焙）一分，肉桂一分，柏子仁一分，酸枣仁（浸，去皮，隔纸炒香）一分，北五味子一分，人参一分，甘草（炙）四钱。

【用法】上为粗末，每服三钱，姜五片，枣二枚，煎，食前服。

【功效】补益气血，养心安神。

【主治】心血不足而致多梦。

【来源】《仁斋直指方论》

· 交泰丸 ·

【组成】川黄连五钱，肉桂心五分。

【用法】上为末，炼蜜为丸，空心淡盐汤送下。

【功效】滋阴降火，交通心肾。

【主治】心肾不交而致多梦。

【来源】《韩氏医通》

· 黄连阿胶汤 ·

【组成】黄连四两，黄芩二两，芍药二两，鸡子黄二枚，阿胶三两。

【用法】上五味，以水六升，先煮三物，取二升，去滓，纳胶烊尽，小冷，纳鸡子黄，搅令相得，温服七合，日三服。

【功效】滋阴降火，交通心肾。

【主治】心肾不交而致多梦。

【来源】《伤寒论》

· 竹叶石膏汤 ·

【组成】竹叶二把，石膏一斤，半夏（洗）半升，麦冬（去心）一升，人参二两，甘草（炙）二两，粳米半升。

【用法】上七味，以水一斗，煮取六升，去滓，纳粳米，煮米熟汤成，去米，温服一升，日三服。

【功效】清热生津，益气和胃。

【主治】气阴两伤，胃气不和而致多梦。

【来源】《伤寒论》

·柴胡加龙骨牡蛎汤·

【组成】柴胡四两，龙骨一两半，牡蛎（熬）一两半，生姜（切）一两半，人参一两半，桂枝（去皮）一两半，茯苓一两半，半夏（洗）二合半，黄芩一两，铅丹一两半，大黄二两，大枣（擘）六枚。

【用法】上十二味，以水八升，煮取四升，纳大黄，切如棋子，更煮一二沸，去滓，温服一升。

【功效】和解少阳，重镇安神。

【主治】肝气不舒，痰热内扰而致多梦。

【来源】《伤寒论》

·十味温胆汤·

【组成】半夏（汤洗七次）三两，枳实（去瓤，切，麸炒）三两，陈皮（去白）三两，白茯苓（去皮）两半，酸枣仁（微炒）一两，大远志（去心，甘草水煮，姜汁炒）一两，北五味子一两，熟地黄（切，酒炒）一两，条参一两，甘草五钱。

【用法】上锉散，每服四钱，水盏半，姜五片，枣一枚，煎，不以时服。

【功效】化痰宁心，益气养血。

【主治】痰浊内扰，心胆虚怯而致多梦。

【来源】《世医得效方》

桂枝加龙骨牡蛎汤·

【组成】桂枝三两，芍药三两，生姜三两，甘草二两，大枣十二枚，龙骨三两，牡蛎三两。

【用法】上七味，以水七升，煮取三升，分温三服。

【功效】补养心脾，安神定志。

【主治】心脾两虚而致多梦。

【来源】《金匮要略》

·酸枣仁汤·

【组成】酸枣仁二升，甘草一两，知母二两，茯苓二两，川芎二两。

【用法】上五味，以水八升，煮酸枣仁，得六升，纳诸药，煮取三升，分温三服。

【功效】滋补肝血，安神助眠。

【主治】肝血不足而致多梦。

【来源】《金匮要略》

·补肝汤·

【组成】当归、生地黄、芍药、川芎、酸枣仁、木瓜、甘草。

【用法】水煎服。

【功效】滋补肝血，安神助眠。

【主治】肝血不足而致多梦。

【来源】《医学六要》

·甘麦大枣汤·

【组成】甘草三两，小麦一升，大枣十枚。

【用法】上三味，以水六升，煮取三升，温分三服。

【功效】养心安神，和中缓急。

【主治】心血不足而致多梦。

【来源】《金匮要略》

❧ · 泻心汤 · ❧

【组成】大黄二两，黄连一两，黄芩一两。

【用法】上三味，以水三升，煮取一升，顿服之。

【功效】清泻心火，除梦安神。

【主治】心火亢盛，火热炽盛而致多梦。

【来源】《金匮要略》

❧ · 桂枝茯苓丸 · ❧

【组成】桂枝、茯苓、牡丹（去心）、桃仁（去皮尖，熬）、芍药各等份。

【用法】上五味，末之，炼蜜和丸如兔屎大，每日食前服一丸。不知，加至三丸。

【功效】活血化瘀，凉血安神。

【主治】血脉瘀阻，郁而化热而致多梦。

【来源】《金匮要略》

❧ · 归脾汤 · ❧

【组成】白术一两，茯神（去木）一两，黄芪（去芦）一两，龙眼肉一两，酸枣仁（炒，去壳）一两，人参半两，木香（不见火）半两，甘草（炙）二钱半，当归一钱，远志一钱。（当归、远志从《内科摘要》补入）

【用法】上㕮咀，每服四钱，水一盏半，生姜五片，枣一枚，煎至七分，去滓，温服，不拘时候。

【功效】益气补血，健脾养心。

【主治】心脾气血两虚而致多梦。

【来源】《济生方》

·珍珠丸·

【组成】珍珠母（研如粉，同碾）三分，当归（洗去芦，薄切，焙干）一两半，熟干地黄（酒洒，九蒸九曝，焙干）一两半，人参（去芦）一两，酸枣仁（微炒，去皮，研）一两，柏子仁（研）一两，犀角（镑为细末）（水牛角代），茯神（去木）半两，沉香半两，龙齿半两。

【用法】上为细末，炼蜜为丸，如梧子大，辰砂为衣，每服四五十丸，金银薄荷汤下，日午、夜卧服。

【功效】镇心安神，平肝潜阳，滋阴养血。

【主治】心肝阳亢，阴血不足而致多梦。

【来源】《普济本事方》

·黄连温胆汤·

【组成】半夏、陈皮、竹茹、枳实、茯苓、炙甘草、大枣、黄连。

【用法】水煎服。

【功效】理气化痰，清胆和胃。

【主治】胆胃不和，痰火扰心而致多梦。

【来源】《六因条辨》

·黄连解毒汤·

【组成】黄连三两，黄芩二两，黄柏二两，栀子（擘）十四枚。

【用法】上四味切，以水六升，煮取二升，分二服。

【功效】泻火解毒，安神除梦。

【主治】火毒热盛，上扰神明而致多梦。

【来源】《外台秘要方》

·∾ 镇肝熄风汤 ∿·

【组成】怀牛膝一两，生赭石（轧细）一两，生龙骨（捣碎）五钱，生牡蛎（捣碎）五钱，生龟甲（捣碎）五钱，生杭芍五钱，玄参五钱，天冬五钱，川楝子（捣碎）二钱，生麦芽二钱，茵陈二钱，甘草钱半。

【用法】水煎服。

【功效】镇肝息风，滋阴潜阳。

【主治】阴虚火旺，心神不安而致多梦。

【来源】《医学衷中参西录》

·∾ 血府逐瘀汤 ∿·

【组成】当归三钱，生地黄三钱，桃仁四钱，红花三钱，枳壳二钱，赤芍二钱，柴胡一钱，甘草一钱，桔梗一钱半，川芎一钱半，牛膝三钱。

【用法】水煎服。

【功效】活血化瘀，通络宁神。

【主治】气滞血瘀而致多梦。

【来源】《医林改错》

·∾ 安神定志丸 ∿·

【组成】茯苓一两，茯神一两，人参一两，远志一两，石菖蒲五钱，龙齿五钱。

【用法】炼蜜为丸，如桐子大，辰砂为衣，每服二钱，开水下。

【功效】镇静定志，养心安神。

【主治】心胆虚怯，正气不足而致多梦。

【来源】《医学心悟》

❧ · 左归丸 · ❧

【组成】大怀熟地八两，山药（炒）四两，枸杞子四两，山茱萸四两，川牛膝（酒洗，蒸熟，精滑者不用）三两，菟丝子（制）四两，鹿胶（敲碎，炒珠）四两，龟胶（切碎，炒珠，无火者不必用）四两。

【用法】上先将熟地蒸烂，杵膏，加炼蜜丸桐子大，每食前用滚汤或淡盐汤送下百余丸。

【功效】滋阴补肾，填精安神。

【主治】真阴不足，肾精亏耗而致多梦。

【来源】《景岳全书》

❧ · 右归丸 · ❧

【组成】大怀熟地八两，山药（炒）四两，山茱萸（微炒）三两，枸杞子（微炒）四两，菟丝子（制）四两，鹿角胶（炒珠）四两，杜仲（姜汁炒）四两，肉桂二两（渐可加至四两），当归（便溏勿用）三两，制附子二两（渐可加至五六两）。

【用法】上先将熟地黄蒸烂，杵膏，加炼蜜丸桐子大，或丸如弹子大，每嚼服二三丸，以滚白汤送下。

【功效】温补肾阳，填精安神。

【主治】元阳不足而致多梦。

【来源】《景岳全书》

黄连清心饮

【组成】黄连、生地黄（酒洗）、当归身（酒洗）、甘草（炙）、茯神（去木）、酸枣仁、远志（去骨）、人参（去芦）、石莲肉（去壳）。

【用法】水二盅，煎八分，食后服。

【功效】滋阴清热，交通心肾。

【主治】心肾不交而致多梦。

【来源】《内经拾遗》

三才封髓丹

【组成】天冬（去心）半两，熟地黄半两，人参半两，黄柏三两，砂仁一两半，甘草（炙）七钱半。

【用法】上六味为末，面糊丸如桐子，每服五十丸。苁蓉半两切作片子，酒一盏，浸一宿。次日煎三四沸，去渣，空心食前送下。

【功效】滋阴清热，交通心肾。

【主治】心肾不交而致多梦。

【来源】《卫生宝鉴》

杞菊地黄丸

【组成】熟地黄（炒）八钱，山茱萸四钱，干山药四钱，泽泻三钱，牡丹皮四钱，茯苓（去皮）三钱，枸杞子三钱，菊花三钱。

【用法】上为细末，炼蜜为丸，如梧桐子大，每服三钱，空腹服。

【功效】滋阴补肾填精。

【主治】肝肾阴虚，肝血虚而致多梦。

【来源】《麻疹全书》

⚘·完带汤·⚘

【组成】白术（土炒）一两，山药（炒）一两，人参二钱，白芍（酒炒）五钱，车前子（酒炒）三钱，苍术（制）三钱，甘草（一钱），陈皮五分，黑芥穗五分，柴胡六分。

【用法】水煎服。

【功效】补脾疏肝，祛湿除梦。

【主治】肝郁脾虚，湿蒙心神而致多梦。

【来源】《傅青主女科》

⚘·仁熟散·⚘

【组成】人参三分，枳壳三分，五味子三分，桂心三分，山茱萸三分，甘菊花三分，茯神三分，枸杞子三分，柏子仁一两，熟地黄一两。

【用法】为末，每二钱，温酒调服。

【功效】补肾利胆，养心安神。

【主治】胆气虚而致多梦。

【来源】《医学入门》

⚘·别离散·⚘

【组成】白术一两，天雄五钱，肉桂五钱，干姜五钱，茜根五钱，茵芋叶五钱，桑寄生五钱，细辛二钱，菖蒲二钱。

热者去天雄、姜、桂，加知母、黄柏各三钱，当归、生地黄各五钱。

【用法】共为末，每取二钱，空心白汤下。

【功效】补肾除湿安神。

【主治】水湿不化而致多梦。

【来源】《杂病源流犀烛》

·益气安神汤·

【组成】当归一钱二分，黄连（姜汁炒）一钱，生地黄一钱，麦冬（去心）一钱，酸枣仁（炒）一钱，远志（去心）一钱，白茯神（去皮心）一钱二分，人参一钱，黄芪（蜜炒）一钱，胆南星一钱，淡竹叶一钱，甘草六分。

【用法】上锉一剂，姜一片，枣一枚，水煎服。

【功效】益气养心，化痰安神。

【主治】气血不足，心失所养而致多梦。

【来源】《寿世保元》

·平补镇心丹·

【组成】山药（洗净，姜汁制，炒）一两半，天冬（去心）一两半，熟地黄（洗，酒蒸）一两半，远志（去心，甘草煮）一两半，龙齿一两半，麦冬（去心）一两二钱半，五味子（去梗皮）一两二钱半，肉桂（去皮，不见火）一两二钱半，茯神（去木）一两二钱半，白茯苓（去皮）一两二钱半，车前子（去沙土，碾破）一两二钱半，人参（去芦）五钱，朱砂（细研，为衣）半两，酸枣仁（去皮，隔纸微炒）二钱半。

【用法】上为细末，炼蜜丸，如梧桐子大，每服三十丸，空心饭饮下，温酒亦得，加至五十丸。

【功效】益气养血，镇心安神。

【主治】心气不足，心胆气虚而致多梦。

【来源】《太平惠民和剂局方》

·妙香散·

【组成】茯苓（去皮，不焙）一两，茯神（去皮木）一两，人参半两，桔梗（炒）半两，甘草半两，薯蓣（姜汁炙）一两，远志（去心，炒）一两，黄芪一两，辰砂（别研）三钱，麝香（别研）一钱，木香（煨）二两半。

【用法】上为细末，每服二钱，温酒调服。

【功效】补益气血，安神镇心。

【主治】气虚血弱，心神失养而致多梦。

【来源】《太平惠民和剂局方》

逍遥散

【组成】甘草（微炙赤）半两，当归（去苗，锉，微炒）一两，茯苓（去皮，白者）一两，芍药（白者）一两，白术一两，柴胡（去苗）一两。

【用法】上为粗末，每服二钱，水一大盏，烧生姜一块切破，薄荷少许，同煎至七分，去渣热服，不拘时候。

【功效】疏肝清热，宁心安神。

【主治】肝经内热，上扰心神而致多梦。

【来源】《太平惠民和剂局方》

金铃子散

【组成】川楝子一两，延胡索一两。

【用法】上为末，每服二三钱，酒调下，温汤亦可。

【功效】疏肝清热，宁心安神。

【主治】肝经内热，上扰心神而致多梦。

【来源】《太平圣惠方》

平胃散

【组成】苍术（去黑皮，捣为粗末，炒黄色）四两，厚朴（去粗皮，涂生姜汁，炙令香熟）三两，陈橘皮（洗令净，焙干）二两，甘草（炙黄）一两。

【用法】上为散，每服二钱，水一中盏，加生姜二片，大枣二枚，同煎至六分，去滓，食前温服。

【功效】燥湿运脾，行气安神。

【主治】湿阻气滞，脾胃失和而致多梦。

【来源】《简要济众方》

二陈汤合苓桂术甘汤加味

【组成】陈皮10克，半夏10克，白芥子10克，茯苓30克，白术30克，干姜6克，天南星6克，桂枝6克，甘草5克。

【用法】水煎服，每日1剂。

【功效】温化痰饮，除湿安神。

【主治】痰饮为患而致多梦。

【来源】四川中医，1991（8）

朱砂安神丸合柏子养心丸加减

【组成】朱砂6克，柏子仁10克，茯神12克，当归10克，地黄20克，麦冬10克，枸杞子15克，玄参10克，黄连3克，石菖蒲20克，甘草6克。

惊悸盗汗者，可加龙骨、浮小麦、五味子等宁神敛汗；梦交遗泄者，加金樱子、芡实、莲须安神涩精。

【用法】水煎服，每日1剂。

【功效】交通心肾，静谧脑神。

【主治】心肾不交，脑神不宁而致多梦。

【来源】《中医学基础与疾病特色疗法》

肝肾双补丸合龟鹿二仙膏合远志丸加减

【组成】龟甲30克，鳖甲30克，黄精15克，枸杞子12克，石斛10克，当归10克，川芎8克，细辛4克，远志8克，茯神12克。

【用法】水煎服，每日1剂。

【功效】滋养肝肾，健脑宁神。

【主治】肝肾阴虚，脑失濡养而致多梦。

【来源】《中医学基础与疾病特色疗法》

经验方1

【组成】黄连5克，龙骨24克，珍珠母30克，当归9克，天冬15克，山药25克，芡实25克，茯苓9克，白茅根20克，甘草6克。

【用法】水煎服，每日1剂。

【功效】清心安神，益气养阴。

【主治】相火妄动，魂不安舍而致多梦。

【来源】《李文庆中医临床经典医案实录》

经验方2

【组成】菟丝子10克，山茱萸8克，枸杞子8克，淫羊藿5克，山楂8克，枳实5克，川续断8克，桑寄生8克，巴戟天8克，制何首乌8克，壳砂仁5克，酸枣仁15克，柴胡5克，香附5克，甘草5克。

【用法】每日1剂，水煎3次，前2次煎20分钟，后1次煎10分钟，分作3次温服。

【功效】补益肝肾，养血填精。

【主治】肝肾虚弱，气血不足而致多梦。

【来源】《中医保健册》

经验方3

【组成】枸杞子50克，菊花30克，地黄10克，当归10克，白酒500毫升。

【用法】将上述药物浸入酒内，封固7日，每日数次，各饮1小酒盅，连用多日。

【功效】滋养肝肾，宁心安神。

【主治】肝肾阴亏，虚火上扰而致多梦。

【来源】《瓜果蔬菜保健康》

经验方4

【组成】酸枣仁（生熟各半）24克，生牡蛎12克，朱茯神12克，麻黄根9克，萆薢6克，车前子9克，菟丝子12克，枸杞子12克，淡豆豉12克，栀子6克，地骨皮9克，白术9克，砂仁9克，浮小麦15克，天麻12克。

【用法】水煎两遍，分2次温服。

【功效】补肾平肝，清心安神。

【主治】肝肾阴虚，虚火上扰而致多梦。

【来源】《养生经典》

经验方5

【组成】山药12克，石斛9克，生杜仲15克，炒槐米9克，桑寄生12克，夏枯草9克，生石决明12克，橘络9克，大黄2.4克，川芎6克，牡丹皮9克，枸杞子15克，海藻12克，炒酸枣仁37克，柏子仁9克。

【用法】水煎两遍，分2次温服。

【功效】补肾平肝，清心安神。

【主治】肝肾阴虚，阳气偏亢，上扰心神而致多梦。

【来源】《养生经典》

· 经验方6 ·

【组成】炒酸枣仁48克，山药30克，何首乌15克，栀子12克，磁石18克，淡豆豉12克，生牡蛎24克，生珍珠母36克，延胡索12克，全瓜蒌15克，桑寄生15克，夏枯草15克，牛膝15克，菊花12克，炒白术15克，煨草果9克。

【用法】水煎两遍，分2次温服。

【功效】补肾养心，清热平肝，健脾和胃。

【主治】肝肾亏虚，心神失养而致多梦。

【来源】《养生经典》

· 经验方7 ·

【组成】炒酸枣仁45克，山药18克，柏子仁12克，朱茯神12克，石菖蒲6克，天冬9克，远志4.5克，天麻9克，淡豆豉12克，栀子皮6克，茯苓皮12克，知母12克，砂仁9克，橘络9克。

【用法】水煎两遍，分2次温服。

【功效】滋肾养心，益气健脾。

【主治】心脾两虚，心神失养而致多梦。

【来源】《养生经典》

· 经验方8 ·

【组成】炒当归10克，白术10克，白芍10克，炒枳壳10克，制香附10克，川楝子10克，云茯苓10克，炙甘草3克，川桂枝3克，柴胡6克，延胡索6克，青皮6克，陈皮6克，广木香6克。

【用法】同捣为末，开水冲服，连服5剂。

【功效】疏肝解郁，行气安神。

【主治】肝气郁滞，化火扰神而致多梦。

【来源】《养生经典》

❧ · 经验方9 · ❧

【组成】人参1.5克，琥珀0.9克。

【用法】共为细粉，分2次冲服。

【功效】益气健脾，宁心安神。

【主治】气虚惊悸而致多梦。

【来源】《养生经典》

❧ · 经验方10 · ❧

【组成】法半夏12克，秫米30克，夏枯草10克，干百合30克，紫苏叶10克。

【用法】水煎服，每日1剂。

【功效】行气化痰，清心安神。

【主治】脾虚痰凝，郁热上扰而致多梦。

【来源】《中医内科手册》

第三节 药膳方

❧ · 刺五加茉莉花茶 · ❧

【组成】绿茶5克，茉莉花5克，刺五加3克。

【用法】将以上材料一同放入茶杯中，用沸水冲泡，代茶饮。

【功效】安神益智。

【主治】热毒稽留，扰乱神明而致多梦。

【来源】《民间药茶药酒对症疗方》

· 仙鹤草茶 ·

【组成】仙鹤草30克。

【用法】仙鹤草水煎取汤，代茶饮，每日1剂。

【功效】止血解毒，安神助眠。

【主治】内热动血，心神受扰而致多梦。

【来源】《民间药茶药酒对症疗方》

· 莲心决明子茶 ·

【组成】决明子10克，莲子心5克。

【用法】决明子用微火炒熟，与莲子心一同放入杯中，用沸水冲泡，代茶频饮。

【功效】清肝泻火，清心安神。

【主治】心肝火热，神明受扰而致多梦。

【来源】《民间药茶药酒对症疗方》

· 人参五味红茶 ·

【组成】人参5克，五味子10克，红茶7克。

【用法】将人参、五味子清洗干净，捣烂，与红茶一起放入茶壶中。倒入沸水冲泡5分钟，滤渣取汁。或者将人参、五味子用纱布包好，再一起放入锅中煎煮30分钟，然后滤出汤汁趁热冲泡红茶饮用。纱布药包可续煎。代茶温饮，每日1剂。

【功效】补中益气，益智安神。

【主治】肺气虚衰而致多梦。

【来源】《民间药茶药酒对症疗方》

·酸枣仁茶·

【组成】酸枣仁20克，白糖少许。

【用法】将酸枣仁加白糖一起拍碎混合，放入保温杯中，用沸水冲泡，加盖闷15分钟。代茶频饮。

【功效】宁心安神，补肝敛汗。

【主治】心肝血虚而致多梦。

【来源】《民间药茶药酒对症疗方》

·安神汤·

【组成】花生叶（用花生壳也可以）30克，大枣10克，浮小麦20克。

【用法】以上原材料加适量水，煮沸后小火煎20分钟，取药汁在睡前服下，连服7日。服药期间忌食海鲜，不喝茶、咖啡。

【功效】宁心安神。

【主治】气血亏虚，心神失养而致多梦。

【来源】《超简单实用的小偏方》

·代茶饮方·

【组成】柏子仁5克，酸枣仁10克，山茱萸10克。

【用法】以上三种中药用沸水冲泡后代茶饮，坚持每天下午和晚上服用。

【功效】养心补肝，宁心安神。

【主治】心肝血虚，心神失养而致多梦。

【来源】《超简单实用的小偏方》

ᘐᕔ · 百合莲子粥 · ᕔᘐ

【组成】百合30克（洗净切碎），莲子30克，糯米50克。

【用法】同放锅内，加水熬粥，同煮至米烂汤稠时，加适量冰糖，早、晚温热后服用。

【功效】清热养阴，宁心安神。

【主治】心脾阴虚，内热扰动而致多梦。

【来源】《瓜果蔬菜保健康》

第五章　焦虑性失眠

第一节　概　述

失眠是以入睡和（或）睡眠维持困难所致的睡眠质量或数量达不到正常生理需求而影响白天社会功能的一种主观体验。在失眠群体中有相当比例患者伴发焦虑或本身具有焦虑状态，常统称为"焦虑性失眠"，具体表现为在失眠同时亦有显著的焦虑症状，或患者本身先有紧张不宁、担心及焦躁等情绪障碍而出现失眠。患者除了不同程度的睡眠障碍外，常同时具有头晕昏沉、精神不振及不安紧张等症状。焦虑性失眠是一种常见的失眠类型，其病因也是多种多样的，但是更多的是由于精神紧张、生气等造成的。失眠已成为当今严重影响人们生活质量的常见慢性疾病之一。中医学称之为"不寐""不得卧""不得眠""目不瞑"等。

【中医病因病机】

中医学认为不寐与五脏阴阳气血失和关系密切。不寐者，病在阳不交阴：营血衰少，卫气浮越，夜间卫气不能按时入营，常致不寐。肝为魂之处、血之藏，肝在五行属木，主动、主升，肝主疏泄和藏血，开窍于目，主筋，其华在爪，在志为怒，在液为泪，肝与胆互为表里。《素问·五脏生成》有云："人卧血归于肝。"肝血充则寐。《症因脉治》提出："肝火不得卧之因，或因恼怒伤肝，肝气怫郁，或尽力谋虑，肝血有伤，肝主藏血，阳火扰动血室，则夜卧不宁矣。"《血证论》指出："肝病不寐者，肝藏魂……若阳浮于外，魂不入肝，则不寐。"《普济本事方》亦云：
"今肝有邪，魂不得归，是以卧则魂飞扬，若离体也。"心为神之
居、血之主，在五行属火，主宰生命活动，心主血脉和神志，开
窍于舌，其华在面，在志为喜，在液为汗，心与小肠互为表里。
《老老恒言》云："寤则神栖于目，寐则神处于心。"《血证论》指
出："寐者，神返舍，息归根之谓也。"脾为仓廪之官、意之所藏，
脾主运化、升清、统血，开窍于口，其华在唇，在五行属土，在
志为思，在液为涎，主肌肉与四肢。脾和胃互为表里，脾胃为气
血生化之源、后天之本，运化水谷精微。《类证治裁》有载："思
虑伤脾，脾血亏损，经年不寐。"《医学心悟》亦指出："有胃不和
卧不安者，胃中胀闷疼痛，此食积也。"《医宗必读》云："不寐之
故，大约有五：一曰气虚，一曰阴虚，一曰痰滞，一曰水停，一
曰胃不和。"脾胃所致的失眠可分实证和虚证，虚者多由脾不统血
或脾胃虚弱，致气血皆虚，心神无所主，出现心慌、不寐等症；
实者多由脾胃湿热积滞等致中焦交通之路堵塞，或郁火痰热上扰
所致。脾胃病病因多为饮食不节（洁），或过食肥甘厚腻之品，或
久病体虚，或劳逸失衡。肺为魄之处、气之主，在五行属金，肺
主气、司呼吸，主宣发肃降、通调水道，朝百脉而主治节，肺外
合皮毛，开窍于鼻，在志为忧，在液为涕，肺与大肠互为表里。
《金匮要略》云："咳逆倚息不得卧，小青龙汤主之。"肺位于胸
腔，饮停于胸，以小青龙汤温化水饮，古今临床广泛运用，其疗
效不言而喻。肺之不寐以咳嗽、气促等为主症，以肺失宣降为主
要病机，故以宣肺平喘、调和气机为治疗大法是从肺论治不寐的
原则。肾为阴阳之本、生命之源、先天之本，肾在五行属水，主
藏精，主生长、发育、生殖和水液代谢，肾主骨生髓，其外荣于
发，开窍于耳和二阴，在志为恐，在液为唾，肾与膀胱互为表里。
正常睡眠与肾关系密切。《冯氏锦囊》提出："夫人之神，寤则栖

心，寐则归肾，故寐者，心神归于肾舍也……壮年肾阴强盛，则睡熟而长。"《难经》曰："老人卧而不寐，少壮寐而不寤。"故不寐的产生与肾的生理功能有关。《冯氏锦囊》又云："老年阴气衰弱，则睡微而短……故不寐、健忘两证，虽似心病，实由于肾虚也。"《灵枢·营卫生会》论老年人"不夜寐"的病因病机为："老者之气血衰，其肌肉枯，气道涩，五脏之气相搏，其营气衰少，而卫气内伐，故昼不精，夜不瞑。"

【临床表现】

常见的症状包括：①入睡困难：为本病最突出的临床症状，入睡时间可达1~2个小时。患者躺在床上后，会不自主地思考一些问题，可表现为不思考不行、越思考就越兴奋，便无法尽快入睡。此种现象持续较长时间后，患者一到晚上就异常焦虑并担心是否会失眠，结果就真的无法入睡，最终形成恶性循环。②睡眠浅表：以睡不踏实、易惊醒为主要表现，并伴有多梦。患者入睡后常处于似睡非睡的状态，稍有动静便可惊醒，且醒后很难再次入睡。因难以进入深度睡眠，患者会明显缺乏入睡真实感，如醒后总说自己做了一夜的梦而没有真正睡着。③睡眠时间缩短：入睡困难及易惊醒的存在，会使患者睡眠时间大大缩短，一般在6小时以下，严重者可彻夜不眠。④残留效应：多数患者在次日清晨会感到头痛或头脑发胀，白天无精力去做任何事，并伴有哈欠不断、全身乏力、流眼泪、烦躁不安、紧张等症状。部分患者会伴有自主神经功能紊乱症状，如多汗、四肢无力、心悸、尿频等。有的焦虑症患者常常述说心烦意乱，坐立不安，心理紧张，胡思乱想，并引发头痛失眠、困倦乏力、多汗、心悸等现象。还有的人无时无刻不在为未来发生的事情发愁、苦恼、烦躁，其精神状态可表现为多疑或忧虑、抑郁，惶惶然有如大难临头，整天提心吊胆，紧张不安，由于焦虑情绪过度和自身病症而引起肾气不足，气血两虚，导致阴阳失调，脏腑功能不能正常运转，自主神经功能失调，出现手、脚心多汗，心悸，心跳快，呼吸急促，肌肉收缩，颤抖，尿急、尿频，胸部有压迫感，腹胀而泻，多汗，四肢乏力、麻木，背部有发热感，腰腿酸软，耳鸣，表情呆钝等。

【治疗】

焦虑性失眠属于临床常见疾病，随着人们生活、工作中压力的增大，其发病率不断上升。对于焦虑性失眠，或抑郁症、焦虑症，化学药物有较好的疗效，但往往有一些不良反应，如恶心、食欲减退等胃肠道反应以及肝功能损害等，这对于需要长期治疗的患者是很不利的，而且还会产生药物依赖。随着心理健康知识的不断普及，愿意正视心理问题并接受治疗的患者越来越多，但有些患者对于化学药物的使用往往心存疑虑，一是考虑化学药物的不良反应，不敢应用；二是担心一旦用药，以后会"成瘾"，不易撤除；三是对使用精神类药物有一种戒心，认为不光彩。因此，对于焦虑性失眠患者，中医药不失为一种较为理想的选择。在中医学领域中，失眠属于"目不瞑""不寐""不得眠"等范畴。中医学关于病因学说的理论中，除了"六淫致病"外，还有"七情致病"，即强调情绪异常或心理因素的致病作用，在两千多年的临床实践中，对"喜、怒、忧、思、悲、恐、惊"各种异常情绪的致病特点、累及脏腑、临床表现等积累了丰富的经验，提供了许多行之有效的治疗方法。流行病学调查显示，全世界约有30%~48%的人群存在睡眠障碍问题，并呈不断上升趋势。西医对睡眠障碍的治疗主要采用镇静催眠等药物，不仅毒副作用多，且停药易反复。中医辨证采取调和阴阳、养心安神、疏肝解郁等法，在焦虑性失眠的治疗方面显现出疗效稳定、毒副作用少等优势。

第二节　内服方

干姜附子汤

【组成】干姜一两，附子（生用，去皮，切八片）一枚。

【用法】以水三升，煮取一升，去滓，顿服。

【功效】救急回阳。

【主治】焦虑性失眠属阴证发躁者。原书用治"下之后，复发汗，昼日烦躁不得眠，夜而安静，不呕，不渴，无表证，脉沉微"。

【来源】《伤寒论》

桂枝去芍药加蜀漆牡蛎龙骨救逆汤

【组成】桂枝（去皮）三两，甘草（炙）二两，生姜（切）三两，大枣（擘）十二枚，牡蛎（熬）五两，蜀漆（洗去腥）三两，龙骨四两

【用法】以水一斗二升，先煮蜀漆，减二升，纳诸药，煮取三升，去滓，温服一升。

【功效】调和营卫，镇惊安神。

【主治】焦虑性失眠。原书用治"伤寒脉浮，医以火迫劫之，亡阳，必惊狂，卧起不安"。

【来源】《伤寒论》

栀子甘草豉汤

【组成】栀子（擘）十四个，甘草（炙）二两，香豉（绵裹）四合。

【用法】清水四升，先煮栀子、甘草，取二升五合，纳豉，煮取一升五合，去滓，分温二服。

【功效】清热除烦，益气安中。

【主治】焦虑性失眠属虚烦者。症见不得眠，反复颠倒，心中懊恼，少气。

【来源】《伤寒论》

栀子厚朴汤

【组成】栀子（擘）十四丸，厚朴（姜炙）四两，枳实（炒黄，水浸去瓤，一作炙）四枚。

【用法】上三味，以水三升（一作三升五合），煮取一升五合，去滓，分二服。

【功效】清烦热，除痞满。

【主治】焦虑性失眠。原书用治"伤寒下后，心烦腹满，卧起不安"。

【来源】《伤寒论》

黄连阿胶汤

【组成】黄连四两，黄芩二两，芍药二两，鸡子黄二枚，阿胶（一云三挺）三两。

【用法】以水六升，先煮三物，取二升，去滓，纳胶烊尽，小冷，纳鸡子黄，搅令相得。温服七合，日三服。

【功效】滋阴降火。

【主治】焦虑性失眠。原书用治"少阴病，得之二三日以上，心中烦，不得卧"。

【来源】《伤寒论》

ᷜ·᷐ 猪苓汤 ·᷐

【组成】猪苓（去皮）、茯苓、泽泻、阿胶、滑石（碎）各一两。

【用法】以水四升，先煮四味，取两升，去滓，纳阿胶烊消，温服七合，日三服。

【功效】利水养阴清热。

【主治】焦虑性失眠。症见小便不利，渴欲饮水，心烦不得眠。

【来源】《伤寒论》

ᷜ·᷐ 五苓散 ·᷐

【组成】猪苓（去皮）十八铢，茯苓十八铢，白术十八铢，泽泻一两六铢，桂枝（去皮）半两。

【用法】捣为散，以白饮和服方寸匕，日三服，多饮暖水，汗出愈，如法将息。

【功效】利水渗湿，温阳化气。

【主治】焦虑性失眠属气化不利者。症见小便不利，微热消渴，烦躁不得眠。

【来源】《伤寒论》

ᷜ·᷐ 柴胡加龙骨牡蛎汤 ·᷐

【组成】柴胡四两，龙骨、黄芩、生姜、铅丹、人参、桂枝（去皮）、茯苓各一两半，半夏（洗）二合半，大黄二两，牡蛎一两半（熬），大枣（擘）六枚。

【用法】以水八升，煮取四升，纳大黄，切如棋子，更煮一两沸，去滓，温服一升。

【功效】和解清热，镇惊安神。

【主治】焦虑性失眠。

【来源】《伤寒论》

◈ ·酸枣仁汤 · ◈

【组成】酸枣仁（炒）二升，甘草一两，知母二两，茯苓二两，川芎二两。

【用法】以水八升，煮酸枣仁，得六升，纳诸药，煮取三升，分温三服。

【功效】养血安神，清热除烦。

【主治】焦虑性失眠属肝血不足，虚热内扰者。症见虚烦不眠，心悸不安，头目眩晕，咽干口燥，舌红，脉弦细。

【来源】《金匮要略》

◈ ·百合知母汤 · ◈

【组成】百合七枚（擘），知母（切）三两。

【用法】上先以水洗百合，渍一宿，当白沫出，去其水，更以泉水二升，煎取一升，去滓；别以泉水二升煎知母，取一升，去滓；后合和，煎取一升五合，分温再服。

【功效】养血安神，清热除烦。

【主治】焦虑性失眠属阴虚内热者。症见失眠，心烦，咽干口燥，小便赤，舌红，苔少或薄黄，脉细数。

【来源】《金匮要略》

◈ ·百合地黄汤 · ◈

【组成】百合七枚（擘），生地黄汁一升。

【用法】上以水洗百合，渍一宿，当白沫出，去其水，更以泉水二升，煎取一升，去滓；纳地黄汁，煎取一升五合，分温再服。中病，勿更服。大便当如漆。

【功效】养阴清热，补益心肺。

【主治】焦虑性失眠属心肺阴虚内热者。症见神志恍惚，意欲食复不能食，饮食或有美时，或有不用闻食臭时；常默默，欲卧不能卧，欲行不能行，如有神灵；如寒无寒，如热无热，口苦，小便赤，舌红少苔，脉微细。

【来源】《金匮要略》

ᰃᰍ· 安神汤 ·ᰎᰏ

【组成】生甘草、炙甘草各二钱，防风二钱五分，柴胡、升麻、酒生地黄、酒知母各五钱，黄芪二两，酒黄柏、羌活各一两。

【用法】上为粗末，每服五钱，水二大盏半，煎至一盏半，加蔓荆子五分、川芎三分，再煎至一盏，去滓，临卧热服。

【功效】养心安神，祛风止痛。

【主治】焦虑性失眠伴头痛。

【来源】《兰室秘藏》

ᰃᰍ· 截惊痫安神汤 ·ᰎᰏ

【组成】白茯苓二两，甘草一分，犀角末（水牛角代）一分，人参（去芦头）一两，远志（去心）一两，菖蒲（一寸九节者）一两，白鲜皮一两，石膏半两。

【用法】上件捣罗为细末，每服一钱，水一盏，入去心麦冬少许，煎五分，去滓，放温，时时与服。

【功效】镇惊安神。

【主治】焦虑性失眠。

【来源】《幼幼新书》

ᰃᰍ· 静心汤 ·ᰎᰏ

【组成】人参三钱，白术五钱，茯神五钱，炒酸枣仁、山药各一两，芡实一两，甘草五分，当归三钱，北五味子十粒，麦冬五钱。

【用法】水煎服。

【功效】大补心气之虚。

【主治】焦虑性失眠属用心过度，心动不宁，虚火上炎者。症见口渴舌干，面红颧赤，疲倦困顿。

【来源】《辨证录》

∽◦ · 养心汤 · ◦∽

【组成】黄芪（炙）、白茯苓、茯神、半夏、当归、川芎各半两，远志（取肉，姜汁淹焙）、肉桂、柏子仁、酸枣仁（浸，去皮，隔纸炒香）、北五味子、人参各一分，甘草（炙）四钱。

【用法】上为粗末，每服三钱，生姜五片，大枣二枚，煎，食前服。

【功效】补益气血，养心安神。

【主治】焦虑性失眠属气血不足，心神不宁者。症见神思恍惚，心悸易惊，失眠健忘，舌淡脉细。

【来源】《仁斋直指方论》

∽◦ · 归脾汤 · ◦∽

【组成】白术、茯神（去木）、黄芪（去芦）、龙眼肉、酸枣仁（炒，去壳）各一两，人参、木香（不见火）各半两，甘草（炙）二钱半，当归一钱，远志一钱。（当归、远志从《内科摘要》补入）

【用法】上㕮咀，每服四钱，水一盏半，生姜五片，枣一枚，煎至七分，去滓温服，不拘时候。

【功效】益气补血，健脾养心。

【主治】焦虑性失眠属心脾气血两虚者。症见心悸怔忡，健忘失眠，气短乏力，食少，面色萎黄，舌淡，苔薄白，脉细弱。

【来源】《济生方》

❧· 黄连温胆汤 ·❧

【组成】黄连、竹茹、枳实、半夏、陈皮、炙甘草、生姜、茯苓。

【用法】水煎服。

【功效】清热燥湿，理气化痰，和胃利胆。

【主治】焦虑性失眠。

【来源】《六因条辨》

❧· 解郁安神汤 ·❧

【组成】淮小麦30克，甘草6克，焦栀子9克，柴胡6克，炒枳壳10克，炒白芍12克，香附10克，苍术10克，神曲12克，炒川芎9克，合欢花12克，制远志6克，灵芝20克，百合12克，茯苓12克，灯心草3克。

【用法】水煎服。

【功效】疏肝解郁，养心安神。

【主治】焦虑性失眠。伴见头痛头眩，眼黑。

【来源】《实用方剂现代临床解惑》

❧· 丹栀逍遥散 ·❧

【组成】合欢皮、首乌藤各50克，炙远志25克，白芍、香附、茯神各15克，牡丹皮、炒柴胡、当归、川芎、白术、干姜、茯苓、佛手、炙甘草各10克，五味子6克，炒栀子、炒黄连各5克。

【用法】用清水对上述药物进行煎煮，每日服1剂，连续服用5日。

【功效】疏肝清热安神。

【主治】焦虑性失眠属肝郁化火，上扰心神者。

【来源】当代医药论丛，2019，17（12）

养心安神汤

【组成】生黄芪一钱半，西洋参一钱半，当归身一钱半，川芎二钱（炒），茯神三钱，贝母一钱（去心），麦冬一钱（去心），法半夏一钱，橘红一钱，石菖蒲一钱（炒），乌梅二钱（去核），五味子五分（炒），生甘草二钱。

【用法】竹叶、灯心草为引，水煎服。

【功效】养心安神。

【主治】焦虑性失眠伴健忘，属用心过度，气血两亏者。

【来源】医学食疗与健康，2020，01（18）

清心镇肝汤

【组成】黄连10克，黄芩10克，栀子15克，淡豆豉30克，珍珠母20克，生龙骨30克，生牡蛎30克，生地黄15克，石菖蒲15克，远志9克，当归20克，酸枣仁30克，茯神15克，茯苓30克。

头痛、头晕者加天麻12克，石决明20克；口干目涩者加枸杞子15克。

【用法】水煎取汁200毫升，分早、晚2次服。

【功效】清心镇肝，滋阴养血，安神除烦。

【主治】焦虑性失眠属肝郁化火，扰乱心神者。

【来源】河北中医，2018，40（12）

柴芩温胆汤

【组成】柴胡、半夏、枳实各12克，黄芩、甘草各9克，陈皮、姜竹茹各6克，茯苓15克。

【用法】每日1剂，取清水煎煮，早、晚分服，共治疗2个月。

【功效】和解少阳，安神健脾，燥湿化痰。

【主治】少阳病痰热内扰之焦虑性失眠。症见胸闷脘痞，目眩，身体困重，心烦，舌苔黄腻等。

【来源】中医临床研究，2018，10（32）

疏肝养心安神汤

【组成】柴胡12克，枳壳15克，白芍15克，郁金12克，当归15克，酸枣仁15克，柏子仁15克，石菖蒲12克，远志12克，茯神15克，合欢花10克，龙骨30克，炙甘草10克。

烦躁咽干去郁金、当归加麦冬、五味子、黄连、栀子；气短懒言去龙骨、枳壳加太子参、白术；大便干燥去龙骨、远志加大黄、火麻仁；胁肋胀满去当归、柏子仁加川楝子、佛手；头晕头痛加天麻、川芎；食欲不振去当归、龙骨加六神曲、炒麦芽、炒莱菔子。

【用法】每日1剂，水煎服。

【功效】疏肝行气，养心安神。

【主治】焦虑性失眠属肝气不疏，木郁乘心，心阴耗伤，神不守舍者。症见精神焦虑，失眠健忘，烦躁易怒，气短心悸，舌红，苔黄，脉弦细。

【来源】光明中医，2013，28（7）

安神助眠膏

【组成】酸枣仁、首乌藤、黄小米、绵白糖、枣花蜜。

【用法】将酸枣仁、首乌藤、黄小米、绵白糖四种粉末均匀掺拌，放入干净的容器中，最后选用优质的枣花蜜，一边加入，一边搅拌，直到成浓稠的膏状为止，即为安神助眠膏。每晚睡觉前

30分钟或以上（不超过1小时），取膏50克（成人或症状重者可增加至70克，少年或小儿减半），加入温开水（切不可太烫）冲服，每日1次，一般15~30日为1疗程。

【功效】养肝宁心，养血安神。

【主治】焦虑性失眠。

【来源】食品工业科技，2014，35（8）

第三节　药膳方

～·鲜莲子银耳汤·～

【组成】干银耳10克，鲜莲子30克，鸡汤1500毫升，料酒、精盐、白糖、味精各适量。

【用法】把银耳泡发好，放在一大碗内，加入鸡汤，蒸1小时左右，待银耳完全蒸熟时取出；将鲜莲子剥去青皮和一层嫩白皮，切掉两头，捅去莲心，用水汆后仍用开水浸泡（鲜莲子略带脆性）；烧开剩余鸡汤，加入料酒、精盐、味精、白糖，将银耳、莲子装在碗内，注入鸡汤即可。吃莲子、银耳，喝汤。每日1次。

【功效】滋阴润肺，补脾安神助眠。

【主治】焦虑性失眠。症见心烦不寐，干咳痰少，口干咽干，食少乏力。

【来源】农产品加工（创新版），2011（7）

～·莲子粥·～

【组成】莲子50克，粳米100克。

【用法】莲子、粳米入锅同煮，至莲子极烂为好。

【功效】清心除烦，健脾安神。

【主治】焦虑性失眠。

【来源】保鲜与加工，2015，15（4）

第四节　外用方

·安神散·

【组成】夏枯草、半夏、首乌藤、当归、合欢皮、柴胡、决明子、竹茹、陈皮、黄柏、茯神等。

【用法】煎煮药液500毫升，在浴足木桶内加入5000毫升的温水（能浸到小腿部），再将500毫升中药煎液倒入木桶内，双足放入药液中浸润搓洗，每次30分钟，每日2次，18时、22时各1次，连续治疗7日。

【功效】通络安神。

【主治】焦虑性失眠。

【来源】临床医学研究与实践，2020，5（4）

·中药足浴方·

【组成】丹参、红花、首乌藤、酸枣仁、合欢皮、茯神等。

【用法】取500毫升药液倒入足浴桶中加水至3000毫升，加热，水温在37~42℃，没过脚踝，浸泡30分钟，再按摩足底穴位，配上舒缓的五行音乐。

【功效】活血化瘀，安神定悸。

【主治】冠心病伴焦虑性失眠。

【来源】临床医药文献电子杂志，2020，7（5）

第六章　抑郁性失眠

第一节　概　述

　　抑郁性失眠是一种情感障碍性精神疾病，除失眠外，主要表现为活动少、容易疲劳、情绪低落、郁郁寡欢、易悲伤、缺乏兴趣、有自责心理等。患者的睡眠障碍主要包括睡眠潜伏期缩短、早醒、深睡眠减少等。随着年龄的增长，患者的睡眠障碍会越来越严重，经常在凌晨两三点钟醒来，辗转反侧，不能再入睡。中医学中并无抑郁性失眠等病名，根据其临床表现，可将其归属为"郁病""不寐"等范畴，是以心情抑郁、不寐或难寐、情绪不宁、胸闷气短、胁肋郁胀、易怒易哭等为主症的疾病。

【中医病因病机】

　　中医学认为，郁病以情志不舒，气机郁滞，思虑伤脾等为基本病机，可兼夹痰、瘀、湿等病理因素。《清代名医医案精华·不寐》中指出："忧思抑郁，最损心脾……心为君主之官，脾乃后天之本，精因神怯以内陷，神因精伤而无依，以故神扰意乱，竟夕不寐。"可见，思虑、抑郁等情志变化可损伤心脾、心神，导致气血不足，神明受扰，进而可引发不寐。"情"有七情，即喜、怒、忧、思、悲、恐、惊等情绪；"志"是就情感体验和表现而言。《黄帝内经》一书中提出"志"有五志，即喜、怒、忧、思、恐。五志是五脏功能的表现。《素问·阴阳应象大论》指出：肝"在志为怒"，心"在志为喜"，脾"在志为思"，肺"在志为忧"，肾"在志为恐"。

即心主管喜，肝主管怒，肺主管忧，脾主管思，肾主管恐的情绪体验和反应。五脏中的心作用最大，在人的情感活动中起主导统帅作用，因为"心藏神"（《素问·宣明五气》）。所谓神是指各种心理活动。明代张景岳认为："神之为义有二，分言之，则阳神曰魂，阴神曰魄，以及意志思虑之类皆神也。合言之，则神藏于心，而凡情志所属，惟心所统，是为吾身之全神也。"（《类经·会通类》）"心神"活动过程，也就是心理（精神）活动的过程，即认知、情感、意志活动过程。五志除有情感体验和表现的功能外，还有调和气血的功能。郝万山教授通过文献整理、分析及临床实践观察，独辟蹊径，从胆和三焦论治，提出"阳郁痰阻，心胆不宁"也是抑郁性失眠重要病机之一。"阳"是指少阳阳气；"郁者，滞而不通之义"（《医经溯洄集·五郁论》）。若少阳阳气被郁遏而不能畅达，则气机升降出入失常，水液代谢失司，营卫之气运行无序，阴阳失和，故病发不寐。病程日久则导致痰浊、气滞、瘀血互结，郁而化火，火盛伤阴等病机变化，病势缠绵，反复发作，经久不愈。

人体的各种功能都依赖于阳气的鼓动，包括肢体运动、精神意识思维活动以及脏腑功能活动。昼寤夜寐也是阳气消长的体现，若阳郁不得展发，失去鼓舞温养之能，则神机颓废，肢体倦怠，脏腑功能失调，导致阴阳不和，睡眠紊乱。郝教授认为：春季及寅、卯、辰三个时辰为少阳主时，《黄帝内经》称少阳为一阳、嫩阳，此时阳光和煦，阳气弱小，气温由夜间的低温逐渐升高，春季植物的营养向根的末端和枝条的顶端输送，生根生叶，这种气由中心向四周运动的方式就叫展发、布陈，也就是《素问·四气调神大论》所说的"春三月，此谓发陈"，因此在春季自然界气的运动趋向为展发状态。一年之计在于春，一日之计在于晨，若春天的少阳木气展发布陈无力，大地转为活跃状态的时间便会迟滞，那么便会影响动植物一天乃至一年的生长发育，因此抑郁症会有晨重暮轻及典型的季节性发作的特点。在人体，足少阳胆腑具有藏精汁、主疏泄、主决断、寄相火等功能，手少阳三焦乃水火气机的通道，气化的场所，元气之别使，内寄相火。《素问·阴阳离合》曰："少阳为枢。"如果胆和三焦的阳气像初升的太阳一样不亢不烈，和煦温暖，木行展发陈布的运动趋向正常，那么对肝气疏泄条达、脾胃升降自如、心阳心火振作、肺气宣发肃降通畅、肾气的藏泄，以及对太阳表气的布达、里气的输布，每一个细胞的新陈代谢，能量的合成、输布、交换和利用，精神情志的舒畅，睡眠的稳定都有着促进、激发、调节、控制作用。

【国内外研究近况】

据世界卫生组织调查显示，抑郁症患病率达4.3%，我国高达7.1%，抑郁症已成为临床最常见的精神类疾病。失眠是早、中期抑郁症常见的并发症，相关流行病学调查发现，61.8%的抑郁症患者首发临床症状为睡眠障碍。抑郁性失眠是一种因精神抑郁出现失眠的精神类疾病，患者主要表现为精神抑郁伴有不同程度的睡眠障碍，活动减少，无力，易疲劳，其中睡眠障碍主要表现为睡眠的潜伏期缩短、早醒及深睡眠减少，失眠程度与抑郁症严重程度有直接关系，容易导致较重的心理负担。一方面，失眠是抑郁症的诊断标准之一；另一方面，以失眠为主的抑郁症也比较多见，约70.0%~84.7%的抑郁症患者存在着不同程度的失眠症状。

目前，对抑郁性失眠的认识基于对抑郁症及失眠的研究，而对于本病的治疗，西医多采用镇静催眠和抗抑郁类药物，起效较快，但若想使治疗效果持续、平稳，需要长期服用，随之出现的是明显的毒副反应及药物依赖性，易引起反跳性失眠、嗜睡及恶心等不良反应，给患者造成极大的负担和伤害。而中医药治疗本病，具有疗效肯定、不良反应少、安全性高等优势。其可以有效缓解患者失眠症状和抑郁状态。辨证论治是中医认识疾病和治疗疾病的基本原则，通过对抑郁性失眠患者进行准确的中医辨证，并根据证型使用合适的方剂进行治疗，可取得较好的临床效果。

西医心理疏导方面：心理疏导法有助于改善以情绪抑郁为主引起的睡眠障碍，包括精神支持疗法、催眠和暗示治疗、精神分析治疗等。心理疏导存在疗效个体差异大、疗效不稳定以及难以及时缓解失眠症状等不足，往往需要配合其他治疗手段，如心理疏导疗法配合针灸以及心理干预配合氟西汀等抗抑郁药物治疗抑郁性失眠均取得了较为理想的效果。松弛疗法和睡眠约束松弛疗法：包括运动疗法、音乐疗法等。松弛疗法的原理是通过身心放松，使全身肌肉松弛，促使警醒水平下降，利于自主神经活动朝着有助于睡眠的方向转变，从而诱导睡眠的发生。睡眠约束是在规定的睡眠时间内减少失眠患者的非睡眠卧床时间，提高睡眠效率，有助于患者形成规律性睡眠习惯，临床上尤其对主诉是失眠而没有规律睡眠习惯的患者有效。例如患者睡眠效率超过90%，可适当增加非睡眠卧床时间15~20分钟；睡眠效率在80%~90%，则保持卧床时间不变；睡眠效率小于80%，应适当减少非睡眠卧床时间15~20分钟。

中医疗法标本兼治：中医治疗抑郁性失眠的原理，主要是从根本上调理患者的脏腑功能、平衡阴阳，辅以疏通经络、养心安神、清热祛火、健脾益肾、疏肝理气等方法，来达到治愈的目的。中医疗法疗效稳定：治疗抑郁性失眠采用中医疗法，最大的优势在于疗效显著、稳定，无不良反应，且愈后不易复发，远期疗效可靠。

治疗抑郁性失眠，一方面考虑从疾病入手，另一方面从患者的情感着眼，患者大多有思虑过度，劳伤心脾，以致失眠、心烦、怔忡、健忘、四肢倦怠、纳呆；阴血损耗，肝肾阴虚而潮热盗汗；肝血虚，阴不敛阳，肝阳上亢而头晕、头痛。其病机主要是肝血不足，肝气郁结贯穿其始终（身体及社会、家庭的诸多压力造成心理上很大的压力，且不能及时宣泄所致）。肝主藏血，血舍魂，肝血不足，魂不能藏，就会出现失眠。肝主疏泄，肝气通则心气和。肝失条达，气机失畅，心气郁滞，心神失主，故夜不能寐。因此肝、心同治对于抑郁性失眠应有独特的意义。另外，历代医家亦不乏从五脏论治者。

中西医结合治疗抑郁性失眠主要以中医学"辨证论治"思想指导个体化用药，以"整体观念"指导综合治疗，采用中药方剂和针灸等治疗结合现代医学抗抑郁治疗药物。临床上中西医结合方案治疗抑郁性失眠大多以安神助眠、滋阴养血等中药方剂配合镇静安神类西药，具有见效快、疗效稳定、不良反应小的特点。

第二节　内服方

养血舒肝汤

【组成】当归身二三钱，熟地黄三五钱，白芍（酒炒）一钱半，炙甘草一钱，白术一钱，阿胶（蛤粉炒），杜仲（盐水炒）各一钱半，枸杞子二钱，炒山药二钱。

【用法】水煎服，每日1剂，大枣为引。

【功效】养血舒肝，固肾安眠。

【主治】抑郁性失眠属肝郁气滞，脾肾不固者。

【来源】《罗氏会约医镜》

培脾舒肝汤

【组成】白术三钱，生黄芪三钱，陈皮二钱，川厚朴二钱，桂枝尖钱半，柴胡钱半，生麦芽二钱，生杭芍四钱，生姜二钱。

【用法】水煎服。

【功效】培脾舒肝，升清降浊。

【主治】抑郁性失眠属肝气不舒，木郁克土者。

【来源】《医学衷中参西录》

·归脾汤·

【组成】白术二钱，当归一钱，茯神二钱，黄芪（蜜炙）钱半，龙眼肉二钱，远志一钱，人参二钱，木香五分，甘草（炙）五分。

【用法】加生姜、大枣，水煎服。

【功效】益气补血，健脾养心。

【主治】抑郁性失眠属心脾气血两虚者。症见心悸怔忡，健忘失眠，盗汗，体倦食少，面色萎黄，舌淡，苔薄白，脉细弱。

【来源】《医方集解》

·甘麦大枣汤·

【组成】甘草三两，小麦一升，大枣十枚。

【用法】上三味，以水六升，煮取三升，温分三服。

【功效】养心安神，和中缓急。

【主治】抑郁性失眠。

【来源】《金匮要略》

·解郁汤·

【组成】人参一钱，白术（土炒）五钱，白茯苓三钱，当归（酒洗）一两，白芍（酒炒）一两，枳壳（炒）五分，砂仁（炒，研）三粒，栀子（炒）三钱，薄荷二钱。

【用法】每日1剂，水煎服。

【功效】开肝气之郁结，补肝血之干燥。

【主治】抑郁性失眠属肝气不通者。原书用治"妊妇有怀抱忧郁，以致胎动不安，两胁闷而疼痛，如弓上弦"。

【来源】《傅青主女科》

·百合汤·

【组成】百合一两，乌药三钱。

【用法】水煎服。

【功效】养阴清心，行气止痛。

【主治】抑郁性失眠属阴虚气滞者。症见心痛，心胸或脘腹胀痛，虚烦惊悸，失眠多梦，舌红苔白，脉弦。

【来源】《时方歌括》

柴胡加龙骨牡蛎汤

【组成】柴胡四两，龙骨、黄芩、生姜、铅丹、人参、桂枝（去皮）、茯苓各一两半，半夏（洗）二合半，大黄二两，牡蛎（熬）一两半，大枣（擘）六枚。

【用法】上十二味，以水八升，煮取四升，纳大黄，切如棋子，更煮一两沸，去滓，温服一升。

【功效】泻里热，和胃气，安心神。

【主治】抑郁性失眠。

【来源】《伤寒论》

·百合地黄汤·

【组成】百合七枚（擘），生地黄汁一升。

【用法】上以水洗百合，渍一宿，当白沫出，去其水，更以泉水二升，煎取一升，去滓，纳地黄汁，煎取一升五合，分温再服。

【功效】养阴清热，补益心肺。

【主治】抑郁性失眠属心肺阴虚内热者。症见神志恍惚，意欲食复不能食，饮食或有美时，或有不用闻食臭时；常默默，欲卧不能卧，欲行不能行，如有神灵；如寒无寒，如热无热，口苦，小便赤，舌红少苔，脉微细。

【来源】《金匮要略》

半夏汤

【组成】半夏一两（水洗七遍去滑），射干一两，牛蒡子一两，杏仁三分（水浸，去皮尖双仁，麸炒微黄），羚羊角屑三分，木通三分，桔梗三分，昆布（洗去咸）三分，槟榔三分，枳壳半两（麸炒微黄），赤茯苓三分，炙甘草半两。

【用法】上为粗末，每服四钱，加生姜二片，水煎，去滓温服，不拘时候。

【功效】理气化痰，降火散结。

【主治】抑郁性失眠属痰气郁结者。

【来源】《太平圣惠方》

小柴胡汤

【组成】柴胡半斤，黄芩三两，人参三两，半夏（洗）半升，炙甘草三两，生姜（切）三两，大枣（擘）十二枚。

【用法】水煎服，每日1剂。

【功效】疏利肝胆，畅达三焦，调和营卫。

【主治】抑郁性失眠。症见情志不畅，失眠，口苦，纳差，脘腹胀闷不舒，大便欠畅，小便稍黄，舌边红，苔黄腻，脉弦。

【来源】《伤寒论》

疏肝利胆汤

【组成】柴胡40克，枳壳40克，赤芍40克，生甘草32克，木香40克，黄芩40克，黄连24克，熟大黄32克，鸡内金40克，郁金40克，川厚朴40克，山楂40克。

【用法】先泡后煎，每剂煎2次，将2次煎出的药液混合。每日1剂，分2次温服。

【功效】疏肝行气，化瘀消积。

【主治】抑郁性失眠。伴见胁痛，脘胀，口干口苦，纳呆便秘，厌油作呕，脉弦，舌苔黄腻。

【来源】《中国当代名医验方大全》

扶脾舒肝汤

【组成】泡参五钱，白术、茯苓各三钱，柴胡二钱，白芍（土炒）、炒蒲黄各三钱，血余炭二钱，焦艾叶三钱。

【用法】水煎服。

【功效】培土抑木，佐以止血。

【主治】郁怒伤肝，暴崩下血，或淋漓不止，色紫兼有血块，少腹胀痛，连及胸胁，性急易怒，时欲叹息，失眠，气短神疲，食少，消化不良，舌苔黄，脉弦涩。

【来源】《中医妇科治疗学》

舒肝理气汤

【组成】青橘叶9克，青皮9克，陈皮9克，枳壳9克，厚朴花

6克，香附9克，紫苏梗6克，赤芍9克，白芍9克，柴胡6克，郁金9克，甘草3克。

【用法】每日1剂，水煎服。

【功效】舒肝理气止痛。

【主治】抑郁性失眠。伴见两胁窜痛，肝区、脘腹胀满，舌苔白，脉弦。

【来源】《临证医案医方》

❧ · 滋阴活血汤 · ❧

【组成】知母12克，黄柏9克，生地黄、熟地黄各12克，女贞子12克，枸杞子12克，山茱萸12克，炙龟甲12克（先煎），炙鳖甲12克（先煎），赤芍、白芍各15克，丹参15克。

【用法】水煎2次，早、晚分服。

【功效】滋阴降火，补肾活血，化瘀通络。

【主治】抑郁性失眠属阴虚血瘀者。伴见月经后期，经来色紫量少，腹胀烦热，口干，舌苔黄，脉数。

【来源】《中医妇科治疗学》

❧ · 逍遥丸 · ❧

【组成】柴胡、当归、白芍、炒白术、茯苓、炙甘草、薄荷。

【用法】口服，小蜜丸每次9克，大蜜丸每次1丸，每日2次。

【功效】疏肝健脾养血。

【主治】抑郁性失眠属肝郁脾虚者。症见失眠，郁闷不舒，胸胁胀痛，头晕目眩，食欲减退等。

【来源】《中华人民共和国药典》

·归脾丸·

【组成】党参、炒白术、炙黄芪、炙甘草、茯苓、制远志、炒酸枣仁、龙眼肉、当归、木香、大枣（去核）。

【用法】用温开水或生姜汤送服。水蜜丸每次6克，小蜜丸每次9克，大蜜丸每次1丸，每日3次。

【功效】益气健脾，养血安神。

【主治】抑郁性失眠属心脾两虚者。症见气短心悸，失眠多梦，头昏头晕，肢倦乏力，食欲不振，崩漏便血。

【来源】《中华人民共和国药典》

·疏肝健脾方·

【组成】当归10克，白芍10克，柴胡12克，茯苓10克，炒白术10克，炙甘草6克，酸枣仁15克，珍珠母20克，生龙骨20克，郁金10克，百合10克，五味子10克，合欢皮10克。

【用法】每日1剂，早、晚各服200毫升。

【功效】健脾疏肝，养血安神。

【主治】抑郁性失眠属肝郁脾虚者。

【来源】实用中医药杂志，2013，29（12）

·四物汤合归脾汤加减·

【组成】黄芪20克，当归10克，熟地黄6克，白术6克，川芎10克，茯苓10克，柴胡10克，泽泻15克，白芍10克，炒酸枣仁20克，党参10克，远志10克，五味子15克，钩藤15克，珍珠母20克，丹参15克，女贞子10克，陈皮10克，甘草6克。

【用法】每日1剂，水煎温服。

【功效】补心血，健脾胃，滋补肝肾之阴。

【主治】抑郁性失眠属心脾两虚，肝肾不足者。症见失眠，心情抑郁，头晕头痛，潮热盗汗，四肢倦怠，健忘，纳呆，舌质暗，苔薄白腻，脉弦细数。

【来源】时珍国医国药，2008（3）

柴桂温胆定志汤

【组成】北柴胡15克，黄芩10克，桂枝10克，赤芍20克，陈皮15克，党参12克，茯苓20克，法半夏10克，炒白术20克，石菖蒲10克，远志12克，炒酸枣仁20克，炙甘草10克。

【用法】每日1剂，早、晚饭后服用。

【功效】和少阳，益心胆，化痰浊，宁神志。

【主治】抑郁性失眠属阳郁痰阻，心胆不宁者。症见情绪低落，入睡困难，睡眠浅表，惊悸不宁，白天困倦，四肢倦怠乏力，烦躁焦虑，食欲差，大便黏，口水多，轻度畏寒，舌红暗胖大，苔白水滑，脉沉而濡。

【来源】现代中西医结合杂志，2018，27（16）

疏肝健脾解郁汤

【组成】柴胡15克，香附15克，川芎15克，郁金15克，白芍10克，熟地黄10克，栀子10克

【用法】每日1剂，水煎滤渣取液，每次150毫升，每日2次，口服。

【功效】疏肝健脾解郁。

【主治】抑郁性失眠。

【来源】世界最新医学信息文摘，2019，19（44）

柴芍龙牡汤

【组成】柴胡10克，白芍15克，郁金15克，合欢花10克，生牡蛎20克，煅龙骨20克，天麻10克，蒺藜15克，紫苏梗15克，甘草10克。

加减：肝郁气滞甚者，加佛手、川楝子、延胡索等理气解郁；兼痰火扰心者，加胆南星、黄连、远志、石菖蒲、七叶一枝花等清热化痰；兼心肝火旺者，加焦栀子、夏枯草、石决明等清热泻火；兼阴虚火旺者，加墨旱莲、生地黄、女贞子、阿胶、地骨皮等滋阴清热；兼胆怯心虚者，加生铁落、煅磁石、远志肉等安神定志；兼心脾两虚者，加党参、当归、酸枣仁、生黄芪等补益心脾。

【用法】每日1剂，水煎服。

【功效】疏肝养血，潜阳安神。

【主治】抑郁性失眠。症见睡眠质量差，睡眠时间短，心情不舒，心悸神疲，舌淡红，苔薄黄，脉弦。

【来源】光明中医，2018，33（10）

滋水清肝饮

【组成】地黄30克，山药30克，山茱萸15克，牡丹皮10克，栀子10克，茯苓15克，泽泻10克，柴胡12克，白芍15克，当归15克，酸枣仁20克，炙甘草6克。

加减：疲乏无力者加党参15克，黄芪15克；烦躁者加龙胆10克；头晕头痛者加天麻10克，钩藤15克；舌苔黄腻者加半夏10克，竹茹10克。

【用法】水煎服，每日1剂。

【功效】滋养肾阴，疏肝清热。

【**主治**】抑郁性失眠属肝郁化火，肾水不足者。症见失眠多梦，睡眠浅，晨起无解乏感等。

【**来源**】中医学报，2015，30（7）

第三节　外用方

·〜·　温经散寒洗剂　·〜·

【**组成**】附子30克，干姜30克，桂枝30克，当归30克，花椒30克，赤芍30克，红花30克，麻黄30克，毛树根皮30克。

【**用法**】按照药方加水3000毫升，浸泡药物10分钟，煮沸10分钟后放至40℃左右供患者浴足，并根据患者具体情况调节温度，通常不宜高45℃。患者双足浸浴于药液中，浸泡时间以30分钟为宜，并予按揉涌泉穴、三阴交穴、失眠穴等，每穴2分钟。浸泡过程中观察患者情况及药液温度，以身体微有汗出为宜。一旦患者出现不适，及时终止足浴并进行针对性处理。

【**功效**】安神，舒筋通络，益气生血，活血化瘀，调节脏腑功能。

【**主治**】中风后抑郁性失眠。

【**来源**】辽宁中医杂志，2014，41（6）

第七章 躁狂性失眠

第一节 概　述

躁狂症是临床常见的一种情感性精神障碍，主要表现为情绪高涨、脾气暴躁、容易动怒、意识模糊等，严重者可出现幻觉。躁狂症在中医学中被归为"狂病"等神志病范畴。躁狂性失眠属于躁狂症的主要临床症状之一。躁狂症患者主要表现为处于持续性兴奋状态，喧闹无法安静，唱歌、大笑不止，易怒，不眠等，甚至毁物伤人，病属实证。从本质上来看，躁狂性失眠应该属于躁狂抑郁症，为其发作形式中的一种，典型症状显著。

中医学对狂病的描述，最早见于《灵枢·癫狂》："狂始发，少卧，不饥，自高贤也，自辩智也，自尊贵也，善骂詈，日夜不休。"张仲景在《伤寒论》中对狂病也有记载："太阳病不解，热结膀胱，其人如狂。"王清任在《医林改错》中对癫狂的描述较为独特："癫狂一症，哭笑不休，詈骂歌唱，不避亲疏，许多恶态，乃气血凝滞，脑气与脏腑气不接，如同作梦一样。"

【中医病因病机及治疗】

躁狂性失眠的病因主要包括情志失常、饮食不节、禀赋异常等。其病位主要在心，与肝、脾、肺、肾均有联系。神乱是躁狂性失眠的直接病机，气血阴阳、脏腑功能失调是其间接病机。本病与病理因素痰、火、瘀、气郁等有关。其治疗应以调节阴阳，平衡气血为原则。

古代医家认为神志活动异常主要与心相关。《素问·灵兰秘典论》曰："心者，君主之官也，神明出焉。"心藏神，乃五脏六腑之主，肝、心、脾、肺、肾在志分别为怒、喜、思、悲、恐；心主五志，情志过极或不足，均可影响人的精神、意识、思维、情感等功能，出现神乱的表现。《本草纲目》载"脑为元神之府"，开创了脑主神明论的先河，但仅记载神志病的病位在脑，并未提及神志异常的病因病机。随着西方医学的引入和解剖学的逐渐完善，加上对神志病认识的加深，脑主神明论逐渐被众多学者认同。现代学者更注重脑主神志活动之说，但也肯定心主神明论。若脏腑功能失常，气血逆乱，影响脑的精神活动，则出现神乱。

《医学妙谛》云："狂由大惊大恐，病在肝胆胃经。三阳并而上升，故火炽而痰涌，心窍为之闭塞。"肝的疏泄功能对癫狂的发病起着重要作用，魂为肝所藏，肝"体阴而用阳"。若肝维持全身气机畅达的功能失常，则会进一步影响脏腑、经络和精血津液的输布与运行，产生痰、瘀等病理产物，扰乱神志活动。重阳狂，重阴癫，若肝气疏泄不足，则出现精神抑郁，闷闷不乐，若肝气疏泄太过，则有发狂、烦躁等症状。王茂泓认为，最易伤及心神出现神志异常的是肝的功能失调。

《临证指南医案》认为癫由忧郁所积，病位在心、脾。脾在志为思、为虑，长期或过度的思虑会影响脾胃气机的升降，逐渐形成气结、气郁，或造成脾胃气虚，从而导致津液运化失常，化为痰气上行扰动神明，出现神乱。脾气有升清功能，若脾不升清，上扰神明则出现头昏、思睡，甚则神志异常。

《灵枢·本神》曰："肺喜乐无极则伤魄，魄伤则狂，狂者意不存人，皮革焦，毛悴色夭，死于夏。"全身气的运行依赖肺主气的功能，魄藏于肺，若肺损，则伤魄，出现幻听等感觉异常症状；肺之志在悲忧，若肺气虚，则可有善悲喜哭等阴性症状。

中医基础理论认为，志为肾所藏，肾作为水火之宅，若七情内伤，如惊、恐等伤及肾，导致肾阴、肾阳平衡失调，肾阴虚则水火不能相济，继而心火偏亢；或肾阳偏亢，母病及子，导致肝火旺盛，亢盛之热扰动心神，表现为狂病。

总之，现代认为狂病多由阴阳失调，七情内伤，痰气上扰，气血凝滞所致。其中躁狂性失眠是各种因素引发阴阳失调、脏腑功能紊乱，产生引起神乱的病理产物，或脑失所养，影响神志活动所导致的一种病证。

关于狂病的中医治疗，随着历史积淀，认识的不断更新以及中医大家的深入实践，其治疗方法也经历了由简单到复杂、由单一治疗到综合辨治的过程。狂病的单方治疗，如《证治汇补》中的大黄一物汤，"大黄四两，酒浸一宿，煎分三服，必数日后，方可与食"，以及记载于《肘后备急方》的苦参丸，"苦参以蜜丸如梧子大"等。复方始见于《黄帝内经》，后世医家则不断补充和创新，更注重针对病因病机的治疗。主要方法包括镇心涤痰，泻肝清火，化瘀通窍，调畅气血，滋阴降火，安神定志等。中医学对躁狂症的治疗多从调理肝、心、脾、肺、肾五脏入手，安全、有效，不良反应小，患者依从性好，具有临床应用价值。

【西医研究近况】

躁狂症是心境障碍的一种发作形式，以思维奔逸、情绪高涨以及语言动作增多为典型症状。大多数躁狂症患者有反复发作的倾向，部分患者可有残留症状或转为慢性躁狂症。躁狂症病因仍不十分清楚，大量研究提示，遗传因素、生物因素和心理因素对其发生有明显的影响。

碳酸锂是目前公认的治疗躁狂症的代表药物之一，但是碳酸锂的临床治疗有效剂量与中毒剂量极接近，在治疗时需要密切监测血锂浓度，对临床实际应用造成一定不便；其次，碳酸锂在治疗躁狂症过程中的不良反应如恶心、呕吐、震颤等发生率较高，从而使碳酸锂临床治疗的安全性和患者的依从性受到影响。目前，新型的抗精神病药物也作为心境稳定剂应用于躁狂症的治疗，但其亦有不同程度的不良反应。如利培酮可导致锥体外系不良反应和血清催乳素水平的升高；奥氮平可引起体质量增加和代谢综合征。该类药物均可影响患者的服药依从性及生活质量。因此，越来越多的研究者将目光投向资源丰富的天然植物，尤其是中草药方面。

第二节　内服方

涤痰汤

【组成】天南星（姜制）、半夏（汤洗七次）各二钱半，枳实（麸炒）、茯苓（去皮）各二钱，橘红一钱半，石菖蒲、人参各一钱，竹茹七分，甘草半钱。

【用法】上作一服，水二盅，加生姜五片，煎至一盅，食后服。

【功效】豁痰清热，利气补虚。

【主治】躁狂性失眠。

【来源】《奇效良方》

癫狂梦醒汤

【组成】桃仁八钱，柴胡三钱，香附二钱，木通三钱，赤芍三钱，半夏二钱，大腹皮三钱，青皮二钱，陈皮三钱，桑白皮三钱，紫苏子（研）四钱，甘草五钱。

【用法】水煎服。

【功效】平肝散郁，祛邪除痰。

【主治】躁狂性失眠。

【来源】《医林改错》

～· 大黄一物汤 ·～

【组成】大黄四两（酒浸一宿）。

【用法】水三升煎之，分三服。

【功效】荡涤火热，安定神志。

【主治】躁狂性失眠。症见喧扰不宁，腹满不饥不便，面目红赤，不眠，舌质红，苔黄燥，脉沉数有力。

【来源】《医方考》

～· 荡痰汤 ·～

【组成】生赭石二两，大黄一两，朴硝六钱，清半夏三钱，郁金三钱。

【用法】水煎服。

【功效】镇逆坠痰降火。

【主治】躁狂性失眠。症见癫狂失心，不眠，语无伦次，舌苔腻，脉滑实。

【来源】《医学衷中参西录》

～· 加味将军汤 ·～

【组成】犀角（水牛角代）二钱，羚羊角二钱，真锦纹川军四两。

【用法】水煎，温服。早晨空心服药，俟其大泻后，至晚不可与食。其人不能饮烧酒者，用烧酒四两，香油二两，能饮二两者，用烧酒六两，香油三两，折杨枝百根，皆六寸许，将油、酒兑一处，用杨枝搅之，每根搅五六十下，搅完将油、酒火上微温，令病人以羹匙饮之，饮尽为度。病者既一日不食，饮完此酒，必大醉思睡，任其睡去，不可惊动。饮此酒有呕者，有不呕者，其形不一，及其睡醒，再与粥或淡汤食之，其病若失。

【功效】凉血安神。

【主治】狂病或登高而歌，或弃衣而走，或妄见妄言，或打人骂人，昼夜不眠。

【来源】《医学探骊集》

⌘ · 黄连解毒汤 · ⌘

【组成】黄连三两，黄芩二两，黄柏二两，栀子十四枚。

【用法】上四味，切，以水六升，煮取两升，分二服。

【功效】泻火解毒。

【主治】躁狂性失眠属三焦火毒者。症见大热烦躁，口燥咽干，错语不眠，小便黄赤，舌红苔黄，脉数有力。

【来源】《肘后备急方》

⌘ · 朱砂安神丸 · ⌘

【组成】朱砂（另研，水飞为衣）一两，黄连（去须，净，酒洗）一两二钱，炙甘草一两二钱，生地黄三钱，当归五钱。

【用法】上药除朱砂外，四味共为细末，汤浸蒸饼为丸，如黍米大，以朱砂为衣，每服十五丸或二十丸，津唾咽之，食后服。

【功效】镇心安神，清热养血。

【主治】躁狂性失眠属心火亢盛，阴血不足者。症见失眠多梦，惊悸怔忡，心烦神乱，或胸中懊恼，舌尖红，脉细数。

【来源】《内外伤辨惑论》

⌘ · 抵当汤 · ⌘

【组成】水蛭三十个（熬），虻虫三十枚（熬，去翅足），桃仁二十个（去皮尖），大黄三两（酒浸）。

【用法】上四味，为末，以水五升，煮取三升，去滓，温服一升。

【功效】活血祛瘀。

【主治】躁狂性失眠属太阳蓄血者。

【来源】《金匮要略》

～· 桃核承气汤 ·～

【组成】桃仁（去皮尖）五十个，大黄四两，桂枝（去皮）二两，甘草（炙）二两，芒硝二两。

【用法】上四味，以水七升，煮取二升半，去滓，纳芒硝，更上火，微沸，下火，先食，温服五合，日三服，当微利。

【功效】逐瘀泻热。

【主治】躁狂性失眠属下焦蓄血者。症见少腹急结，神志如狂，甚则烦躁谵语，不寐，脉沉实而涩。

【来源】《伤寒论》

～· 白虎承气汤 ·～

【组成】生石膏八钱，生大黄三钱，生甘草八分，知母四钱，玄明粉二钱，陈仓米三钱（荷叶包）。

【用法】水煎服。

【功效】清热生津，泻热通便。

【主治】躁狂性失眠属胃火炽盛者。症见烦躁，不寐，大汗出，口渴多饮，大便燥结，小便短赤，甚则谵语狂躁，舌赤老黄起刺，脉弦数有力。

【来源】《重订通俗伤寒论》

调味承气汤

【组成】大黄五钱，甘草三钱，芒硝一钱半。

【用法】上作一服，水二盅，煎至一盅，食前服。

【功效】缓下热结。

【主治】躁狂性失眠属胃肠燥热者。症见不寐，大便不通，口渴心烦，蒸蒸发热，或腹中胀满，或为谵语，舌苔正黄，脉滑数。

【来源】《奇效良方》

二阴煎

【组成】生地黄、麦冬各二三钱，酸枣仁二钱，甘草一钱，玄参一钱半，黄连一二钱，茯苓一钱半，木通一钱半。

【用法】水二盅，加灯心草二十根，或竹叶亦可，煎至七分，空腹时服。

【功效】清心泻火，养阴安神。

【主治】躁狂性失眠属心经有热，水不制火者。症见惊狂失志，多言多笑，喜怒无常，烦热不寐。

【来源】《景岳全书》

血府逐瘀汤

【组成】桃仁四钱，红花、当归、生地黄、牛膝各三钱，川芎、桔梗各一钱半，赤芍、枳壳、甘草各二钱，柴胡一钱。

【用法】水煎服。

【功效】活血化瘀，行气止痛。

【主治】躁狂性失眠属胸中血瘀者。症见胸痛，头痛，日久不愈，痛如针刺而有定处，或内热瞀闷，或心悸怔忡，夜不能睡，或夜睡梦多，或夜卧不安，将卧则起，坐未稳又欲睡，一夜无宁刻，重者满床乱滚，急躁易怒，入暮潮热，唇暗或两目暗黑，舌质暗红，或舌有瘀斑、瘀点，脉涩或弦紧。

【来源】《医林改错》

·生铁落饮·

【组成】天冬（去心）、麦冬（去心）、贝母各三钱，胆南星、橘红、远志、石菖蒲、连翘、茯苓、茯神各一钱，玄参、钩藤、丹参各一钱五分，辰砂三分。

【用法】用生铁落，煎熬三炷线香，取此水煎药，服后安神静睡，不可惊骇叫醒，犯之则病复作，难乎为力。若大便闭结，或先用滚痰丸下之。

【功效】清心涤痰。

【主治】躁狂性失眠。症见彻夜不眠，哭笑无常，捶胸号叫，坐立不安。

【来源】《医学心悟》

·龙齿散·

【组成】龙齿二两，犀角屑（水牛角代）一两，川升麻一两，茯神一两半，玄参一两，麦冬一两（去心，焙），甜竹根三分（锉），赤芍三两半，马牙硝一两，生干地黄二两。

【用法】上为粗散，每服四钱，以水一中盏，加生姜半分，煎至六分，去滓，不拘时候，温服。

【功效】清心除烦、镇静安神。

【主治】躁狂性失眠。原书用治"伤寒心热，狂言恍惚，卧不安席"。

【来源】《太平圣惠方》

安神定志丸

【组成】远志一两，石菖蒲五钱，茯神一两，茯苓一两，龙齿五钱（先煎），党参一两。

【用法】炼蜜为丸，如桐子大，辰砂为衣，每服二钱，开水下。

【功效】宁心保神，益血固精，壮力强志，清三焦，化痰涎，育养心神，大补元气。

【主治】躁狂性失眠。

【来源】《医学心悟》

清痰安眠汤

【组成】党参、白术、半夏、竹茹、陈皮、枳实、石菖蒲、远志、炒酸枣仁、柏子仁、合欢皮、首乌藤、龙骨、牡蛎、珍珠母。

【用法】水煎服，每日1剂。

【功效】健脾祛痰，安神定志。

【主治】躁狂性失眠。症见失眠，烦躁，多梦，头痛，眩晕，舌质红，苔薄，脉弦细。

【来源】《名方名医》

礞石滚痰丸

【组成】金礞石（煅）、沉香、黄芩、熟大黄。

【用法】口服，每次6~12克，每日1次。

【功效】降火逐痰。

【主治】躁狂性失眠属痰火扰心者。症见癫狂惊悸，失眠，或喘咳痰稠，大便秘结。

【来源】《中华人民共和国药典》

·赵氏抑狂汤·

【组成】礞石60克（先下），生石决明60克（先下），郁金20克，黄连15克，黄芩15克，酒制大黄10克（后下），生石膏100克（先下），炒酸枣仁50克。

【用法】水煎服，每日1剂，分2次服。

【功效】清热豁痰，醒脑安神。

【主治】躁狂性失眠。

【来源】上海中医药杂志，2004（4）

·加味大承气汤·

【组成】大黄（后下）、芒硝（后下）、淡豆豉、桃仁、赤芍各10克，枳实、厚朴各15克，炒栀子12克。

【用法】水煎2次，混合后约300~400毫升，分早、晚2次服用，1周后根据症状变化加减，半月为1疗程。

【功效】攻下实热，荡涤燥结。

【主治】躁狂性失眠。症见兴奋躁动，两目怒视，面红目赤，突发狂乱无知，或骂詈号叫，不避亲疏，或逾垣上屋，毁物伤人，气力逾常，不食不眠，舌质红绛，苔多黄腻，或黄燥而垢，脉滑数。

【来源】新中医，2015，47（11）

·滚痰豁窍汤·

【组成】煅礞石9~15克，芫花、甘遂、大戟各3~9克，胆南星、天竺黄、枳实、竹茹、黄芩各6~9克，石菖蒲3~9克，沉香1~2克，生大黄12~15克，芒硝3~9克，磁石21~30克，生铁落30~60克（可用铁锈代）。

【用法】取铁锈水（用生锈刀或生锈铁器两块，在水盆中互相磨擦，取稍沉后的上层液）4碗，先煎沸礞石、磁石、生铁落约40分钟后，再下芫花、甘遂、大戟、胆南星、天竺黄、枳实、竹茹、黄芩煎至40~50毫升，最后下沉香、大黄、石菖蒲、芒硝，文火煎一二沸，去渣顿服。

【功效】涤痰理气，开窍解郁，清火平肝，镇惊安神。

【主治】躁狂性失眠。

【来源】广西中医药，1982（5）

❧· 柴胡加龙骨牡蛎汤 ·❧

【组成】柴胡24克，黄芩9克，半夏12克，党参15克，大枣6枚，茯苓30克，桂枝6克，生龙骨30克，生牡蛎30克，铅丹4.5克，大黄6~15克，铁锈30~60克，朱砂1.5克（冲），琥珀3克（冲）。

【用法】水煎两遍，分2次服。

【功效】调肝胆，利枢机，除痰热，潜亢阳。

【主治】躁狂性失眠。症见狂躁刚暴，动则易怒，妄言骂詈，不避亲疏，登高而歌，弃衣而行，甚则毁物伤人，失眠，头痛，冷热不辨，便秘尿赤，舌红，脉弦数。

【来源】山东中医杂志，1994（1）

❧· 效验定狂散 ·❧

【组成】牛黄15克，胆南星30克，天竺黄30克，甘遂10克（醋制），青礞石60克（煅），石菖蒲30克，郁金50克，白矾20克，枳实40克，琥珀15克，生铁落10克，芒硝30克，大黄90克。

【用法】研细末，分20包，每次1包，日2次，空腹白开水送下，忌食生冷腥辣。病情减轻后，每次半包，日2次。

【功效】通腑泻火，荡涤痰浊。

【主治】躁狂性失眠。症见狂乱无知，入夜不眠，骂詈不避亲疏，舌质红绛，苔黄腻，脉滑数。

【来源】山东中医杂志，2010，29（1）

❧· 牛黄宁宫片 ·❧

【组成】人工牛黄、琥珀、蒲公英、珍珠、猪胆膏、板蓝根、朱砂、雄黄、连翘、冰片、金银花、甘草、黄连、石决明、天花粉、郁金、地黄、赭石、黄芩、石膏、钩藤、大黄、磁石（煅）、玄参、栀子、葛根、麦冬。

【用法】口服，每次3~6片，每日3次。小儿酌减。

【功效】清热解毒，镇静安神，息风止痛。

【主治】躁狂性失眠。症见狂躁，心烦不寐，眩晕，耳鸣头痛。

【来源】中国医药导报，2019，16（31）

❧· 涤痰泻火汤 ·❧

【组成】黄连10克，大黄15克，礞石20克（先煎），胆南星10克，陈皮10克，枳实10克，石菖蒲10克，甘草5克，云茯苓15克，天竺黄10克，郁金10克，栀子10克，龙齿30克（先煎），磁石30克（先煎）。

【用法】每日1剂，水煎分2次服。

【功效】涤痰泻火，镇心安神。

【主治】躁狂性失眠。症见失眠心烦，痰多胸闷，头晕目眩，或见发热气粗，面红目赤，痰黄稠，喉间痰鸣，躁狂谵语，或见语言错乱，哭笑无常，不避亲疏，狂躁妄动，打人毁物，力逾常人，舌红，苔黄腻，脉滑数。

【来源】陕西中医学院学报，2004（4）

⌒∾・经验方・∾⌒

【组成】石菖蒲10克，胆南星10克，茯神20克，丹参20克，郁金15克，钩藤（后下）15克，酸枣仁15克，黄连6克，琥珀6克，朱砂3克，香附15克，大黄10克（泡兑服）。

失眠重者，加首乌藤、合欢皮；口渴索饮重者，加玄参、麦冬；肝火盛，面青目赤易怒者，加龙胆、连翘；气血瘀阻，头身痛剧或经血暗红者，加香附、川芎。

【用法】朱砂与琥珀研细混匀分早、晚冲服，余药水煎服，每日1剂，7日为1疗程。

【功效】祛痰降火，理气安神祛瘀。

【主治】躁狂性失眠。症见不食不眠，打骂不休，言语错乱，答非所问，狂欢乱舞，三五人难降，稍息时，其口内频出白稠黏涎，叹息似有不平之气难出，舌绛，苔黄腻，脉弦滑数。

【来源】四川中医，1999（2）

第八章　更年期失眠

第一节　概　述

　　更年期失眠是指不论男性、女性在更年期出现的一种持续睡眠质或量不满意的生理障碍。常见于中年女性，是由于更年期卵巢雌激素分泌逐渐减少及垂体促性腺激素增多，造成神经内分泌一时性失调，下丘脑-垂体-卵巢轴反馈系统失调和自主神经系统功能紊乱，从而产生紧张、焦虑、头晕、烦躁、心慌、出汗、失眠等症状。更年期失眠严重影响人的情绪、行为和认知力，影响正常社交，甚至导致人格障碍，是失眠的一种常见类型。主要表现为难以入睡、维持睡眠困难或早醒。

　　失眠可由多种原因引起，常见的包括：①心理因素：生活和工作中的各种不愉快事件造成的焦虑、抑郁、紧张时出现失眠。另外更年期失眠患者常常对健康要求过高，过分关注。②环境因素：环境嘈杂、空气污浊、居住拥挤或突然改变睡眠环境。③睡眠节律改变：夜班和白班频繁变动等引起生物钟节奏变化。④生理因素：饥饿、疲劳、性兴奋等。⑤药物和食物因素：酒精、咖啡、茶叶、药物依赖或戒断症状。⑥精神障碍：各类精神疾病大多伴有睡眠障碍，失眠往往是精神症状的一部分。⑦各种躯体疾病等。在更年期失眠患者中，难以入睡最多见，其次是睡眠浅表和早醒，有些表现为睡眠感觉缺乏，通常以上情况并存。对失眠产生越来越多的恐惧和对失眠所致后果的过分担心，使失眠者常常陷入一种恶性循环，久治不愈。就寝时，紧张、焦虑、担心或忧郁更加明显。清晨，感到身心交瘁，疲乏无力。更年期失眠患者常常试图以服药来应对自己的紧张情绪。服药剂量越来越大、服药种类越来越多，疗效却越来越差，信心也越来越低。一旦形成恶性循环，失眠问题将更加突出。长期使用镇静催眠药，可造成药物依赖、性情改变、情绪不稳。因为更年期失眠患者长期不能正常睡眠，导致患者白天精神疲倦，神经衰弱，认知功能降低，生活质量和幸福感下降，甚至可诱发心血管疾病或其他病变。

【国内外研究进展】

研究显示，更年期及绝经期后妇女睡眠障碍比绝经前发生率明显增加，且常表现为失眠和睡眠中断。流行病学调查显示，更年期女性以精神神经症状最为常见，其中失眠的发生率占70.6%。

一、西医学对更年期失眠的相关研究

（一）概念

更年期失眠，为和更年期相关的睡眠障碍病症，属于生理障碍的一种。主要表现为入睡困难和负性心理情绪。长时间睡眠障碍，容易导致患者发生不适症状，如头晕、头痛、心悸、乏力等，严重的情况还会导致患者发生逻辑推理能力障碍、认知功能减退，以及情绪障碍等表现。相关研究表明，长期睡眠障碍不仅会诱发许多内科疾病，包括阿尔茨海默病和冠状动脉粥样硬化性心脏病，还会增加自杀等过激行为发生的风险。

（二）发病机制

西医学关于更年期失眠患者的报道较多，经研究发现，该病的发生和较多因素有关。

1.雌激素水平　雌激素与人体体温调节、应激反应及昼夜节律变化有关，雌激素受体于大脑睡眠觉醒相关核团位置分布，该位置的雌激素能对人体体内的多巴胺进行调节，而多巴胺可调节睡眠神经递质。

2.神经递质失衡　5-羟色胺在睡眠与觉醒转换中有重要作用，有学者通过临床研究发现，雌激素与5-羟色胺具有显著正相关性，证实更年期患者容易发生急躁、易怒、心神不宁以及失眠多梦等症状和血清5-羟色胺含量存在直接的联系。

3.更年期血管舒缩变化　进入更年期后，随着雌激素分泌逐渐减少，血管内环境平衡也随之失衡，容易出现血管舒缩失调，如手足发凉、心慌心悸、潮热汗出等，这些症状往往会导致夜间觉醒、睡眠中断，从而影响睡眠质量。

（三）治疗

1.药物治疗

（1）激素替代治疗：为当前临床中应用频率最高的治疗方法。研究认为激素替代治疗的确可以迅速缓解更年期综合征的某些临床症状，但治疗存在一定的局限性，且停药后易复发，尚有提高乳腺癌、子宫内膜癌、肺栓塞、中风等疾病发生率的风险。

（2）非激素替代治疗：主要选用的药物有 α 受体激动剂、β 受体阻断剂及镇静剂等。有研究显示，运用帕罗西汀治疗更年期患者出现的潮热、睡眠障碍等症状，临床疗效显著，且尤其适用于中、重度患者。

2.非药物治疗　包括心理治疗、高压氧治疗等。可有效促进雌激素分泌，并且抑制单胺氧化酶活性、减少5-羟色胺降解的效果非常理想。在增加中枢5-羟色胺含量的同时，可以很好地改善患者的睡眠质量，安全无副作用。

综上所述，目前西医学认为更年期失眠的发病机制与激素水平异常、神经递质失衡及血管异常收缩等有关，治疗方法较为局限，多采取激素/激素替代疗法处理，但这两种疗法均存在严格的适应证、禁忌证，用药需要进行相关监测，容易引发风险事件，如卒中、心脏病、乳腺癌等。

二、中医学对更年期失眠的研究

（一）古代中医对不寐的认识

《黄帝内经》中，不寐属于"不得卧""目不瞑"等范畴；《难经》认为该病是由于气血衰败，营卫失调所致；张仲景则将本病分为外感和内伤两类，提出了"虚劳虚烦不得眠"的理论；李中梓将其病因分为五大类：气虚、阴虚、胃不和、水停以及痰滞。

（二）辨证分型

1.心阳不足，心神难安　张景岳在《景岳全书·不寐》中说："不寐证虽病有不一，然惟知邪正二字，则尽之矣。盖寐本乎阴，神其主也，神安则寐，神不安则不寐。"心藏神，心神难安，故而不寐。妇女在更年期这一特殊时期，常面临着子女嫁娶、配偶离异、工作压力大等社会、心理环境改变，心气耗损，心阳不足，难以养神，引发失眠。心阳不足，神明难安，神明不在其位，易受侵扰，表现为噩梦频繁、易惊醒、睡眠浅等。心气不足，常伴随胆气不足，心胆气虚，终日惕惕，触事易惊，精神紧张，汗出多，可严重影响日常生活及工作。

2.肝血不足，血虚气郁　"女子以肝为先天"道出了肝与女子关系密切。更年期女性失眠，大多在"七七"之年发生，可见肝的作用更是重要。女子一生经历"经、带、胎、产"特殊时期，气血受损，冲任失衡，肝主藏血，肝血不足，无以养魂，魂不定，难安宁，继而难以入睡，表现为失眠多梦、睡眠浅、易醒，常伴有四肢麻木、目视不清等肝血不充症状。血属阴液，阴液不足，易生内热，可致虚烦。《金匮要略·血痹虚劳病脉证并治》云："虚劳虚烦不得眠，酸枣仁汤主之。"以养血安神为法，酸枣仁汤为代表方。方中君药酸枣仁甘酸质润，酸入肝，能养血补肝，茯苓宁心安神，知母清热除烦，川芎行气调血，全方可养血调肝，魂得以濡养，自可安眠。肝主疏泄，肝血亏虚可影响疏泄功能，疏泄失常，肝气郁结，久郁不通，郁而化火，肝火上扰，而致不寐，表现为不寐多梦，甚则彻夜不眠，心烦易怒，伴有头晕头胀、口干而苦等。《丹溪心法·六郁》中提及："气血冲和，万病不生，一有怫郁，诸病生焉。故人身诸病，多生于郁。"更年期妇女容易情绪起伏大，情绪过激，敏感易怒，极易患焦虑、抑郁证候，气机不畅，肝失条达，郁于胸膈，夜间影响睡眠。

3.脾气不足，脾不生血　脾为脏，胃为腑，脾经与胃经互为表里经，两脏互相紧密联系。《黄帝内经》云："胃不和则卧不安。"胃部不适，受纳过多，可致不寐；摄入过多，腐食受限，影响脾脏运化水谷和水湿，水谷津液难以濡养脏腑，气血生化之源不足，心主血，脾主统血，神无以濡养，不得眠。刘完素在《素问病机气宜保命集·妇人胎产论》中云："妇人童幼天癸未行之间，皆属少阴；天癸既行，皆从厥阴论之；天癸已绝，乃属太阴经也。"天癸竭，脾经当受累，更年期妇女长期以来在工作、家庭压力的影响下容易忧思劳虑，思伤脾，耗伤脾血，脾脏运化受限，气血化生不足，神不能安，可表现为失眠多梦、易醒，伴有神志错乱、低语悲伤、脸色少华、神疲食少等。

4.肺气不足，魄飞不安　肺主气属卫，司呼吸，外合皮毛，固护人体肌表，抵御外邪侵扰，又肺为娇脏，位居高位，主升发肃降，升发清气，肺气充足，故人能神清气爽。《灵枢·邪客》曰："夫邪气之客人也，或令人目不瞑，不卧。"肺气虚，卫气不能濡养肌表，防御失守，邪气入而侵扰肺脏，外邪犯肺，肺主升发肃降功能受阻，清气不升，降敛失常，可致失眠。更年期女性长年累月为家务操劳，照料年迈亲人，帮忙照看孙辈等，长期劳累耗气，久伤及肺，肺气受损，正虚邪盛，风、寒、暑、湿、燥、火等外邪犯肺，肺气郁闭，化热灼伤肺阴，长久不愈可出现干咳无痰、咽干不适、气促喘不得卧、卧而即咳、夜眠不安、频醒频咳，可伴手足心热等。

5.**肾精不足，阴虚火旺**　清代医家冯兆张在《冯氏锦囊秘录》中云："壮年肾阴强盛，则睡沉熟而长，老年阴气衰弱，则睡轻微而短。"说明肾精与不寐的密切联系，肾精的盛衰影响着睡眠，年龄渐长，肾精亏虚，而致不寐。《黄帝内经》中亦有对于年龄与肾精关系的论述。更年期妇女大多处于"七七"之年，肾气不充，精血不足，常见肾阴虚证、肾气虚证、肾阴阳俱虚证。肾阴虚证者肾水不足，阴液不能上济，且出现内热虚火，可致不寐，表现为心烦不寐、入睡困难，伴腰膝酸软、潮热盗汗、五心烦热、咽干少津、便秘难解等。

中医治疗更年期失眠有其独特的优势，疗效肯定，副作用小，具有广阔的应用前景，值得临床深入研究，且各种单味中药对更年期失眠的治疗价值也值得进一步探讨。现将近年来中医药治疗更年期失眠的方药综述如下。

第二节　内服方

炙甘草汤

【组成】炙甘草四两，生姜（切）三两，人参二两，生地黄一斤，桂枝（去皮）三两，阿胶二两，麦冬（去心）半斤，麻仁半升，大枣三十枚。

【用法】上九味，以清酒七升，水八升，先煮八味，取三升，去滓，纳胶烊消尽，温服一升，日三服。

【功效】益气养血，滋阴复脉。

【主治】更年期失眠属气虚血少者。

【来源】《伤寒论》

❧·四逆散·❧

【组成】炙甘草、枳实（破，水渍，炙干）、柴胡、芍药。

【用法】上四味，各十分，捣筛，白饮和服方寸匕，日三服。咳者，加五味子、干姜各五分，并主下利；悸者，加桂枝五分；小便不利者，加茯苓五分；腹中痛者，加附子一枚，炮令坼；泄利下重者，先以水五升，煮薤白三升，煮取三升，去滓，以散三方寸匕，纳汤中，煮取一升半，分温再服。

【功效】疏肝理脾，透解郁热。

【主治】更年期失眠。

【来源】《伤寒论》

❧·黄连阿胶汤·❧

【组成】黄连四两，黄芩二两，芍药二两，鸡子黄二枚，阿胶三两。

【用法】上五味，以水六升，先煮三物，取二升，去滓，纳胶烊尽，小冷，纳鸡子黄，搅令相得，温服七合，日三服。

【功效】滋阴降火，交通心肾。

【主治】更年期失眠属心肾不交者。

【来源】《伤寒论》

·｜· 桂枝甘草龙骨牡蛎汤 ·｜·

【组成】桂枝一两（去皮），甘草二两（炙），牡蛎二两（熬），龙骨二两。

【用法】上四味，以水五升，煮取二升半，去渣，温服八合，日三服。

【功效】温补心阳，潜镇安神。

【主治】更年期失眠属心阳不足，神不守舍者。

【来源】《伤寒论》

·｜· 酸枣仁汤 ·｜·

【组成】酸枣仁二升，甘草一两，知母二两，茯苓二两，川芎二两。

【用法】上五味，以水八升，煮酸枣仁，得六升，纳诸药，煮取三升，分温三服。

【功效】养血安神，清热除烦。

【主治】更年期失眠。

【来源】《金匮要略》

·｜· 甘麦大枣汤 ·｜·

【组成】甘草三两，小麦一升，大枣十枚。

【用法】上三味，以水六升，煮取三升，温分三服。

【功效】养心安神，和中缓急。

【主治】更年期失眠。

【来源】《金匮要略》

·｜· 大柴胡汤 ·｜·

【组成】柴胡半斤，黄芩三两，芍药三两，半夏（洗）半升，枳实（炙）四枚，大黄二两，大枣十二枚，生姜五两。

【用法】上八味，以水一斗二升，煮取六升，去滓，再煎，温服一升，日三服。

【功效】和解少阳，内泻热结。

【主治】更年期失眠属少阳阳明合病者。

【来源】《金匮要略》

～ 补中益气汤 ～

【组成】黄芪五分（病甚、劳役、热甚者一钱），炙甘草五分，人参三分（去芦，有嗽去之），当归身二分（酒焙干，或日干，以和血脉），橘皮二分或三分（不去白，以导气，又能益元气，得诸甘药乃可，若独用，泻脾胃），升麻二分或三分（引胃气上腾而复其本位，便是行春升之令），柴胡二分或三分（引清气行少阳之气上升），白术三分（除胃中热，利腰脊间血）。

【用法】上药㕮咀，都作一服，水二盏，煎至一盏，量气弱气盛，临病斟酌水盏大小，去渣，食远稍热服。

【功效】益气升阳，调补脾胃。

【主治】更年期失眠属脾胃气虚者。

【来源】《脾胃论》

～ 四君子汤 ～

【组成】人参、炙甘草、茯苓（去皮）、白术各等份。

【用法】上为细末，每服二钱，水一盏，煎至七分，通口服，不拘时，入盐少许，白汤点亦得。

【功效】益气补中，健脾养胃。

【主治】更年期失眠属脾胃气虚者。

【来源】《太平惠民和剂局方》

·逍遥散·

【组成】炙甘草半两，当归（去苗，锉，微炒）一两，茯苓（去皮，白者）一两，白芍一两，白术一两，柴胡（去苗）一两。

【用法】上为粗末，每服二钱，水一大盏，烧生姜一块切破，薄荷少许，同煎至七分，去滓热服，不拘时候。

【功效】疏肝解郁，健脾养血。

【主治】更年期失眠属肝郁血虚脾弱者。

【来源】《太平惠民和剂局方》

·生脉散·

【组成】人参三钱，麦冬（不去心）二钱，五味子一钱。

【用法】水三杯，煮取八分二杯，分二次服，渣再煎服，脉不敛，再作服，以脉敛为度。

【功效】益气生津，敛阴止汗。

【主治】更年期失眠属气阴不足者。

【来源】《温病条辨》

·归脾汤·

【组成】白术一两，茯苓一两，黄芪一两，龙眼肉一两，炒酸枣仁（去壳）一两，人参半两，木香（不见火）半两，炙甘草二钱半。

【用法】上㕮咀，每服四钱，水一盏半，生姜五片，枣一枚，煎至七分，去滓温服，不拘时候。

【功效】益气补血，健脾养心。

【主治】更年期失眠属思虑过度，劳伤心脾者。

【来源】《济生方》

∽·　四物汤　·∾

【组成】白芍、川当归、熟地黄、川芎各等份。

【用法】每服三钱，水盏半，煎至七分，空心热服。

【功效】补血调血。

【主治】更年期失眠属营血虚滞者。

【来源】《仙授理伤续断秘方》

∽·　胶艾汤　·∾

【组成】川芎一两，阿胶（炒）一两，炙甘草一两，艾叶两钱半，当归两钱半，白芍二两，熟地黄二两。

【用法】上哎咀，每服五钱，水煎服。

【功效】补血调经，安胎止漏。

【主治】更年期失眠属血少虚寒，冲任不足者。

【来源】《景岳全书》

∽·　八珍汤　·∾

【组成】人参一钱，白术一钱，白茯苓一钱，当归一钱，川芎一钱，白芍一钱，熟地黄一钱，炙甘草五分。

【用法】上加姜、枣，水煎服。

【功效】补益气血。

【主治】更年期失眠属气血不足者。

【来源】《薛氏医案》

∽·　地黄丸　·∾

【组成】熟地黄八钱，山茱萸四钱，干山药四钱，泽泻三钱，牡丹皮三钱，白茯苓（去皮）三钱。

【用法】上为末，炼蜜丸如梧子大，空心温水化下三丸。

【功效】滋阴补肾。

【主治】更年期失眠属肾阴不足者。

【来源】《小儿药证直诀》

·杞菊地黄丸·

【组成】熟地黄八两，牡丹皮三两，泽泻三两，枸杞子四两，白菊花三两，山茱萸四两，茯苓三两，怀山药四两。

【用法】水煎服。

【功效】滋补肝肾，清热养阴，益气敛汗。

【主治】更年期失眠属肝肾阴虚者。

【来源】《麻疹全书》

·大补阴丸·

【组成】黄柏（炒褐色）四两，知母（酒浸炒）四两，熟地黄（酒蒸）六两，龟甲（酥炙）六两。

【用法】上为末，猪脊髓蜜丸，服七十丸，空心盐白汤下。

【功效】滋阴降火。

【主治】更年期失眠属肝肾阴虚，虚火上炎者。

【来源】《丹溪心法》

·龟鹿二仙胶·

【组成】鹿角十斤，龟甲五斤，人参十五两，枸杞子三十两。

【用法】熬胶，每服初起一钱五分，十日加五分，加至三钱止，空心酒化下。

【功效】滋阴填精，益气壮阳。

【主治】更年期失眠属真元虚损，精血不足者。
【来源】《养生类要》

◦◦· 天王补心丹 ·◦◦

【组成】人参（去芦）、茯苓、玄参、丹参、桔梗、远志各五钱，当归（酒浸）、五味子、麦冬（去心）、天冬、柏子仁、酸枣仁（炒）各一两，生地黄四两。
【用法】上为末，炼蜜为丸，如梧桐子大，用朱砂为衣，每服二三十丸，临卧竹叶煎汤送下。
【功效】滋阴养血，补心安神。
【主治】更年期失眠属阴虚血少，神志不安者。
【来源】《校注妇人良方》

◦◦· 柴胡疏肝散 ·◦◦

【组成】陈皮（醋炒）二钱，柴胡二钱，川芎一钱半，枳壳一钱半，芍药一钱半，炙甘草五分，香附一钱半。
【用法】水一盏半，煎八分，食前服。
【功效】疏肝解郁。
【主治】更年期失眠属肝气郁结者。
【来源】《景岳全书》

◦◦· 滋水清肝饮 ·◦◦

【组成】熟地黄、当归身、白芍、酸枣仁、山茱萸、茯苓、山药、柴胡、栀子、牡丹皮、泽泻。
【用法】水煎服。
【功效】滋阴养血，清热疏肝。

【主治】更年期失眠属阴虚肝郁者。

【来源】《医宗己任编》

～•· 蒿芩清胆汤 ·•～

【组成】青蒿脑钱半至二钱，淡竹茹三钱，仙半夏钱半，赤茯苓三钱，青子芩钱半至三钱，生枳壳钱半，陈广皮钱半，碧玉散（包）三钱。

【用法】水煎服。

【功效】清胆利湿，和胃化痰。

【主治】更年期失眠属胆热痰阻，痰火扰心者。

【来源】《重订通俗伤寒论》

～•· 宁睡清肝汤 ·•～

【组成】生白芍30克，龙胆6克，胡黄连10克，牡丹皮15克，青皮12克，龙齿18克，栀子10克，柴胡18克，香附10克，当归15克。

【用法】水煎服。

【功效】养血柔肝，疏肝解郁。

【主治】更年期失眠属肝不藏血，相火妄动者。

【来源】《湖岳村叟医案》

～•· 加味桂附八味汤 ·•～

【组成】熟地黄12克，山茱萸10克，茯苓10克，牡丹皮12克，山药15克，泽泻10克，肉桂6克，附子（先煎）10克，炮姜6克，巴戟天10克，枸杞子10克，补骨脂10克，牛膝10克，炙甘草6克。

【用法】水煎服。

【功效】补肾助阳。

【主治】更年期失眠属阳虚不能济阴者。

【来源】《湖岳村叟医案》

·养血清肝方·

【组成】生怀山药30克，枸杞子25克，生赭石（轧细）18克，玄参15克，北沙参15克，生白芍15克，酸枣仁（炒捣）12克，生麦芽9克，生鸡内金1.5克，茵陈1.5克，甘草6克。

【用法】水煎服。

【功效】清肝养血，和胃降逆。

【主治】更年期失眠属肝血亏虚，胃气上逆者。

【来源】《张锡纯医案》

·养心安神方·

【组成】首乌藤12克，合欢花12克，炒酸枣仁18克，朱茯神15克，朱麦冬12克，石斛9克，琥珀1克，丹参24克，柏子仁9克，竹叶9克，连翘15克，紫苏梗6克，桔梗6克，牡蛎18克，甘草6克，珍珠母（先煎）30克。

【用法】水煎服。

【功效】养心安神，平肝潜阳。

【主治】更年期失眠属心肝阴虚者。

【来源】《临证医案医方》

·三子养阴汤·

【组成】女贞子12克，枸杞子12克，沙苑子12克，菊花12克，黄连6克，生地黄24克，白芍12克，酸枣仁12克，柏子仁12克。

【用法】水煎服。

【功效】滋补肝肾，养阴安神。

【主治】更年期失眠属肝肾亏虚，阴血不足者。

【来源】《黄寿人医镜》

❦· 滋阴平肝方 ·❧

【组成】枸杞子10克，菊花10克，桑寄生10克，川续断10克，牛膝10克，首乌藤15克，火麻仁10克，功劳叶10克，仙鹤草10克，沙参10克，麦冬10克，生龙骨（先下）20克，生牡蛎（先下）20克。

【用法】水煎服。

【功效】滋阴清热，平肝安神。

【主治】更年期失眠属阴精亏虚，相火妄动者。

【来源】《临证治验》

❦· 温阳潜降方 ·❧

【组成】灵磁石（先煎）60克，生牡蛎（先煎）45克，酸枣仁（先煎）24克，麦芽15克，生龙齿（先煎）15克，黄附片（先煎）15克，明天麻6克，大腹皮12克，朱茯神18克，姜半夏24克，苍术15克，酒连（泡冲）4.5克。

【用法】水煎服。

【功效】温阳潜降。

【主治】更年期失眠属下虚阳浮者。

【来源】《祝味菊医案经验集》

·蒲远安眠汤·

【组成】石菖蒲10克，炒远志10克，当归10克，合欢皮10克，茯苓15克，茯神15克，炒白芍15克，枸杞子15克，太子参30克，酸枣仁30克，丹参30克，青龙齿（先煎）30克，珍珠母（先煎）30克，柴胡9克，制香附9克，炙甘草5克。

【用法】水煎服。

【功效】醒脑养心，疏肝安神。

【主治】更年期失眠属髓海空虚，心血不足者。

【来源】浙江中医杂志，2004，39（3）

·加味丹栀逍遥散·

【组成】当归15克，柴胡15克，茯苓15克，炙甘草15克，白芍15克，薄荷15克，炒白术20克，牡丹皮20克，合欢花20克，丹参30克，玫瑰花15克，酸枣仁20克，首乌藤20克，山茱萸20克。

【用法】水煎服，每日1剂。嘱患者忌食油腻、辛辣之品，且要调畅情志。

【功效】养血健脾，疏肝清热。

【主治】更年期失眠属肝郁脾虚，化火扰神者。

【来源】吉林中医药，2007，27（6）

·更眠安汤·

【组成】生地黄15克，女贞子15克，墨旱莲15克，酸枣仁20克，首乌藤15克，龟甲15克，白芍9克，枸杞子15克，麦冬9克，五味子9克，黄连3克，肉桂3克，淮小麦20克，大枣10克，炙甘草6克，炒麦芽15克。

【用法】每日1剂，加水煎煮2次，各取150毫升汁液，分早、晚饭后2次服用。4周为1个疗程，持续治疗3个疗程。

【功效】养阴安神。

【主治】更年期失眠属肾阴虚者。

【来源】四川中医，2019（1）

～ 黄连增液汤 ～

【组成】黄连6克，黄芩12克，姜半夏12克，肉桂（后下）1.5克，党参15克，白术15克，茯苓15克，升麻6克，玄参15克，麦冬15克，生地黄15克，生姜3片，大枣15克，炙甘草6克。

如患者心悸不安的症状较甚，则加煅龙骨（先煎）20克，牡蛎（先煎）20克；如患者伴有狂躁易怒的症状，则在原始方剂中加入加柴胡12克，郁金10克，莲子心10克；潮热盗汗甚者，加地骨皮12克，芡实15克，浮小麦15克；舌红口干甚者，加用玉竹12克，石斛12克，北沙参12克；若有瘀滞，则加三七3克，分吞。

【用法】水煎服，每日1剂，将2次煎煮后药液滤渣混合，分2次服用，早晨饭后30分钟服用，晚入睡前30分钟服用。2周为1个疗程，视病情改善程度制定药物使用时间，待失眠症状改善后继续服用5~7剂。

【功效】调理阴阳，清热安神。

【主治】更年期失眠属阴阳不调，热扰神明者。

【来源】中国中医药现代远程教育，2019（10）

～ 坤泰胶囊 ～

【组成】熟地黄、黄连、白芍、黄芩、阿胶、茯苓。

【用法】口服，每次4粒，每日3次，2~4周为1个疗程。

【功效】滋阴清热，安神除烦。

【主治】更年期失眠。

【来源】实用妇科内分泌杂志（电子版），2018，5（27）

❦· 加味仙地汤 ·❦

【组成】淫羊藿15克，地骨皮20克，地黄30克，牡丹皮12克，泽泻12克，桑寄生15克，合欢皮30克，首乌藤30克，甘草6克。

善叹息者加郁金、香附；心悸惊惕不安者加珍珠母、生龙齿；夜尿频多者加五味子、沙苑子；梦多，腰酸者加黄连、肉桂。

【用法】每日1剂，水煎2次，早、晚分服，4周为1个疗程。

【功效】滋阴清热。

【主治】更年期失眠属阴虚火旺者。

【来源】陕西中医药大学学报，2018，41（4）

❦· 益气升阳安神汤 ·❦

【组成】黄芪30克，半夏10克，党参12克，炙甘草6克，白芍10克，柴胡9克，白术10克，茯苓10克，防风9克，龙齿30克，酸枣仁15克。

【用法】水煎服。嘱患者服药前30分钟吃温粥一小碗，服药后30分钟食大枣6枚。

【功效】益气升阳，清热除湿。

【主治】更年期失眠属脾失健运，痰湿内生者。

【来源】江苏中医药，2007（5）

❦· 益气解郁安神汤 ·❦

【组成】黄芪50克，太子参25克，酸枣仁20克，首乌藤25克，生龙齿（先煎）30克，柴胡15克，当归15克，白芍15克，川楝子15克，郁金15克，当归15克，远志15克，石菖蒲15克，茯苓15克，甘草15克。

【用法】水煎服，每日1剂，分3次服。

【功效】益气解郁安神。

【主治】更年期失眠属心脾亏虚，肝气郁结者。

【来源】时珍国医国药，2008（5）

第三节　外用方

❦·足浴方·❧

【组成】酸枣仁20克，肉桂16克，茯神、合欢皮、首乌藤各15克，香附10克，黄连6克。

【用法】将上药放入1500毫升水中浸泡30分钟，小火煮沸后过滤药渣，待药汁降温到38℃时进行足浴，每次30分钟，共治疗4周。

【功效】疏郁安神。

【主治】更年期失眠。

【来源】中医外治杂志，2020，29（2）

第九章　老年失眠

第一节　概　述

失眠是以经常不能获得正常睡眠为特征的一类疾病，其在各个年龄层均可发生，但年龄亦是失眠的显著危险因素之一，随着年龄的增加，失眠的患病率也逐渐增加，故失眠症又是老年人群常见的睡眠障碍性疾病。按照国际规定，65周岁以上的人确定为老年。而我国《老年人权益保障法》则规定老年人的年龄起点标准是60周岁，即凡年满60周岁的中华人民共和国公民都属于老年人。故老年失眠是指发生于年满60周岁的老年人中，以经常不能获得正常睡眠为特征的一类原发性失眠。

《黄帝内经》最早称本病为"目不瞑""不得卧""不能眠""卧不安"；《难经·四十六难》中首次提出"不寐"之名；《中藏经》称"无眠"；张仲景于《伤寒杂病论》中称本病为"不得卧""不得眠"。考其源流，隋唐著作如《诸病源候论》《千金方》《外台秘要方》等多沿用"不得眠"之称；直至宋、明以后，如《普济本事方》《景岳全书》等著作中才多以"不寐"作为本病的正式病名。

另外需要说明的是，有古代医籍常把其他疾病影响睡眠称为"不得卧"而与失眠相混，应知鉴别。如《金匮要略》言："咳逆倚息不得卧，小青龙汤主之。"即属此列。因此，凡由喘咳、疼痛、瘙痒等病因影响不能入睡者均应按其主病、主症治疗，不属于本篇所论范畴。

【中医病因病机】

本病为老年人群常见病之一，老年失眠临床常表现为不易入睡，或睡而不熟，多梦易醒，或时寐时醒，或入眠不久，醒后不易再睡，少数严重者可达昼夜不得眠，同时还伴有精神疲倦、不耐劳累、淡漠少言、情感脆弱、不思饮食等焦虑、抑郁的精神症状，或伴有器质性或功能性疾病。老年人由于生理功能的退变，且多患有慢性疾病如胸痹心痛病、眩晕病、消渴病、中风后遗症等，失眠发生率高，失眠又可影响原有疾病的转归，互为因果。目前睡眠障碍问题的发生率逐年上升，成为影响老年人生活质量，加重和诱发老年人躯体疾病的重要因素之一。

老年人多脏腑虚损，气血不足，以至神失所养或邪在五脏，扰动神明，五神不能安于其所舍之脏，进而引发不寐；气血也是神志的物质基础，气血的不足也会影响神志活动及五脏功能活动，引发睡眠障碍。心主神明，失眠主要病位在心，但与肝、脾、肾有着密切的关系。同时，人的睡眠活动，实为人体阴阳之气平衡的结果。若阳藏于阴，阴能敛阳，阴阳相交则寐，反之则不寐。故老年失眠的基本病机当为"脏腑虚损，气血不足，阴阳不交"。老年人由于年高体弱，气血渐衰，若又兼及思虑、暴怒、忧愁、劳倦等损伤，极易造成心血不足，心阳偏旺；或肾阴不足，心肾不交；或心脾血虚，营血不足而致阳不入阴，不寐失眠。老年人失眠多以虚证为主，但亦有实证不寐，如肝郁化火、痰热扰心、食积停滞、瘀血阻络等，均可引起失眠；然实邪致病，于老年人往往也是以虚中挟实最为多见。

正常情况下，人之阳藏于阴，阴能敛阳，心神安宁则寐。反之，心神不宁则不寐。李聪甫在《传统老年医学》中将老年人不寐的常见病因病机分为以下几种：①心脾亏虚，心神失养：老年人多思善虑，或操劳过度伤及心脾，心伤则阴血亏耗，神不守舍；脾伤则气血化生之源不足，血虚不能上奉于心，则导致不寐。②心肾失交，心神受扰：年老肾精渐虚，或纵欲妄为，耗伤肾精，肾水亏虚不能上济心阴，心肾不交，则出现不寐；或情志所伤，五志过极，心火内炽而亢盛，火扰心神而不寐。③心气亏虚，心神不宁：老人平素心气渐虚，遇事易惊善恐，心神不安，终日惕惕，渐至心胆虚怯。心虚则神魂不安，胆虚则善惊易恐，心神不宁而致不寐。④脾胃虚弱，胃气失和：人至老年，五脏皆弱，尤以脾胃虚弱多见，脾胃虚则腐熟运化水谷力弱，再加饮食不节，食滞难消，壅遏中焦，胃气失和，以致卧不得安。⑤肾精亏虚，脑髓失养：肾藏精，并化髓，上通于脑，生成脑髓。脑为髓海，为元神之府，主宰着人体的精神意志及生命活动，肾精充盛，则脑髓充足，保证人体正常的生理功能。所以说精能化神、养神，精旺则神守，睡眠安稳，精衰则神疲，夜寐难安。然而老年人各脏腑功能衰退，肾精逐渐亏虚，无法充盈脑髓，故元神失养而致失眠。另外，内伤而致的不寐，在老年人以阴血不足者多见，亦常为虚中挟实，如阴虚挟痰火。此外情志活动以五脏的精气为物质基础。情志之伤，影响五脏，都可使人发生不寐，其中肾化精髓上充于脑，为脑中元神提供滋养；肝主疏泄气机，可助心调达神志；脾为后天之本、生化之源，将水谷化为精津以供给心、脑。所以，老年失眠病位在心、脑，与肝、脾、肾三脏均关系密切。

关于失眠的病因病机，各代医家多有论述，且其侧重点亦各有不同。《灵枢·口问》曰："阳气尽，阴气盛，则目瞑；阴气尽而阳气盛，则寤矣。"其指出阴阳运行正常与否决定睡眠的正常与否。《灵枢·大惑论》载："卫气不得入于阴，常留于阳。留于阳则阳气满，阳气满则阳跷盛；不得入于阴则阴气虚，故目不瞑矣。"又言："卫气留于阴，不得行于阳。留于阴则阴气盛，阴气盛则阴跷满；不得入于阳则阳气虚，故目闭也。"又说："夫卫气者，昼日常行于阳，夜行于阴，故阳气尽则卧，阴气尽则寤。"其指出卫气独行于外，行于阳，而不入于阴乃失眠的主要病因病机。张介宾《景岳全书》曰："卫气昼行于阳，夜行于阴，行阳则寤，行阴则寐，此其常也。若病而失常，则或留于阴，或留于阳，留则阴阳有所偏胜，有偏胜则有偏虚，而寤寐亦失常矣。"卫气白天行于阳，夜晚入于阴，就能有正常的睡眠觉醒状态；反之，会导致阴阳偏盛偏衰，造成失眠。所以就失眠总的病机来说是阳盛阴衰，阴阳失交。

《素问·逆调论》载："阳明者胃脉也，胃者六腑之海，其气亦下行，阳明逆，不得从其道，故不得卧也。《下经》曰：胃不和则卧不安。此之谓也。"说明胃失和降，亦可导致卧不安稳。宋代许叔微在《普济本事方》中论述不寐的病因时说："平人肝不受邪，故卧则魂归于肝，神静而得寐。今肝有邪，魂不得归，是以卧则魂飞扬若离体也。"揭示了肝有邪，肝经血虚，魂不归肝之失眠的病因病机。张介宾在《景岳全书》中指出，"不寐"虽病有不一，但"邪正"二字则尽能概括其病因，其言："一由邪气之扰，一由营气之不足耳。有邪者多实证，无邪者皆虚证。凡如伤寒、伤风、疟疾之不寐者，此皆外邪深入之扰也；如痰，如火，如寒气、水气，如饮食、忿怒之不寐者，此皆内邪滞逆之扰也。舍此之外，则凡思虑劳倦惊恐忧疑，及别无所累，而常多不寐者，总属真阴精血之不足，阴阳不交，而神有不安其室耳。"明确地指出失眠病机有二，即邪实、正虚。《景岳全书》又云："饮浓茶则不寐，心有事亦不寐者，以心气之被伐也。盖心藏神，为阳气之宅也，卫主气，司阳气之化也。凡卫气入阴则静，静则寐，正以阳有所归，故神安而寐也。而浓茶以阴寒之性，大制元阳，阳为阴抑，则神索不安，是以不寐也。又心为事扰则神动，神动则不静，是以不寐也。故欲求寐者，当养阴中之阳，及去静中之动，则得之矣。"指出"心有事则不寐"之病机。清代陈士铎在《石室秘录》中说："人病心惊不安，或夜卧不睡者，人以为心之病也，谁知非心病也，肾病也……欲安心者，当治肾。"指出肾精不足，心肾不交亦可致失眠。而又因老年人年高体弱，脏腑功能衰减，气血阴阳亏损，若兼及善思多虑，更易致使肝、胆、脾、胃、肾等脏腑功能失调，心神不安而酿成本病。

　　历代医家对于老年失眠的论述亦十分丰富，《灵枢·营卫生会》曰："壮者之气血盛，其肌肉滑，气道通，营卫之行，不失其常，故昼精而夜瞑。老者之气血衰，其肌肉枯，气道涩，五脏之气相搏，其营气衰少，而卫气内伐，故昼不精，夜不瞑。"年轻人营卫运行正常，白天精力充沛，夜晚睡眠安稳；而老年人气血不足，气道不畅，营气不足，卫气内争，营卫不调，所以白天精神萎靡，而夜里入睡困难。《难经·四十六难》论老人昼夜寤寐相反之因时亦有相似论述，其载："老人血气衰，肌肉不滑，荣卫之道涩，故昼日不能精，夜不能寐也。"明代戴元礼于《秘传证治要诀及类方·虚损门》中提出："不寐有二种。有病后虚弱及年高人阳衰不寐；有痰在胆经，神不归舍，亦令不寐。"其中"年高人阳衰不寐"之说正说明老年人失眠之病机。《医碥·不得卧》言："高年人阴虚阳孤不寐。"说明阴血之虚是老年不寐的主要原因。冯兆张在《冯氏锦囊秘录》中云："壮年肾阴强盛，则睡沉熟而长，老年阴气衰弱，则睡轻微而短。"罗国纲于《罗氏会约医镜·不寐》中给出"少年肾足，则易睡而长；老年阴衰，则难睡而短"之病机解释，其言："彼无邪而不寐者，由心、肾二经之亏虚也。盖人之神，寤则栖心，寐则归肾，心虚则无血以养心，自神不守舍，而不能归藏于肾，故不寐；肾虚则不能藏纳心神于中，故寐不能沉，并不能长久。"均指出肾阴不足是老年不寐的主要病因。

【国内外研究近况】

失眠是临床常见的睡眠障碍性疾病，有数据显示，目前我国失眠率已达10%以上，西方国家更是有35%以上人群存在程度不一的失眠情况。而失眠是老年人的常见病，随着社会经济的发展，老龄化人口越来越多，我国60岁以上老年人口每年以3.2%的速度增长，2000年60岁以上人口占总人口比例已超过10%，预计到2050年将达4亿，占总人口的25%。根据相关调查结果，我国有45.4%的人群存在睡眠障碍问题，其在各个年龄层均存在，但以老年人居多，调查显示老年人睡眠障碍发生率为49.9%。睡眠质量不仅严重影响老年人的身心健康和生活质量，还会导致或加重其他疾病的发生和发展，如高血压、冠心病、糖尿病、脑卒中等，睡眠时间过短可导致心血管事件和心血管病死亡率的增加。有调查表明，每晚平均睡眠不到4小时的人中80%是短寿者，每晚平均睡7~8小时的人寿命最长。

国际指南中失眠的诊断标准为：①睡眠障碍几乎为惟一症状，其他症状均继发于失眠。包括入睡困难，睡眠不深，易醒，多梦，早醒，醒后不易再睡，醒后感到不适、疲乏或白天困倦等。②上述睡眠障碍每周至少发生3次，并持续1个月以上。③失眠引起显著的苦恼或精神活动效率下降，或妨碍社会功能。④不是任何一种躯体疾病或精神障碍症状的一部分。《中国成人失眠诊断与治疗指南》中规定诊断标准为：①存在以下症状之一：入睡困难、睡眠维持障碍、早醒、睡眠质量下降或日常睡眠晨醒后无恢复感。②在有条件睡眠且环境适合睡眠的情况下仍然出现上述症状。③至少存在下述1种与睡眠相关的日间功能损害：疲劳或全身不适；注意力、注意维持能力或记忆力减退；学习、工作和（或）社交能力下降；情绪波动或易激惹；日间思睡；兴趣、精力减退；工作或驾驶过程中错误倾向增加；紧张、头痛、头晕，或与睡眠缺失有关的其他躯体症状；对睡眠过度关注。匹兹堡睡眠质量指数（PSQI）>7分（PSQI包括睡眠质量等7个因子，每个因子0~3分，共0~21分，累积得分越高，睡眠质量越差）。按照《中国精神障碍分类与诊断标准第三版》（CCMD-3）中失眠症的诊断标准，失眠为最主要或唯一症状，包括入睡困难、睡眠浅、早醒或醒后无法入睡、醒后疲乏不适或白天困倦等，每周发病≥3次，持续1个月以上。《中医内科学》指出不寐的诊断标准为：①以不寐为主症，轻者入寐困难，或寐而易醒，或醒后不能再寐，抑或时寐时醒，重则彻夜不寐。②常伴有心悸、头晕、健忘、多梦、心烦等症。③常有饮食不节，情志失常，劳倦、思虑过度，病后体虚等病史。④临床经相关检查（如多导睡眠脑电图、脑CT及MRI等）排除由脑器质性病变引起的不寐。

《中医老年病临床研究》提出本病的诊断纲要为：①凡以不易入睡或睡而不熟、多梦易醒、时寐时醒，或入眠不久、醒后不易再睡，甚者彻夜不眠等失眠症状为主要临床表现者，均可诊断为不寐。②诊断中要注意定性、定位，如若不易入睡，心悸而烦，多梦健忘，手足心热，舌红少津，属心阴亏损不寐；若难以入睡，甚则彻夜不眠，五心烦热，盗汗遗精，舌红少苔，属心肾不交不寐等。③诊断不寐要有轻重之分，虚实之辨。轻者入睡不酣，重者彻夜不眠；且老年不寐以虚证为多，总与心、肝、脾、肾及阴血不足有关，有实邪不寐者也以虚实兼杂为多见。由于愤怒、思虑、忧郁、劳倦等伤及诸脏，精血内耗兼及化火、生痰、食积、血瘀，彼此影响，每多形成顽固性不寐。但需要注意的是，老年人阴阳气血逐渐虚衰，此为正常生理现象，若夜寐早醒或早睡早醒，仍能保证充分休息而无虚烦等其他病症时，均属于生理现象，不属于本病范围。还有因天气变化，寒暑不适，被褥冷暖太过，或临睡前服用浓茶、咖啡等兴奋性饮料，或偶因情志刺激一时不能入睡者，均不属于病态，乃属老年生理现象，无需药物，从精神、生活方面调摄即可，不属于本病讨论范围。

【治疗】

西医对于老年失眠的治疗包括药物治疗、心理治疗和物理治疗，但由于老年患者基础疾病多、身体素质差等原因，单纯使用镇静催眠、抗抑郁等药物疗效不佳，且部分药物有成瘾依赖倾向，甚至有增加痴呆和跌倒发生的风险，不建议老年人使用。故西药常因药物副作用而对患者健康产生不利的影响，仅可作为短期治疗老年失眠的选择，长期应用风险较大。治疗老年失眠还必须消除影响睡眠的因素，避免药物治疗带来的不良反应，从而提高生活质量。

相比西医药物治疗，中医多采用中药、针灸、推拿、足浴、穴位注射等方法治疗本病，取得了比较确切的疗效。近些年，中医药的诊疗优势逐步显示出来。老年人逐渐趋于阴阳气血衰退的时刻，故中医在治疗上尤其注重调理阴阳气血，恢复脏腑平衡。只要气血调和，阴阳平衡，脏腑功能恢复正常，失眠则可愈。另外，失眠虽病在五脏，但最后都是由各种病机影响到"心"的功能，故万变不离其宗，在调整各脏腑的同时，需配合养心安神，镇静定志之法。其次，还应重视精神调摄的作用，帮助患者消除紧张不安的情绪，必要时可药物治疗与心理治疗同时应用，以起到更好的治疗作用。若老年不寐，病久经他法治疗不愈者，应考虑久病入络，按瘀血治疗。李聪甫在《传统老年医学》中指出，老年失眠以阴血不足者多见，亦有虚中挟实之证，其中以阴虚痰火者为多。由于阴虚和痰火为相互矛盾的病理，因而给治疗亦带来了困难，补阴往往助湿，祛痰之药又往往伤阴，若治疗上顾此失彼，必致该病迁延难愈。正确的治疗是养阴而不助湿，不用酸敛收涩滋腻之品，祛痰清火而不伤阴。

若是病情单纯，辨证准确，方药得当，并配合食疗、按摩、针灸等综合疗法，能够及时消除病因者，预后多良好。但若老年失眠，因年高体弱又兼杂饮食劳倦，七情所伤，气滞、痰凝、血瘀所伤，耗伤阴血，则可出现虚实夹杂的复杂病情，常常绵延日久，若又治疗失当，往往会形成顽固性失眠，导致正虚难以骤复，邪实不能速去，则预后多属不佳，难以迅速康复。本病除进行药物调治之外，还须注重精神因素及生活、起居、饮食调摄等。应指导患者保持心情舒畅，消除顾虑和紧张情绪。起居有时，忌烟、酒，进行适当的户外活动，均有益于防治失眠。另外，老年失眠常与情志因素关系密切，事业、子女、家庭、疾病等诸多因素干扰，造成老年人情绪波动较大，对于思想负担较重者，应及时做好思想工作，消除患者顾虑。保持愉快的心情，健康的心志，是治愈本病的关键。可采取精神疗法、气功导引、写字绘画、听悦耳轻柔音乐等方法以转移精神意识的注意力。还有环境因素，包括噪音、震动、污染、潮湿、干燥等不良刺激，应想办法积极改善。同时要劝导并协助患者养成良好的生活作息，起居定时，睡时还应有正确姿势，使心、脑、胃肠放松，更容易入睡。适当开展体育锻炼，并减少睡前的兴奋因素，使其能安静入睡。卧室湿、温度适宜，清洁卫生，避免噪音，光线暗淡舒适。睡前禁止喝咖啡、浓茶之类兴奋刺激性饮料。也应注意嘱患者多吃些营养丰富、易于消化的食物，忌食生冷、油腻、腥膻、煎炸、固硬的食物。特别是晚餐不要过饱，以免影响睡眠。且用药时为了更好地发挥药物的治疗作用，一般早晨或上午不服药，在午后或午休及晚上临睡前各服一次，效果良好。

第二节　内服方

·地黄饮子·

【组成】生地黄汁六合，芦根一握，生麦门冬（去心）一升，人参八分，白蜜三合，橘皮六分，生姜八分。

【用法】上七味，切，以水六升，煮取二升，去滓，下地黄汁，分温三服。

【功效】补肾阴，助肾阳，引阳入阴。

【主治】老年失眠属肾阴阳两虚者。

【来源】《圣济总录》

·归脾汤·

【组成】白术、茯神、黄芪、龙眼肉（炒）各一两，人参、木香各半两，甘草（炙）二钱半。

【用法】上每服四钱，姜三片，枣一枚，水煎服。

【功效】补益心脾，养心安神。

【主治】老年失眠属思虑过度，劳伤心脾，心脾两虚者。

【来源】《济生方》

·黄连阿胶汤·

【组成】黄连四两，黄芩一两，芍药二两，鸡子黄二枚，阿胶三两。

【用法】上五味，以水六升，先煮三物，取二升，去滓，纳胶烊尽，小冷，纳鸡子黄，搅令相得，温服七合，日三服。

【功效】清心育阴，宁心安神。

【主治】老年失眠属心肾不交者。

【来源】《伤寒论》

·酸枣仁汤·

【组成】酸枣仁二升，甘草一两，知母二两，茯苓二两，川芎二两。

【用法】上五味，以水八升，煮酸枣仁，得六升，纳诸药，煮取三升，分温三服。

【功效】养阴安神。

【主治】老年失眠属肝血不足，虚热内扰者。

【来源】《金匮要略》

·朱砂安神丸·

【组成】朱砂（另研，水飞，阴干，秤）半两，黄连（去须，拣净，酒洗，秤）六钱，炙甘草五钱半，生地黄二钱半，当归（去芦）二钱半。

【用法】上件四味为细末，另研朱砂，水飞如尘，阴干为衣，汤浸蒸饼为丸，如黍米大，每服十五丸，津唾咽之，食后。

【功效】滋阴降火，养心安神。

【主治】老年失眠属心火上炎而阴虚不甚者。

【来源】《医学发明》

·天王补心丹·

【组成】人参（去芦）、丹参（微炒）、玄参（微炒）、白茯苓（去皮）、五味子（洗）、远志（去木炒）、桔梗各五钱，当归身（酒洗）、天冬（去心）、麦冬（去心）、柏子仁（炒）、酸枣仁（炒）各二两，生地黄（酒洗）四两，辰砂五钱为衣。

【用法】上为末，炼蜜丸如梧桐子大，空心白滚汤下三钱，或龙眼汤俱佳。忌胡荽、大蒜、萝卜、鱼腥、烧酒。

【功效】滋阴降火，养心安神。

【主治】老年失眠属阴血不足而心火不甚者。

【来源】《摄生秘剖》

交泰丸

【组成】黄连五钱，肉桂心五分。

【用法】水煎服。

【功效】温肾清心，交通心肾。

【主治】老年失眠属心肾不交者。

【来源】《四科简效方》

血府逐瘀汤

【组成】当归三钱，生地黄三钱，桃仁四钱，红花三钱，枳壳二钱，赤芍二钱，柴胡一钱，甘草二钱，桔梗一钱半，川芎一钱半，牛膝三钱。

【用法】水煎服。

【功效】活血化瘀，清心安神。

【主治】老年失眠属瘀血阻滞者。

【来源】《医林改错》

安神定志丸

【组成】人参一两五钱，白术（去芦炒）、白茯苓（去皮）、白茯神（去心）、远志（甘草水泡去心）、石菖蒲（去毛忌铁）、酸枣仁（炒）、麦冬（去心）各一两，牛黄（另研）一钱，辰砂（水飞为衣）二钱五分。

【用法】上为细末，龙眼肉四两熬膏，和炼蜜三四两为丸，如梧桐子大，辰砂为衣，每服三十丸，清米汤下，不拘时，日三服。

【功效】益气镇惊，定志安神。

【主治】老年失眠属心胆虚怯者。

【来源】《医学心悟》

· 高枕无忧散 ·

【组成】人参五钱，软石膏三钱，陈皮、半夏（姜汁浸炒）、白茯苓、枳实、竹茹、麦冬、龙眼肉、甘草各钱半，酸枣仁（炒）一钱。

【用法】上锉，水煎服。

【功效】益气镇惊，安神定志。

【主治】老年失眠属心胆虚怯者。

【来源】《古今医鉴》

· 龙肝泻肝汤 ·

【组成】柴胡梢、泽泻各一钱，车前子、木通各五分，生地黄、当归梢、龙胆各三分。

【用法】上锉如麻豆大，都作一服，水三盏，煎至一盏，去渣，空心稍热服，便以美膳压之。

【功效】疏肝泻火安神。

【主治】老年失眠属肝火扰神者。

【来源】《兰室秘藏》

柴胡加龙骨牡蛎汤

【组成】柴胡四两,龙骨一两半,黄芩一两半,生姜(切)一两半,铅丹一两半,人参一两半,桂枝(去皮)一两半,茯苓一两半,半夏(洗)二合半,大黄一两半,大枣(擘)六枚。

【用法】上十二味,以水八升,煮取四升,纳大黄,切如棋子,更煮一两沸,去滓,温服一升。

【功效】和解清热,镇惊安神。

【主治】老年失眠属肝胆郁热者。

【来源】《伤寒论》

黄连温胆汤

【组成】川黄连二两,竹茹四两,枳实二两,半夏二两,橘红二两,甘草一两,茯苓三两。

【用法】水煎服。

【功效】清热化痰,和中安神。

【主治】老年失眠属痰热内扰者。

【来源】《六因条辨》

保和丸

【组成】山楂六两,神曲四两,半夏、茯苓各二两,陈皮、连翘、莱菔子各一两。

【用法】上为末,炊饼丸如梧子大,每服七八十丸,食远,白汤下。

【功效】健脾和胃,化滞消食。

【主治】老年失眠属胃气不和者。

【来源】《丹溪心法》

柏子养心丸

【组成】柏子仁（鲜白不油者，以纸包捶去油）、白茯神、酸枣仁、生地黄、当归身各二两，五味子、辰砂（细研）、犀角（水牛角代）（镑）、甘草各半两。

【用法】上为末，炼蜜丸如芡实大，金箔为衣，午后、临卧各津嚼一丸。

【功效】滋阴养血，宁心保神。

【主治】老年失眠属心阴亏损者。

【来源】《景岳全书》

养心汤

【组成】炙黄芪一钱，茯神八分，川芎八分，当归二钱，麦冬一钱八分，远志八分，柏子仁一钱，人参一钱半，炙甘草四分，五味子十粒。

【用法】水煎服。

【功效】滋阴养血，养心安神。

【主治】老年失眠属心阴亏损者。

【来源】《傅青主女科》

治老人不寐丸

【组成】六味地黄丸一料，麦冬四两，黄连三钱，炒酸枣仁五两，肉桂五两，当归三两，甘菊花三两（要家种者），白芥子三两。

【用法】共为细末，蜜丸，每日白滚水送下五钱，服后用饭，此丸老人可服至百岁云。

【功效】益气养血，补肾填精。

【主治】老年失眠属气血亏虚，肾精不足者。

【来源】《外科传薪集》

❧ · 寿脾煎 · ☙

【组成】白术二三钱，当归二钱，山药二钱，炙甘草一钱，酸枣仁钱半，远志（制）三五分，干姜（炮）三钱，莲肉（去心，炒）二十粒，人参（随宜一二钱，急者用一两）。

【用法】水煎服。

【功效】补益心脾，养血安神。

【主治】老年失眠属心脾两虚者。

【来源】《景岳全书》

❧ · 人参养荣汤 · ☙

【组成】人参、白术、甘草、黄芪、陈皮、当归、桂心各一两，白芍三两，五味子、茯苓，熟地黄各七钱半，远志半两。

【用法】上十二味，加姜三片，枣二枚，水煎服。

【功效】补益心脾，养血安神。

【主治】老年失眠属心脾气血两虚者。

【来源】《丹溪心法》

❧ · 茯神丸 · ☙

【组成】人参、麦冬、赤石脂、远志、续断、鹿茸各六两，茯神、龙齿、磁石、肉苁蓉各八分，干地黄十二分，韭菜子、柏子仁各五分。

【用法】上为细末，炼蜜和丸如梧子大，每服二十丸，温酒下，日再，稍加至三十丸。

【功效】益气补肾安神。

【主治】老年失眠属肾虚者。

【来源】《千金方》

～· 扶阳汤加减 ·～

【组成】制附片25克（先煎），人参15克，干姜10克，陈皮10克，法半夏10克，炒酸枣仁15克，石菖蒲10克，远志10克，淫羊藿10克，炙甘草20克。

【用法】水煎服。

【功效】温振阳气。

【主治】老年失眠属阳虚者。

【来源】大众科技，2018，20（221）

～· 固本清心汤 ·～

【组成】莲子15克，何首乌10克，百合10克，茯神15克，竹叶10克，龙眼肉15克，大枣5枚。

【用法】水煎服。

【功效】滋阴清热。

【主治】老年失眠属阴虚火旺者。

【来源】大众科技，2018，20（221）

第三节　药膳方

～· 龙眼肉粥 ·～

【组成】龙眼肉20克，大枣10枚，粳米100克，白糖适量。

【用法】分别将龙眼肉、大枣、粳米洗净，同置锅内，加水适量，先以武火煮沸，再以文火煮至粥熟，然后加白糖调味即成。

每日早、晚餐食，温热服。

【功效】补益心脾，养血安神。

【主治】老年失眠属心脾两虚者。

【来源】《中老年食疗》

第四节　外用方

中药浴足方

【组成】太子参20克，炒白术20克，黄芪30克，当归20克，酸枣仁20克，首乌藤30克，白芷20克，艾叶20克，五味子20克，灵芝20克。

【用法】饮片煎煮，分袋包装，配制浴足液。将浴足液倒入浴足桶，加水2000毫升，液面高度没过踝关节，浴足液温度控制于38~42℃，皮肤温感觉障碍者药液温度应适当降低以免烫伤；患者双足没入药液中，时间20~30分钟，以患者感身体、手心稍出汗为止，时间不宜太长。浴足时防止风直吹，适当保暖，空腹及餐后勿立即浴足，浴足后饮温水250毫升左右。睡前（20点至21点更佳）浴足，每日1次，10日为1疗程，连续治疗2个疗程。

【功效】补益脾肾，调和阴阳，交通心肾。

【主治】老年失眠属心肾不交者。

【来源】四川中医，2020，38（438）

中药穴位贴敷方

【组成】吴茱萸15克，酸枣仁15克，琥珀15克，远志15克，黄连30克，肉桂3克。

【用法】以上诸药磨细粉备用。选穴：涌泉、内关、三阴交。取适量药粉以醋、蜂蜜搅拌成糊状，放在敷贴上贴于上述穴位，持续4~6小时，每日1次。

【功效】交通心肾，镇静安神。

【主治】老年失眠属心肾不交者。

【来源】新中医，2020，52（559）

～•～ 吴茱萸散穴位贴敷方 •～

【组成】吴茱萸粉12克。

心脾两虚者加远志6克，茯神6克，黄芪15克，当归12克；心肾不交者加熟地黄12克，牡丹皮9克，黄连6克，肉桂9克；心胆气虚者加党参12克，茯神12克，酸枣仁6克，柴胡6克，龙骨12克。

【用法】上药打粉，用醋调糊状，制成直径约0.8厘米、高为0.4厘米的药饼，固定于穴位（穴位均为双侧），主穴：神门穴、内关穴、安眠穴。心脾两虚者加心俞穴、脾俞穴、三阴交；心肾不交者加心俞穴、肾俞穴、涌泉穴；心胆气虚者加心俞穴、胆俞穴、丘墟穴；肝火扰心者加心俞穴、太冲穴、风池穴。每次贴敷4小时，每日1次，治疗5日为1个疗程，1个疗程结束后休息2日，共治疗4个疗程。

【功效】补益心脾，清肝泻火，交通心肾，安神定志。

【主治】老年失眠属心脾亏虚，肝阳上亢，心肾不交者。

【来源】中国中医药科技，2020，27

第十章 儿童及青少年失眠

第一节 概 述

失眠是儿童及青少年最常见的睡眠障碍之一，其主要表现为入睡困难和睡眠维持障碍，如半夜醒后难以继续入睡及早醒，伴有多梦、梦惊、磨牙、遗尿等症状。这直接导致了儿童及青少年睡眠时间不足，诱发日间疲倦、过度嗜睡和日间功能障碍，包括疲劳、易怒、注意力不集中、记忆力下降等症状。儿童时期是各项发育的黄金时期，良好的睡眠能够促进生长发育，提高机体免疫力，并且与神经系统的发育以及记忆存储功能密切相关。若此时长期处于失眠的状态，会极大地影响组织、器官的生理结构和功能，以及心智方面的发育，甚至会影响到其成年后的方方面面。而对于青少年来说，生长发育已经达到一定程度，所以失眠带来的更多是本不成熟的生理功能的下降以及焦虑、抑郁、迷茫、烦躁、注意力减退、情绪低落等心理应激反应。

【中医病因病机】

此病在中医学中可归为"不寐"等范畴，因其发病人群特殊，故病因病机亦有不同之处。由于儿童及青少年的特殊生理特点，在"不寐"这一疾病上，有着更为复杂的发病原因和机制。宋代著名医学家钱乙认为，小儿体质有"三有余"（心、肝、阳常有余），"四不足"（脾、肺、肾、阴常不足），正是因为这种特殊的生理特征，所以更易导致不寐的发生。

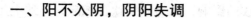

一、阳不入阴，阴阳失调

中医学关于不寐的病因病机论述最早可追溯到《黄帝内经》时期。在《灵枢·大惑论》中有记载："病而不得卧者，何气使然？岐伯曰：卫气不得入于阴，常留于阳。留于阳则阳气满，阳气满则阳蹻盛；不得入于阴则阴气虚，故目不瞑矣。"说明导致人不寐的一大原因是体内阴阳失调，若卫气入夜不能入于阴分，则使人难以闭目，无法入睡。《灵枢·口问》中说："阳气尽，阴气盛，则目瞑；阴气尽，而阳气盛，则寤矣。"补充说明了正是由于卫气在阴阳之间的协调变化才产生了睡眠活动。夜晚以阴为主，若入夜卫气留于阳而不入阴，就会使体内阳满而阴虚，则目不得闭，烦扰不已，难以入眠。儿童及青少年恰好处于生长发育最为旺盛的阶段，具有"阳有余，阴不足"的生理特点，故相较于成人来说，更容易产生体内阳气相对偏盛，阴气相对不足，阳亢而阴虚的状态，使得卫气不能在夜晚正常地运行于阴分，导致其处于清醒状态，难以安睡，长期失衡，则引起不寐。

二、脾胃不和，外邪内扰

《素问·逆调论》中提到"胃不和则卧不安"，这说明胃不和对睡眠亦有重要的影响，如果饮食失常，脾胃气机逆乱，上扰心神，会使人心烦意乱，难以入睡。李中梓在《内经知要》中说道："胃气逆上，则胃气不得入于阴，故不得卧。"是对上述病机的补充。由于青少年及儿童群体心智未成，不知节制，故常有饮食不节的情况的出现。小儿不知饥饱，过度进食乳食，食滞内停，则致胃气不畅，气机壅滞化热，上扰心神，心神逆乱则夜间啼哭难眠。青少年则常有饮食偏嗜，如多食辛辣之品同样会使胃火上扰，使人不得安眠。《张氏医通·不得卧》云："脉数滑有力不眠者，中有宿滞痰火，此为胃不和则卧不安也。"这则是从痰热角度论证了胃气不和对睡眠造成的影响,认为如果饮食积滞,导致中焦痰火内生,亦会使人不得安卧。

小儿体虚,遭受外邪,感冒风寒之后容易夹痰,加之日常饮食不节,痰火积聚,瘀滞于内,气机不畅,自然难以入睡,终致不寐。明代医家张景岳在《景岳全书》中以此为基础总结前人的理论,将此病的发病机制归纳为二,其云:"一由邪气之扰,一由营气不足耳。"邪气之扰是由于六淫邪气或瘟疫疠气之类侵入机体,正邪交争于体内,便会化热,热扰神明,同样使人心烦意乱,难以安眠。而儿童及青少年尚未发育完全,脾、肾常不足,卫外能力较差,故更易遭受外邪侵袭,从而扰乱心神,导致不寐。又云:"无邪而不寐者,必营气之不足也。"说明如果不是由于外邪内扰,那么导致失眠的主要原因必然和营气不足有关。《类证治裁·不寐论治》中有云:"思虑伤脾,脾血亏损,经年不寐。"说明此病之营血不足与脾的生理功能也有着密切关系,而小儿阴常不足,营血自然也相对不足,更容易产生心神失养的情况,从而引发不寐。《医宗必读·不得卧》将不寐的原因概括为五个方面:"一曰气盛,一曰阴虚,一曰痰滞,一曰水停,一曰胃不和。"即对上述多种病因病机的总结性论述。

【国内外研究近况】

经研究发现,患有睡眠障碍,长期处于失眠状态下的青少年抑郁、焦虑及行为问题的发生率明显高于无睡眠障碍者。据国外研究统计,儿童及青少年的失眠患病率约为20.0%。中国睡眠研究会发布的《2019中国青少年儿童睡眠指数白皮书》显示,超六成青少年儿童每日睡眠时间不足8小时,且仅有18.0%的青少年儿童醒后自觉精力充沛。

儿童及青少年失眠是多因素疾病,大体上可分为生理原因、社会环境原因、心理行为原因三大方面。生理原因中首先是在儿童时期建立好的昼夜节律系统以及稳态睡眠系统发生改变，直接影响到睡眠觉醒机制。第二，与生长发育相关的激素，如甲状腺激素分泌过多导致的甲状腺功能亢进症会引起机体长时间处于兴奋、焦虑状态，难以得到放松，而导致失眠；与此类激素作用类似的一些精神活性物质，如兴奋性饮料咖啡、茶等亦能影响正常的睡眠活动。第三，某些躯体疾病通过产生疼痛感、瘙痒感、憋闷感，心理疾病或者精神障碍通过产生恐惧感、焦虑感而导致失眠。社会环境原因中首先是人口学因素，其中包括了男、女性患病的不均等性，女性更容易产生失眠的症状。第二，环境因素，尤其是对于青少年来说，课业的繁重无疑是导致失眠发生的第一大诱因，除此之外，随着社会的不断发展，光污染、噪音污染以及电子设备深入日常生活也使得失眠发生率明显提升。心理行为原因中首先是早期心理行为的影响，即如果在儿童时期就长期受到失眠的困扰，未能养成良好的睡眠卫生习惯，童年时期持续的内部心理紊乱将成为青少年时期出现失眠症状的高风险因素。第二，睡前过度的认知活动，如担心、计划、思考重要的事情，对于未来生活产生极大的焦虑，这都将对睡眠活动产生影响。

【诊断标准】

对于失眠的诊断，目前可依据《睡眠障碍国际分类第三版》（ICSD-3），其对本病的定义为，在具有足够睡眠时间及良好睡眠环境的前提条件下：①至少有以下症状之一（由患者本人或看护者提出）：入睡困难、维持睡眠困难、早醒、睡前阻力、在没有父母或看护者干预下难以入睡；②在①基础上伴有睡眠困难带来的日间功能受损：疲劳或嗜睡、学习能力受限、认知功能受损、情绪障碍或注意力不集中等行为问题。

中医学诊断标准则参照国家中医药管理局《中医病证诊断疗

效标准》中"不寐"的诊断标准：①轻者入寐困难或寐而易醒、醒后不寐，重者彻夜难眠；②常伴有头痛、头昏、心悸、健忘、多梦等症；③经各系统和实验室检查未发现异常。

【治疗】

一、西医治疗

现代医学治疗此病大多以苯二氮䓬类、巴比妥类、非苯二氮䓬类镇静催眠药物以及抗抑郁药物为主。这些药物虽然服用起来方便，在缓解失眠症状上起效快、疗效明显，但是随着病程不断进展，药物的敏感性会逐渐降低，同时其伴有的副作用十分明显，存在着产生药物依赖性以及病情反跳的风险，远期疗效欠佳。对于正处于生长发育期的儿童及青少年来说，应用这些镇静催眠类药物，神经系统会受到抑制，极大损伤其神经系统的发育，损害人的执行能力，降低学习和工作效率，使认知和记忆力有不同程度的下降。所以目前普遍推荐对儿童及青少年失眠要进行综合治疗，尽量避免使用上述药物，仅在极个别情况如失眠症状十分严重需要得到快速改善时方可应用。基于此，更多人会选择中医中药的方法进行有效的治疗，有时还会辅以心理治疗，改变自己原有的不健康的睡眠习惯。

二、中医治疗

中医在治疗上以整体观念为原则，在辨证论治、天人相应的理论指导下对此病进行治疗，认为此年龄段的患者，生理特点表现为生长迅速、活泼好动、阳亢易激，如清晨之朝阳，初生之光，温暖而和煦；在病理上则因小儿善惊易恐，纯阳之体，更易遭受外邪侵袭。若是由于外邪侵袭，入里化热所致的不寐，则一般先祛其外邪，然后再针对具体证候进行治疗；对于营血亏虚，真阴不足所导致的不寐，常采用补益营血，宁心安神的疗法，如张仲景在《金匮要略》中为治疗"虚劳虚烦不得眠"而创立的酸枣仁汤，也可使用养心汤、天王补心丹一类方剂进行治疗；小儿脾常不足，若是由于心脾两虚，营血化生不足所致的不寐，则可选用归脾汤一类进行治疗；对于暴受惊恐，心神不宁所导致的不寐，常可采用镇惊安神，补肾宁心的疗法以合"动极者镇之以静"之意，称为"平肝镇惊法"，可选择安神定志丸、琥珀抱龙丸一类方药；对于痰火内扰，心神不宁所导致的不寐，可选用温胆汤、滚痰丸等方剂来进行治疗；如果是由于小儿饮食不节，暴饮暴食，食滞而造成不寐，则应消食导滞，和胃安眠，可使用平胃散进行治疗。唐代孙思邈对于"不寐"总结、发挥脏腑辨证用药的方法，认为由烦躁所致的不寐应该着重从心治疗，可选用茯神散；而由惊恐所致的不寐应该着重从肾治疗，可选用石英煎；如需起到镇心安神的作用，可选用镇心丸。在用药上，对于儿童及青少年相较成人要更加注重药量的使用，根据不同年龄段选择不同的药量。

另外，对于各种治疗方法的有效性评价，通常采用匹兹堡睡眠质量指数量表，根据治疗前及治疗后的匹兹堡睡眠质量指数（PSQI）计算疗效指数：（治疗前评分－治疗后评分）/治疗前评分×100%。显效：睡眠情况明显好转，疗效指数>70%；有效：临床症状减轻，疗效指数35%~70%；无效：睡眠情况无明显改善或病情加重，疗效指数<35%。

第二节　内服方

四君子汤

【组成】人参、甘草、茯苓、白术各等份。

【用法】上为细末，每服二钱，水一盏，煎至七分，通口服，不拘时，入盐少许，白汤点亦得。

【功效】益气健脾。

【主治】儿童及青少年脾胃亏虚，气血不得其宜，脏腑不得其所而致不寐。

【来源】《太平惠民和剂局方》

·六君子汤·

【组成】陈皮一钱，半夏一钱半，茯苓一钱，甘草一钱，人参一钱，白术一钱半。

【用法】上细切，作一服，加大枣二枚，生姜三片，新汲水煎服。

【功效】益气健脾，燥湿化痰。

【主治】儿童及青少年脾虚生痰，郁久化热，内扰心神而致不寐。

【来源】《医学正传》

·地黄丸·

【组成】熟地黄八钱，山茱萸四钱，干山药四钱，泽泻三钱，牡丹皮三钱，白茯苓（去皮）三钱。

【用法】上为末，炼蜜丸，如梧子大，空心，温水化下三丸。

【功效】滋阴补肾。

【主治】儿童及青少年肝肾虚热而致不寐。

【来源】《小儿药证直诀》

·珍珠丸·

【组成】珍珠母（研如粉，同碾）三分，当归（洗去芦，薄切，焙干，后称）一两半，熟干地黄（酒洒，九蒸九曝，焙干）

一两半，人参（去芦）一两，酸枣仁（微炒，去皮，研）一两，柏子仁（研）一两，犀角（水牛角代）（镑为细末）半两，茯神（去木）半两，沉香半两，龙齿半两。

【用法】上为细末，炼蜜为丸，如梧子大，辰砂为衣，每服四五十丸，金银薄荷汤下，日午、夜卧服。

【功效】祛风补虚，安神助眠。

【主治】儿童及青少年心血不足，心神不安而致不寐。

【来源】《普济本事方》

·鳖甲丸·

【组成】鳖甲（淡醋煮，去裙膜，洗，酸醋炙黄，秤）、酸枣仁（微炒，去皮，研）、羌活（去芦）、黄芪（蜜水涂，炙）、牛膝（浸酒，水洗，焙干）、人参（去芦）、五味子（捡）各等份。

【用法】上为细末，炼蜜为丸，如梧子大，每服三四十丸，温酒下。

【功效】补虚利胆，益气安神。

【主治】儿童及青少年肝胆二经因虚内受风邪，卧则魂散而不守，状若惊悸之不寐。

【来源】《普济本事方》

·逍遥散·

【组成】甘草（微炙赤）半两，芍药（白者）一两，当归（去苗，锉，微炒）一两，茯苓（去皮，白者）一两，白术一两，柴胡（去苗）一两。

【用法】上为粗末，每服二钱，水一大盏，煨生姜一块切破，薄荷少许，同煎至七分，去滓热服，不拘时候。

【功效】疏肝解郁健脾，养血和营安神。

【主治】儿童及青少年肝失藏血，脾失健运，气血生化失源而致不寐。

【来源】《太平惠民和剂局方》

·读书丸·

【组成】人参、远志、石菖蒲、菟丝子、生地黄、地骨皮、五味子、酸枣仁、当归、川芎各等份。

【用法】上为细末，炼蜜丸，梧桐子大，每服三十丸，空心枣汤下。

【功效】养血安神，凉血宁志。

【主治】儿童及青少年心血耗损，心火旺盛而致不寐。

【来源】《古今医统大全》

·安神定志丸·

【组成】茯苓一两，茯神一两，人参一两，远志一两，石菖蒲五钱，龙齿五钱。

【用法】炼蜜为丸，如桐子大，辰砂为衣，每服二钱，开水下。

【功效】益气养心安神。

【主治】儿童及青少年心胆气虚而致不寐。

【来源】《医学心悟》

·加味逍遥散·

【组成】当归一钱，芍药一钱，茯苓一钱，白术（炒）一钱，柴胡一钱，牡丹皮五分，栀子（炒）五分，甘草（炙）五分。

【用法】水煎服。

【功效】疏肝健脾，安神解郁。

【主治】儿童及青少年肝郁脾虚而致不寐。

【来源】《内科摘要》

～·酸枣仁汤·～

【组成】酸枣仁二升，甘草一两，知母二两，茯苓二两，川芎二两。

【用法】上五味，以水八升，煮酸枣仁，得六升，纳诸药，煮取三升，分温三服。

【功效】养血安神，清热除烦。

【主治】儿童及青少年肝血不足，虚热内扰而致不寐。

【来源】《金匮要略》

～·栀子豉汤·～

【组成】肥栀子（擘）十四枚，香豉（绵裹）四合。

【用法】上二味，以水四升，先煮栀子，得二升半，纳豉，煮取一升半，去滓，分为二服。

【功效】清热除烦，宣发郁热。

【主治】儿童及青少年虚热郁于胸膈而致不寐。

【来源】《伤寒论》

～·归脾汤·～

【组成】白术一两，茯神（去木）一两，黄芪（去芦）一两，龙眼肉一两，酸枣仁（炒，去壳）一两，人参半两，木香（不见火）半两，甘草（炙）二钱半，当归一钱，远志一钱。（当归、远志从《内科摘要》补入）

【用法】上咬咀，每服四钱，水一盏半，生姜五片，枣一枚，煎至七分，去滓，温服，不拘时候。

【功效】益气补血，健脾养心。

【主治】儿童及青少年心脾气血两虚而致不寐。

【来源】《济生方》

❧ · 血府逐瘀汤 · ❧

【组成】当归三钱，生地黄三钱，桃仁四钱，红花三钱，枳壳二钱，赤芍二钱，柴胡一钱，甘草一钱，桔梗一钱半，川芎一钱半，牛膝三钱。

【用法】水煎服，每日1剂。

【功效】活血化瘀，通络宁神。

【主治】儿童及青少年气滞血瘀而致不寐，或者不寐日久导致气机不畅，瘀血阻络。

【来源】《医林改错》

❧ · 甘草泻心汤 · ❧

【组成】甘草四两，黄芩三两，人参三两，干姜三两，黄连一两，大枣十二枚，半夏半升。

【用法】上七味，水一斗，煮取六升，去滓，再煎，温服一升，日三服。

【功效】清热解毒，安中化湿。

【主治】儿童及青少年肝脾二经湿热，蒙扰心神而致不寐。

【来源】《金匮要略》

❧ · 四逆散 · ❧

【组成】甘草（炙）、枳实（破，水渍，炙干）、柴胡、芍药。

【用法】上四味，各十分，捣筛，白饮和服方寸匕，日三服。

【功效】疏肝理脾，安神定志。

【主治】儿童及青少年肝郁脾虚，肝脾不调而致不寐。

【来源】《伤寒论》

·调胃承气汤·

【组成】大黄（去皮，清酒洗）四两，甘草（炙）二两，芒硝半升。

【用法】上三味，以水三升，煮取一升，去滓，纳芒硝，更上火微煮另沸，少少温服之。

【功效】化食通滞，泻热安神。

【主治】儿童及青少年食滞胃脘，胃气不和而致不寐。

【来源】《伤寒论》

·黄连阿胶汤·

【组成】黄连四两，黄芩一两，芍药二两，鸡子黄二枚，阿胶三两。

【用法】上五味，以水六升，先煮三物，取二升，去滓，纳胶烊尽，小冷，纳鸡子黄，搅令相得，温服七合，日三服。

【功效】滋肾阴，泻心火。

【主治】儿童及青少年阴虚火旺，心肾不交而致不寐。

【来源】《伤寒论》

·温胆汤·

【组成】半夏二两，竹茹二两，枳实二两，橘皮三两，生姜四两，甘草一两。

【用法】上六味㕮咀，以水八升，煮取二升，分三服。

【功效】理气化痰，宁心温胆。

【主治】儿童及青少年胆胃不和，痰扰心神而致不寐。

【来源】《千金方》

✦ 黄连温胆汤 ✦

【组成】半夏、陈皮、竹茹、枳实、茯苓、炙甘草、大枣、黄连。

【用法】水煎服。

【功效】理气化痰，清胆和胃。

【主治】儿童及青少年胆胃不和，痰火扰心而致不寐。

【来源】《六因条辨》

✦ 朱砂安神丸 ✦

【组成】朱砂五钱，甘草五钱五分，黄连六钱，当归二钱五分，生地黄一钱五分。

【用法】朱砂另研水飞为衣，黄连去须净，酒洗。上件除朱砂外，四味共为细末，汤浸蒸饼为丸，如黍米大，以朱砂为衣。每服十五丸或二十丸，津唾咽下，食后，或温水、凉水少许送下亦得。

【功效】镇心安神，清热养血。

【主治】儿童及青少年心火亢盛，阴血不足而致不寐。

【来源】《内外伤辨惑论》

✦ 保和丸 ✦

【组成】山楂六两，神曲二两，半夏三两，茯苓三两，陈皮一两，连翘一两，莱菔子一两。

【用法】上为末，炊饼丸如梧子大，每服七八十丸，食远，白汤下。

【功效】化食消积，行气导滞。

【主治】小儿乳食所伤，胃气呆滞，气机受扰而致不寐。

【来源】《丹溪心法》

人参竹叶汤

【组成】人参二钱，竹叶二钱，甘草二钱，半夏一钱半，小麦一钱半，麦冬一钱半。

【用法】上每服二三钱，姜二片，粳米一撮，水煎服。

【功效】益气生津，清心除烦。

【主治】儿童及青少年虚烦而致不寐。

【来源】《保婴撮要》

加味归脾汤

【组成】人参一钱，黄芪一钱，茯神（去木）一钱，甘草一钱，白术（炒）一钱，木香五分，远志（去心）一钱，酸枣仁一钱，龙眼肉一钱，当归一钱，牡丹皮一钱，栀子（炒）一钱。

【用法】水煎服。

【功效】补心养血，健脾安神。

【主治】儿童及青少年心脾两虚而致不寐。

【来源】《保婴撮要》

五味异功散

【组成】人参（切去顶）、茯苓（去皮）、白术、陈皮（锉）、甘草各等份。

【用法】上为细末，每服二钱，水一盏，生姜五片，枣两个，同煎至七分，食前，温量多少与之。

【功效】健脾理气，消食导滞。

【主治】儿童及青少年脾虚食积，内有痰热而致不寐。

【来源】《小儿药证直诀》

·ᐟ· 补中益气汤 ·ᐟ·

【组成】黄芪五分，甘草（炙）五分，人参（去芦）三分，升麻三分，柴胡三分，橘皮三分，当归身（酒洗）三分，白术三分。

【用法】上件㕮咀，都作一服，水二盏，煎至一盏，去渣，早饭后温服。

【功效】补中益气，升阳举陷。

【主治】儿童及青少年脾胃气虚，中气下陷而致不寐。

【来源】《内外伤辨惑论》

·ᐟ· 人参养荣汤 ·ᐟ·

【组成】白芍三两，当归一两，陈皮一两，黄芪一两，桂心（去粗皮）一两，人参一两，白术（煨）一两，甘草（炙）一两，熟地黄（制）七钱半，五味子七钱半，茯苓七钱半，远志（炒，去心）半两。

【用法】每服四钱，水一盏半，生姜三片，大枣二枚，煎至七分，去滓温服。

【功效】补益精气，宁心安神。

【主治】儿童及青少年精气不足而致不寐。

【来源】《太平惠民和剂局方》

加味小柴胡汤

【组成】柴胡一钱五分，人参五分，黄芩七分，半夏五分，甘草（炒）三分，栀子，牡丹皮。

【用法】上加姜、枣，水煎服。

【功效】清热凉血，和解少阳。

【主治】儿童及青少年少阳受邪，热邪入里而致不寐。

【来源】《景岳全书》

八珍散

【组成】当归（去芦）一两，川芎一两，熟地黄一两，白芍一两，人参（去芦）一两，甘草（炙）一两，茯苓（去皮）一两，白术一两。

【用法】上㕮咀，每服三钱，水一盏半，加生姜五片，枣一枚，煎至七分，去滓，不拘时候，通口服。

【功效】益气补血。

【主治】儿童及青少年气血两虚而致不寐。

【来源】《瑞竹堂经验方》

健脑安眠汤

【组成】当归15克，川芎10克，红花10克，丹参30克，五味子15克，磁石30克，酸枣仁15克，青皮10克，炙甘草10克。

【用法】水煎服，每日1剂。

【功效】活血理气，养血安神。

【主治】儿童及青少年阴阳平衡失调，气血失和，气滞血瘀而致不寐。

【来源】《专科专病名医临证实录丛书：不寐》

ᴗᴥ· 静宁颗粒 ·ᴥᴗ

【组成】天竺黄0.8克，僵蚕0.8克，茯苓0.8克，麦冬0.8克，白芍0.8克，胆南星0.4克，栀子0.4克，合欢皮0.4克，郁金0.4克，丹参0.4克，牡丹皮0.4克，龙骨1.2克，磁石1克，代赭石1克，黄连0.2克，甘草0.2克。

【用法】规格每袋10克。每日2次，5~9岁，每次20克；10~12岁，每次25克。

【功效】清心平肝，清化痰热。

【主治】小儿心肝火旺，痰热内盛，上扰心神，心神失养而致不寐。

【来源】中医儿科杂志，2012，8（4）

ᴗᴥ· 益眠聪慧汤 ·ᴥᴗ

【组成】紫河车5克，何首乌12克，柏子仁15克，酸枣仁12克，五味子10克，生地黄10克，大枣10克，茯苓15克，柴胡10克，白芍12克，枳实10克，甘草6克。

【用法】水煎服，煮沸后文火煎煮1小时，每日1剂，每天早、晚8时分2次温服。

【功效】补肾填精，益气养血，疏肝理气，宁心安神。

【主治】儿童及青少年因七情致病，肝失疏泄，心失所养，脾失健运，而致肝郁脾肾虚型不寐。

【来源】蛇志，2009，21（2）

ᴗᴥ· 调神汤加味 ·ᴥᴗ

【组成】远志10克，当归10克，徐长卿10克，郁金10克，首乌藤10克，合欢花10克，白芍5克，五味子3克。

【**用法**】此为1岁量，药物剂量随年龄增减。水煎服，每2日1剂，每日3次口服。

【**功效**】清肝益阴，宁心安神。

【**主治**】小儿肝火扰心而致不寐。

【**来源**】长春中医药大学（学位论文），2015

～•·· 经验方1 ··•～

【**组成**】制附片12克，磁石30克，生龙齿30克，合欢皮9克，首乌藤15克，阿胶9克，酸枣仁18克，柏子仁12克，黄芪皮15克，五味子3克，桑寄生15克，鸡子黄1枚，北秫米18克。

【**用法**】制附片、磁石先煎，鸡子黄搅散冲服，北秫米包煎，每日1剂。

【**功效**】育阴潜阳，益气安神。

【**主治**】儿童及青少年气阴两虚偏于气虚而致不寐。

【**来源**】《专科专病名医临证实录丛书：不寐》

～•·· 经验方2 ··•～

【**组成**】制附片9克，阿胶9克，黄连2.1克，生牡蛎30克，磁石30克，生龙齿30克，酸枣仁15克，朱茯苓12克，首乌藤12克，合欢皮6克，柏子仁15克，北秫米15克，鸡子黄1枚。

【**用法**】制附片、生牡蛎、磁石、生龙齿先煎，阿胶烊化分次冲服，鸡子黄搅散冲服，北秫米包煎，每日1剂。

【**功效**】育阴潜阳，养心安神。

【**主治**】儿童及青少年热病后气阴两虚而致不寐。

【**来源**】《专科专病名医临证实录丛书：不寐》

ᴥ · 经验方3 · ᴥ

【组成】制附片9克，阿胶9克，黄连2.1克，磁石30克，生龙齿30克，生牡蛎30克，朱茯神12克，石决明60克，酸枣仁15克，浮小麦12克，糯稻根12克，蒺藜12克，油当归12克，鸡子黄1枚。

【用法】制附片、磁石、生龙齿、生牡蛎、石决明先煎，阿胶烊化冲服，鸡子黄搅散冲服，每日1剂。

【功效】潜阳敛汗，育阴安神。

【主治】儿童及青少年病后气虚阳浮，不得潜藏，阴血亏虚无以养心而致不寐。

【来源】《专科专病名医临证实录丛书：不寐》

ᴥ · 经验方4 · ᴥ

【组成】炒酸枣仁48克，山药30克，何首乌15克，栀子12克，磁石18克，淡豆豉12克，生牡蛎24克，生珍珠母36克，延胡索12克，全瓜蒌15克，桑寄生15克，夏枯草15克，牛膝15克，菊花12克，炒白术15克，煨草果9克，天竺黄2.1克，琥珀1.8克，朱砂0.6克。

【用法】水煎服，其中天竺黄、琥珀、朱砂共研为细末，分2次冲服，每日1剂。

【功效】健脾化痰清热，滋肾潜镇安神。

【主治】儿童及青少年心肾阴虚，肝阳偏亢，脾胃失和而致不寐。

【来源】《专科专病名医临证实录丛书：不寐》

第十一章　孕妇、产后失眠

第一节　概　述

孕妇失眠是指发生在妊娠阶段的睡眠障碍性疾病。妊娠是女性一生中的重要生理过程，不仅为女性带来了角色上的改变，更带来了巨大的身体变化。同时妊娠也是一个重大的应激反应，体内的激素水平会发生波动，使得女性在妊娠期间及分娩之后受到失眠的困扰。在妊娠期尤其是妊娠的末期，由于胎儿已经基本成形，不仅会给孕妇行动带来不便，同时对孕妇某些组织、器官的挤压会让神经–内分泌系统产生变化，所以孕妇发生失眠的概率要明显高于正常人群。

【中医病因病机】

无论是孕妇失眠还是新产妇失眠，中医学都归于"不寐"范畴来认识。同时结合孕期及产后女性特殊的生理特点，可分析出其独特的病因病机。

一、阴阳不调，脾胃不和

在孕期，由于孕妇阴血下注冲任以养胎，所以会出现阴血聚于下，阳气浮于上，呈现一种阳气相对偏亢的状态。《灵枢·大惑论》中记载："病而不得卧者，何气使然？岐伯曰：卫气不得入于阴，常留于阳。留于阳则阳气满，阳气满则阳跷盛；不得入于阴则阴气虚，故目不瞑矣。"说明人体的正常睡眠需要依靠体内的阴阳处于平衡状态，而孕期妇女的阳气偏亢，卫气常留于阳，容易导致不寐。《素问·逆调论》记载有"胃不和则卧不安"，而孕期阴血凝聚于下，冲脉气盛，气随冲脉上冲脾胃，导致胃内气机不和，造成孕妇失眠。《张氏医通·不得卧》云："脉数滑有力不眠者，中有宿滞痰火，此为胃不和则卧不安也。"提到了如果患者体内有痰湿内停，日久化火之后容易使胃内气机失调，上扰心神，最终导致不寐。孕妇随着孕期增加，腹中的胎体渐长，致使气机升降失调，又易形成气滞湿郁，痰湿内停的状况。

二、营气内亏，瘀血内阻

对于新产妇来说，在生理和病理上同样也有许多特点。其一，在生产的过程中由于失血过多，亡血伤津，容易造成营气内亏的状态。《妇科玉尺》有云："产后真元大损，气血空虚。"描述的就是新产妇气血空虚的生理特点。张景岳在《景岳全书》中论及："寐本乎阴，神其主也，神安则寐，神不安则不寐。其所以不安者，一由邪气之扰，一由营气之不足耳。"认为"不寐"一病，主要的原因之一就是营气亏虚。《万氏女科》言："心主血，血去太多，心神恍惚，睡卧不安，言语失度。"也说明营血亏虚是造成新产妇失眠的重要原因。新产妇经过生产的过程，亡血伤气，相比常人自然营气亏损更为严重，也更容易导致失眠的产生。其二，新产妇若生产过程不利，则会导致体内气机不利，甚至出现瘀血内阻的情况。王清任认为"血府血瘀"是造成不寐的原因之一，其在《医林改错》中云："夜不安者，将卧则起，坐未稳，又欲睡，一夜无宁刻，重者满床乱滚，此血府血瘀。"由于新产妇更易存在血府血瘀的情况，自然更易出现夜不安眠。其三，产后脏腑伤动，百节空虚，腠理不实，卫表不固，摄生稍有不慎就容易被外邪侵扰，邪气入里化热上扰心神，自然使人夜不能寐。《张氏医通》中论及了新产妇的

"三冲"，即败血冲心、冲肺、冲胃，其中冲心与冲胃，都会严重影响新产妇的神明，气上冲于心则心神受扰，上冲于胃则胃气不和，两者相扰，自然会对其睡眠造成严重影响，导致难以安眠。

【国内外研究近况】

流行病学研究显示，孕早期失眠的发生率约为34%，而到了孕中、晚期则升至68%~80%。妊娠期的失眠常常会导致焦虑、抑郁等情绪障碍，同时如果孕妇本身出现焦虑或抑郁的情绪也会直接引起失眠，两者之间有紧密的联系。当失眠与严重焦虑情绪共病时，就会形成"焦虑-失眠-再焦虑"的恶性循环，从而加重失眠，对孕产妇的身体健康及胎儿的生长发育产生极为严重的影响。现代医学对于孕期长时间睡眠不足带来的诸多影响进行总结研究，认为其可能会激活下丘脑-垂体-肾上腺皮质轴的活性，亦可激活促炎症系统，使得白介素-6、C反应蛋白等炎症因子水平升高，还会增加孕妇生产时的疼痛感，导致各种并发症的发生，使产程延长，增加剖宫产的概率。还有研究指出，孕妇的睡眠时间若长期小于6小时，妊娠期糖尿病和妊娠高血压病的并发风险便会增加，睡眠质量与体内葡萄糖水平之间呈负相关关系。当孕妇出现睡眠剥夺现象（即睡眠时间小于5小时），极易造成胎儿的早产，尤以改善睡眠情况的镇静类药物等引起的早产最为常见。孕早期若发生了失眠情况，则会直接导致整个孕期及产后抑郁的发生率显著提高，同时抑郁、焦虑、恐惧因子也是引起孕妇妊娠末期失眠的主要诱因。而产后失眠则是指发生在孕妇生产后一段时间内的睡眠障碍，大多表现为入睡困难、睡眠不深、易醒、早醒、多梦、醒后疲乏等。产后失眠在不同程度上会受到母乳喂养、心理因素、切口疼痛、排尿困难等多种因素的影响。对于新产妇来说，刚刚经历生产过程，身体是很虚弱的，如果此时长期由于失眠而使身体得不到充分的休息，则会导致人体免疫力的降低，引起内分泌系统紊乱，使得产妇的生活质量显著降低。

孕妇失眠的病因大体上可分为生理因素、身体因素、心理因素三大类。生理因素主要是孕期甲状腺激素和甾体类激素变化而致，通常于妊娠初期甲状腺功能呈低下状态，甲状腺激素分泌减少，会增加中等深度和深度睡眠（3~4期），所以妊娠初期的患者发生失眠的概率较低，但不排除会有一部分患者因心情郁郁不乐而从心理层面上干扰正常的睡眠活动。到了妊娠末期，甲状腺功能呈亢进状态，甲状腺素分泌增多，从而引起精神亢奋而导致入睡发生困难。身体因素主要是孕妇在妊娠期腹部呈膨隆状态，睡卧姿势不适引起喘息或者呼吸不畅而导致入睡困难，或部分患者患有阴道炎或过敏性疾病引起瘙痒感以及低血压所致的心情不愉快等。心理因素主要是对分娩、育婴的不安感以及由于环境变化所导致的情绪不稳定等。特殊孕妇患有失眠的概率会更高，特别是臀位、多胎孕妇的入睡时间及夜间觉醒次数比正常孕妇明显增加。而对于新产妇来说，导致失眠的主要原因是内分泌的改变，孕妇在生产后体内的激素水平会呈陡坡状急剧下降，人体不能适应这种改变，导致神经功能紊乱，这是受到生理因素的影响。在环境因素方面，新产妇因为常常受到婴儿夜晚啼哭声的影响，且需要起夜进行哺乳，所以会影响睡眠的质量，长此以往，睡眠的规律性被打破而失眠。

【治疗】

对于此病的治疗，现代医学并无特效方法，加之孕期及产后妇女生理上的特殊性，故一般不建议采取药物治疗。所以很多人会选择中医药治疗，而中医对于孕妇及新产妇不寐的治疗也较有优势。对于孕妇的不寐，在治疗上还是以固肾培元，安神养胎为主要疗法，避免对胎儿造成影响。对于新产妇的不寐，则是以补气养血，宁心安神为主要疗法。《傅青主女科·产后编》云："凡病起于血气之衰，脾胃之虚，而产后尤甚。是以丹溪先生论产后，必大补气血为先，虽有他症，以未治之，斯言尽治产之大旨。"就是指对于新产妇来说，在治疗上还是要以大补气血为主，再考虑其他病机进行治疗。

对产后不寐的治疗最早见于《金匮要略》，其言："产后腹痛，烦满不得卧，枳实芍药散主之。"针对产后脾胃气机不调，腹满不眠的患者来说，采用调畅气机的方法进行治疗，方药选用枳实芍药散。对于产后元气亏虚，心不摄神的患者来说，常采用固本培元的方法治疗。《景岳全书》云："元气完固，则精神昌盛……若元气微虚，则神气微去，元气大虚，则神气全去，神去则机息矣。"说明元气的充沛与否与患者本身的精神活动有着密切的关系。在治疗上以培补元气，养血安神为主，常以人参、黄芪、白术培补元气，加当归、生地黄、熟地黄等药物补血养神治疗此病。由于妇人以肝为先天，而肝藏血，血养神，故在产妇失眠的治疗上，也常以补益肝血为一大法。《普济本事方》中写道："平人肝不受邪，故卧则魂归于肝，神静而得寐。今肝有邪，魂不得归，是以卧则魂飞扬若离体也。"也补充说明了肝血亏虚与失眠之间的关系。在治疗上则以补益肝血为主要方法。此外，由于孕产妇在孕期及产后气血亏虚，在饮食方面常常会大量进食滋补之品，若补养过度，很容易在体内酿生痰湿，郁于脾胃，使得气机失调，甚者日久化热，上扰心神，对于此类患者，可采用清热化痰，和中安神的方法进行治疗，选用茯苓、陈皮化痰利湿，黄连、栀子清解郁热。

第二节　内服方

柴胡加龙骨牡蛎汤

【组成】柴胡四两，龙骨一两半，黄芩一两半，生姜（切）一两半，铅丹一两半，人参一两半，桂枝（去皮）一两半，茯苓一两半，半夏（洗）二合半，大黄二两，牡蛎（熬）一两半，大枣六枚。

【用法】上十二味，以水八升，煮取四升，纳大黄，切如棋子，更煮一两沸，去滓，温服一升。

【功效】疏肝理气，化饮安神，调理三焦。

【主治】孕妇、产后肝郁气滞，寒饮停滞，寒热错杂，心肾不交而致不寐。

【来源】《伤寒论》

·保元汤·

【组成】黄芪、人参、炙甘草、肉桂。

【用法】上加生姜一片，水煎，不拘时服。

【功效】补益心肺，益气温阳。

【主治】孕妇、产后元气不足而致不寐。

【来源】《博爱心鉴》

·大补元煎·

【组成】人参少则用一二钱，多则用一二两，山药（炒）二钱，熟地黄少则用二三钱，多则用二三两，杜仲二钱，当归二三钱，山茱萸一钱，枸杞子二三钱，炙甘草一二钱。

【用法】水二盅，煎七分，食远温服。

【功效】救本培元，大补气血。

【主治】孕妇、产后气血大亏，心神失养而致不寐。

【来源】《景岳全书》

·左归丸·

【组成】大怀熟地八两，山药（炒）四两，枸杞子四两，山茱萸四两，川牛膝（酒洗，蒸熟，精滑者不用）三两，菟丝子（制）四两，鹿胶（敲碎，炒珠）四两，龟胶（切碎，炒珠，无火者不必用）四两。

【用法】上先将熟地蒸烂，杵膏，加炼蜜丸桐子大，每食前用滚汤或淡盐汤送下百余丸。

【功效】滋阴补肾，填精安神。

【主治】孕妇、产后真阴不足，肾精亏耗而致不寐。

【来源】《景岳全书》

❦ · 右归丸 · ❦

【组成】大怀熟地八两，山药（炒）四两，山茱萸（微炒）三两，枸杞子（微炒）四两，菟丝子（制）四两，鹿角胶（炒珠）四两，杜仲（姜汁炒）四两，肉桂二两（渐可加至四两），当归（便溏勿用）三两，制附子二两（渐可加至五六两）。

【用法】上先将熟地蒸烂，杵膏，加炼蜜丸桐子大，或丸如弹子大，每嚼服二三丸，以滚白汤送下。

【功效】温补肾阳，填精安神。

【主治】孕妇、产后元阳不足而致不寐。

【来源】《景岳全书》

❦ · 龟鹿二仙胶 · ❦

【组成】鹿角（去角脑梢骨二寸绝断，劈开，净用）十斤，龟板（去弦，洗净，捣碎）五斤。

【用法】上二味袋盛，放长流水内浸三日，用铅坛一只，如无铅坛，底下放铅一大片亦可，将角并板放入坛内，用水浸，高三五寸，黄蜡三两封口，放大锅内，桑柴火煮七昼夜，煮时坛内一日添热水一次，勿令沸起，锅内一日夜添水五次，候角酥取出，洗，滤净去渣，其渣即鹿角霜、龟板霜也。将清汁另放，外用人参十五两，枸杞子三十两，用铜锅以水三十六碗，熬至药面无水，以新布绞取清汁，将渣石臼木槌捣细，用水二十四碗又熬如前，又滤又捣又熬，如此三次，以渣无味为度，将前龟、鹿汁并参、杞汁和入锅内，文火熬至滴水成珠不散，乃成胶也。候至初十日起，日晒夜露至十七日，七日夜满，采日精月华之气，如本月阴雨缺几日，下月补晒如数，放阴凉处风干。每服初起一钱五分，十日加五分，加至三钱止，空心酒化下。

【功效】滋阴填精，益气壮阳。

【主治】孕妇、产后真元虚损，精血不足而致不寐。

【来源】《医便》

❦ · 当归补血汤 · ❧

【组成】黄芪一两，当归（酒洗）二钱。

【用法】上件㕮咀，都作一服，水二盏，煎至一盏，去渣温服，空心食前。

【功效】补气生血。

【主治】孕妇、产后血虚，阴不维阳，阳气浮越于外而致不寐。

【来源】《内外伤辨惑论》

❦ · 四君子汤 · ❧

【组成】人参、甘草、茯苓、白术各等份。

【用法】上为细末，每服二钱，水一盏，煎至七分，通口服，不拘时，入盐少许，白汤点亦得。

【功效】益气健脾。

【主治】孕妇、产后脾气虚弱而致不寐。

【来源】《太平惠民和剂局方》

· 酸枣仁汤 ·

【组成】酸枣仁二升，甘草一两，知母二两，茯苓二两，川芎二两。

【用法】上五味，以水八升，煮酸枣仁，得六升，纳诸药，煮取三升，分温三服。

【功效】养血安神，清热除烦。

【主治】孕妇、产后肝血不足，虚热内扰而致不寐。

【来源】《金匮要略》

· 百合知母汤 ·

【组成】百合（擘）七枚，知母（切）三两。

【用法】上先以水洗百合，渍一宿，当白沫出，去其水，更以泉水二升，煎取一升，去滓。别以泉水二升煎知母，取一升，去滓。后合和，煎取一升五合，分温再服。

【功效】补虚清热，养阴润燥。

【主治】孕妇、产后心肺阴虚内热，百脉失和而致不寐。

【来源】《金匮要略》

· 甘麦大枣汤 ·

【组成】甘草三两，小麦一升，大枣十枚。

【用法】上三味，以水六升，煮取三升，温分三服。

【功效】养心安神，和中缓急。

【主治】孕妇、产后心血不足而致不寐。

【来源】《金匮要略》

❧· 交泰丸 ·❧

【组成】川黄连五钱，肉桂心五分。

【用法】研细，白蜜丸，空心淡盐汤下。

【功效】交通心肾，引火归原。

【主治】孕妇、产后阴血亏虚，阳失制约，火不归原，心肾不交而致不寐。

【来源】《四科简效方》

❧· 逍遥散 ·❧

【组成】甘草（微炙赤）半两，芍药（白者）一两，当归（去苗，锉，微炒）一两，茯苓（去皮，白者）一两，白术一两，柴胡（去苗）一两。

【用法】上为粗末，每服二钱，水一大盏，煨生姜一块切破，薄荷少许，同煎至七分，去滓热服，不拘时候。

【功效】疏肝生血，养心安神。

【主治】孕妇、产后肝气郁结，热扰心神，血不养心而致不寐。

【来源】《太平惠民和剂局方》

❧· 四物汤 ·❧

【组成】白芍、川当归、熟地黄、川芎各等份。

【用法】每服三钱，水盏半，煎至七分，空心热服。

【功效】补血调血。

【主治】孕妇、产后营血虚滞，心肝血虚而致不寐。

【来源】《仙授理伤续断秘方》

安神解郁汤

【组成】茯苓10克，木香10克，当归10克，远志10克，白术10克，龙眼肉10克，合欢皮10克，陈皮10克，半夏10克，首乌藤30克，太子参12克，黄芪20克，酸枣仁20克，熟地黄20克，炙甘草5克，生姜3片，大枣3枚。

【用法】每日1剂，水煎服。

【功效】益气补血，健脾养心。

【主治】孕妇、产后心脾两虚而致不寐。

【来源】中国误诊学杂志，2011，11（4）

归脾汤合二至丸加减

【组成】黄芪30克，当归10克，生地黄15克，熟地黄15克，白术15克，茯神15克，百合15克，炒栀子10克，阿胶10克，首乌藤30克，侧柏叶15克，生何首乌15克，酸枣仁30克，女贞子10克，墨旱莲10克，骨碎补10克，焦山楂10克，焦麦芽10克，焦神曲10克。

【用法】水煎服，每日1剂，分3次服用。

【功效】培补元气，养血安神。

【主治】孕妇、产后元气不足，心神失养而致不寐。

【来源】中华中医药杂志，2017，32（2）

益气安神汤

【组成】黄芪40克，党参20克，白术15克，当归18克，陈皮10克，柴胡10克，升麻10克，炒酸枣仁30克，炒远志10克，首乌藤30克，甘草6克。

【用法】水煎服，每日1剂。

【功效】益气健脾，养血安神。

【主治】孕妇、产后中气不足，脾虚血亏，心神失养而致不寐。

【来源】陕西中医学院学报，1985，8（4）

· 经验方1 ·

【组成】黄芩、当归、生白芍、生牡蛎、橘红、茯神。

【用法】水煎服。

【功效】息风和阳。

【主治】孕妇、产后肝阳乘中而致不寐。

【来源】《临证指南医案》

· 经验方2 ·

【组成】酸枣仁9克，知母9克，煅牡蛎30克，北秫米9克，甘草2.4克，川芎5克，抱茯神9克，仙鹤草15克，山药9克，黄连0.6克，肉桂0.6克。

【用法】研末分吞服。

【功效】清肝养血，清心安神。

【主治】孕妇、产后思虑烦劳，肝郁日久化火，上扰心神而致不寐。

【来源】《专科专病名医临证实录丛书：不寐》

· 经验方3 ·

【组成】炙黄芪20克，太子参20克，茯苓20克，当归10克，白芍10克，柴胡15克，丹参20克，郁金10克，炒酸枣仁30克，远志10克，合欢皮10克，生麦芽15克。

【用法】水煎服，每日1剂，分2次温服。

【功效】益气疏肝化瘀。

【主治】孕妇、产后气虚肝郁血瘀而致不寐。

【来源】中国民间疗法，2015，23（12）

·经验方4·

【组成】生牡蛎30克，川黄连3克，莲子心3克，竹叶10克，首乌藤30克，百合30克，浮小麦30克，桔梗10克，枳壳6克，白芍12克，炒酸枣仁10克，羚羊角粉0.6克。

【用法】水煎服，每日1剂。

【功效】益阴清热，交通心肾。

【主治】孕妇、产后阴亏，心肾不交，肝虚血燥而致不寐。

【来源】辽宁中医杂志，1982（4）

第十二章　女性经期失眠

第一节　概　述

　　女性经期失眠是指女性在月经期间出现的一种持续睡眠质或量不满意的生理障碍，常表现为难以入睡、维持睡眠困难或早醒，常见于中年女性，多由女性月经周期中内分泌失调所致。中枢神经系统控制垂体分泌促卵泡激素、黄体生成素，这些激素促使卵巢内的卵泡逐渐发育成熟进而分泌越来越多的雌激素。雌激素在排卵前就会达到一个高峰，但是在排卵后又会暂时急剧下降。女性排卵后破裂的卵泡形成黄体，排出的卵子如未受精，黄体又会退化，雌激素的分泌水平迅速降低，孕激素分泌也随之逐渐减少，导致子宫内膜的退化与剥落，形成女性月经来潮。而月经来潮后女性体内雌、孕激素都会处于比较低的水平。因雌激素参与自主神经调节功能，故当雌激素水平降低，女性便会出现抑郁、焦虑等，并产生紧张、头晕、烦躁、心慌、出汗等症状，随之发展为失眠。严重影响人的情绪、行为和认知力，影响正常社交，甚至出现人格障碍。

　　失眠属于中医学"不寐""不得卧"等范畴。女性经期失眠可由多种原因引起，常见的有心理因素：生活和工作中的各种不愉快事件造成的焦虑、抑郁、紧张，进一步发展为失眠；睡眠节律改变：夜班和白班频繁变动等引起生物钟节奏变化；生理因素：饥饿、疲劳、性兴奋等。在女性经期失眠患者中，难以入睡最常见，其次是睡眠浅表和早醒，有些表现为睡眠感觉缺乏，多数患者常表现为以上情况并存。对失眠产生越来越多的恐惧和对失眠所致后果的过分担心,使失眠者常常陷入一种恶性循环,久治不愈。就寝时,紧张、焦虑、担心或忧郁更加明显。清晨,感到身心交瘁,疲乏无力。女性经期失眠患者常常试图以服药来应对自己的紧张情绪。服药剂量越来越大,服药种类越来越多,疗效越来越差,信心越来越低。一旦形成恶性循环,失眠问题将更加突出。另外,长期使用镇静催眠药,还可造成药物依赖、个性改变、情绪不稳等不良后果。女性经期失眠患者长期不能正常睡眠,极易导致白天精神疲倦,神经衰弱,认知功能降低,生活质量和幸福感下降,甚至还会诱发心血管疾病或其他病变。

【诊断标准】

中华医学会精神病学分会《中国精神障碍分类与诊断标准第三版》(CCMD–3)失眠症(非器质性睡眠障碍)诊断标准:①以失眠为主诉症状,包括难以入睡、睡眠浅、多梦、易醒、早醒、醒后不易再入睡,伴醒后感觉明显不适、疲乏或白天困倦;②上述睡眠紊乱每周至少发生3次,并持续1个月以上;③对睡眠数量、质量的不满引起显著的苦恼,或活动效率下降,或社会功能受损;④日夜专注于睡眠,过分担心失眠的后果;⑤排除躯体疾病或精神障碍症状导致的继发性失眠。

中医学"不寐"可依据《中药新药临床研究指导原则》予以诊断:①有失眠的典型症状:入睡困难,时常觉醒,睡而不稳或醒后不能再睡,晨醒过早,甚或彻夜不能入睡,白天昏沉欲睡,睡眠不足5小时;②症状持续在1个月以上;③经各系统和实验室检查未发现异常。

【中医病因病机】

女性经期失眠的基本病机是阴阳失调、营卫不和、心神不宁。

五脏六腑的气血失和、阴阳失调均可导致心神不安。中医学中有关女性经期失眠病机的学说主要有以下三种。

一、阴阳失调论

天地阴阳的盛衰消长，使一天有昼夜晨昏的节律变化。人与自然相应，所以人体的阳气也随之产生消长出入的节律运动。当人体阳气由动转静时，即为入睡状态，反之，阳气由静转动时，即为清醒状态。人的正常睡眠机制是阴阳之气自然而有规律转化的结果。一旦这种规律被破坏，就可导致不寐的发生。

二、营卫不和论

营卫之气由脾胃化生的水谷精微所产生，具有营养、防御、护卫、温煦人体等作用，是包括睡眠活动在内的人体生理活动的物质基础。卫气属阳，白天行于阳分体表，则人眼睁，处于觉醒状态；夜晚卫气行于阴分，则人目闭，进入睡眠状态。营卫之气循行正常，阴阳相交，睡眠才能正常，如果营卫循行失度，阴阳不交，就会出现睡眠障碍。

三、心神不宁论

神统摄于心，关乎五脏，脏腑功能相互协调，五脏及其相对应的情志平和，才能有正常的睡眠。中医学所说的神，是指人体生命活动的外在表现，又指人的精神、意识思维活动。《灵枢·本神》言："生之来谓之精，两精相搏谓之神。"神的活动具有一定的规律性，随自然界阴阳消长而变化。白天属阳，阳主动，神运于外，人寤而活动；夜晚属阴，阴主静，神归其舍，内藏于五脏，人卧寐而休息。如果神不能安其舍，就会出现不寐、多梦等多种睡眠障碍。

【辨证分型】

中医临床中，多将女性经期失眠分为心脾两虚型、阴虚火旺型、心肾不交型、肝郁血虚型、心虚胆怯型等。现将其症状特点表述如下。

1.心脾两虚型　患者不易入睡，或睡中多梦，易醒，醒后再难入睡，或兼见心悸健忘，头晕目眩，神疲乏力，口淡无味，或食后腹胀，不思饮食，面色少华，舌质淡，舌苔薄白，脉象细弱。

2.阴虚火旺型　心烦失眠，入睡困难，腰酸，同时兼有手足心发热，盗汗，口渴，咽干，头晕，耳鸣，或口舌糜烂，口干少津，舌质红，或仅舌尖红，少苔，脉象细数。

3.心肾不交型　心烦不寐，头晕耳鸣，烦热盗汗，咽干，精神萎靡，健忘，腰膝酸软，月经不调，舌尖红，苔少，脉象细数。

4.肝郁血虚型　入睡困难，即便入睡也多梦易惊，或胸胁胀满，善叹息，短气自汗，心烦口干，平时性情急躁易怒，舌红，苔白或黄，脉象弦数。

5.心虚胆怯型　虚烦不得眠，入睡后又易惊醒，终日惕惕，心神不安，胆怯恐惧，遇事易惊，并有心悸、气短倦怠、小便清长等症状，舌质淡，脉象弦细。

【治疗】

女性经期失眠的中医治疗不外乎三个原则：①注意调整脏腑气血阴阳：女性经期不寐主要由于脏腑阴阳失调，气血不和，所以用药治疗的原则，应着重在调治相应脏腑的气血阴阳，如补益心脾、滋阴降火、交通心肾、疏肝解郁、和胃化滞等，"补其不足，泻其有余，调其虚实"，使气血调和，阴阳平衡，脏腑的功能恢复正常。②强调辨证论治：女性经期失眠的关键在于心神不安，故安神镇静为治疗不寐的基本法则。但必须在辨证论治的基础上进行，离开此原则，即影响疗效。安神的方法，有养血安神、清心安神、镇静安神等，可以随证选用。③注重精神治疗：帮助患者消除顾虑及紧张情绪，保持精神舒畅，在治疗中有重要作用。特别是因情志不舒或紧张等而造成的不寐，精神治疗更有其特殊的作用，应该引起重视。

中医药在治疗女性经期失眠方面有其独特的优势。女性经期失眠属于一种不良心理社会因素起重要作用的躯体疾病，在疾病过程中，心理因素和躯体因素相互影响，互为因果。而中医学整体观念及形神合一、情志致病等理论，恰恰与现代医学的"身心相关原理"不谋而合，为治疗失眠提供了独特的思路与方法。辨证论治作为中医治疗疾病的基本原则，在女性经期失眠的治疗上同样具有重要的作用。现代中医医家在临床实践中总结出专方专药，用以治疗失眠，或者根据失眠自身的规律特点，在某个古方的基础上加减用药，以病证结合论治女性经期失眠。现在对女性经期失眠的西医治疗主要以人工合成的药物为主，目前国内外尚无治疗女性经期失眠的特效药，西医主要以镇静和调节脑神经等方法来维持治疗，而这些药物容易产生耐药性、成瘾性、戒断反应、延续反应和蓄积作用，长期服用会影响白天的工作、学习和社交活动。服药后的不良反应，及对其的依赖性至今尚无很好的处理办法。而中医在女性经期失眠的治疗中愈来愈显示出其独特的优势与潜力。中医治疗失眠疗效肯定，方法多样，副作用少，是女性经期失眠治疗中必不可少的有效方法，作为一种独特的治疗方式具有广阔的应用前景，值得临床深入研究，且各种单味中药对女性经期失眠的治疗价值也值得进一步探讨。

第二节　内服方

～·桂枝甘草龙骨牡蛎汤·～

【组成】桂枝（去皮）一两，炙甘草二两，牡蛎（熬）二两，龙骨二两。

【用法】上四味，以水五升，煮取二升半，去滓，温服八合，日三服。

【功效】温通心阳，镇静安神。

【主治】女性经期失眠属心阳虚损者。

【来源】《伤寒论》

～ 柴胡桂枝干姜汤 ～

【组成】柴胡半斤，桂枝（去皮）三两，干姜二两，栝楼根四两，黄芩三两，牡蛎（熬）二两，炙甘草二两。

【用法】上七味，以水一斗二升，煮取六升，去滓，再煎取三升，温服一升，日三服。初服微烦，复服，汗出便愈。

【功效】和解散寒，生津敛阴。

【主治】女性经期失眠。

【来源】《伤寒论》

～ 柴胡加龙骨牡蛎汤 ～

【组成】柴胡四两，龙骨一两半，黄芩一两半，生姜（切）一两半，铅丹一两半，人参一两半，桂枝（去皮）一两半，半夏（洗）二合半，大黄二两，牡蛎（熬）一两半，大枣（擘）六枚。

【用法】上十二味，以水八升，煮取四升，纳大黄，切如棋子，更煮一两沸，去滓，温服一升。

【功效】和解清热，镇静安神。

【主治】女性经期失眠。

【来源】《伤寒论》

·炙甘草汤·

【组成】炙甘草四两，生姜（切）三两，人参二两，生地黄一斤，桂枝（去皮）三两，阿胶二两，麦冬（去心）半斤，麻仁半升，大枣三十枚。

【用法】上九味，以清酒七升，水八升，先煮八味，取三升，去滓，纳胶烊消尽，温服一升，日三服。

【功效】益气养血，滋阴复脉。

【主治】女性经期失眠属气虚血少者。

【来源】《伤寒论》

·四逆散·

【组成】炙甘草、枳实、柴胡、芍药。

【用法】上四味，各十分，捣筛，白饮和服方寸匕，日三服。咳者，加五味子、干姜各五分，并主下利；悸者，加桂枝五分；小便不利者，加茯苓五分；腹中痛者，加附子一枚，炮令坼；泄利下重者，先以水五升，煮薤白三升，煮取三升，去滓，以散三方寸匕，纳汤中，煮取一升半，分温再服。

【功效】疏肝理脾，透热解郁。

【主治】女性经期失眠。

【来源】《伤寒论》

·百合知母汤·

【组成】百合七枚，知母三两。

【用法】上先以水洗百合，渍一宿，当白沫出，去其水；更以泉水二升，煎取一升，去滓；别以泉水二升，煎知母，取一升，去滓；后合和，煎取一升五合，分温再服。

【功效】清热养阴。

【主治】女性经期失眠。

【来源】《金匮要略》

·酸枣仁汤·

【组成】酸枣仁二升，甘草一两，知母二两，茯苓二两，川芎二两。

【用法】上五味，以水八升，煮酸枣仁，得六升，纳诸药，煮取三升，分温三服。

【功效】养血安神，清热除烦。

【主治】女性经期失眠。

【来源】《金匮要略》

·四君子汤·

【组成】人参（去芦）、炙甘草、茯苓（去皮）、白术各等份。

【用法】上为细末，每服二钱，水一盏，煎至七分，通口服，不拘时，入盐少许，白汤点亦得。

【功效】益气补中，健脾养胃。

【主治】女性经期失眠属脾胃气虚者。

【来源】《太平惠民和剂局方》

·补中益气汤·

【组成】黄芪五分（病甚、劳役、热甚者一钱），炙甘草五分，人参三分（去芦，有嗽去之），当归身二分（酒焙干，或日干，以和血脉），橘皮二分或三分（不去白，以导气，又能益元气，得诸甘药乃可，若独用，泻脾胃），升麻二分或三分，柴胡二分或三分，白术三分。

【用法】上药㕮咀，都作一服，水二盏，煎至一盏，量气弱气盛，临病斟酌水盏大小，去渣，食远稍热服。

【功效】益气升阳，调补脾胃。

【主治】女性经期失眠属脾胃气虚者。

【来源】《脾胃论》

·归脾汤·

【组成】白术一两，茯苓一两，黄芪一两，龙眼肉一两，炒酸枣仁（去壳）一两，人参半两，木香（不见火）半两，炙甘草二钱半。

【用法】上㕮咀，每服四钱，水一盏半，生姜五片，枣一枚，煎至七分，去滓温服，不拘时候。

【功效】益气补血，健脾养心。

【主治】女性经期失眠属思虑过度，劳伤心脾者。

【来源】《济生方》

·四物汤·

【组成】白芍、川当归、熟地黄、川芎各等份。

【用法】每服三钱，水盏半，煎至七分，空心热服。

【功效】补血调血。

【主治】女性经期失眠属营血虚滞者。

【来源】《仙授理伤续断秘方》

·龟鹿二仙胶·

【组成】鹿角十斤，龟甲五斤，人参十五两，枸杞子三十两。

【用法】每服初起一钱五分，十日加五分，加至三钱止，空心酒化下，常服乃可。

【功效】滋阴填精，益气壮阳。

【主治】女性经期失眠属真元虚损，精血不足者。

【来源】《证治准绳》

⌘·天王补心丹·⌘

【组成】人参（去芦）、茯苓、玄参、丹参、桔梗、远志各五钱，当归（酒浸）、五味子、麦冬（去心）、天冬、柏子仁、酸枣仁（炒）各一两，生地黄四两。

【用法】上为末，炼蜜为丸，如梧桐子大，用朱砂为衣，每服二三十丸，临卧竹叶煎汤送下。

【功效】滋阴养血，补心安神。

【主治】女性经期失眠属阴虚血少，神志不安者。

【来源】《校注妇人良方》

⌘·生脉散·⌘

【组成】人参三钱，麦冬（不去心）二钱，五味子一钱。

【用法】水三杯，煮取八分二杯，分二次服，渣再煎服，脉不敛，再作服，以脉敛为度。

【功效】益气生津，敛阴止汗。

【主治】女性经期失眠属气阴不足。

【来源】《温病条辨》

⌘·大补阴丸·⌘

【组成】黄柏（炒褐色）四两，知母（酒浸炒）四两，熟地黄

（酒蒸）六两，龟甲（酥炙）六两。

【用法】上为末，猪脊髓蜜丸，服七十丸，空心盐白汤下。

【功效】滋阴降火。

【主治】女性经期失眠属肝肾阴虚，虚火上炎者。

【来源】《丹溪心法》

· 地黄丸 ·

【组成】熟地黄八钱，山茱萸四钱，干山药四钱，泽泻三钱，牡丹皮三钱，白茯苓（去皮）三钱。

【用法】上为末，炼蜜丸，如梧子大，空心，温水化下三丸。

【功效】滋阴补肾。

【主治】女性经期失眠属肾阴不足者。

【来源】《小儿药证直诀》

· 当归补血汤 ·

【组成】黄芪一两，当归（酒洗）二钱。

【用法】上件咬咀，都作一服，水二盏，煎至一盏，去渣温服，空心食前。

【功效】补气生血。

【主治】女性经期失眠属劳倦内伤者。

【来源】《内外伤辨惑论》

· 八珍汤 ·

【组成】人参一钱，白术一钱，白茯苓一钱，当归一钱，川芎一钱，白芍一钱，熟地黄一钱，炙甘草五分。

【用法】上加姜、枣，水煎服。

【**功效**】平补气血。

【**主治**】女性经期失眠属气血不足者。

【**来源**】《薛氏医案》

～ · 一贯煎 · ～

【**组成**】北沙参三钱，麦冬三钱，当归身三钱，生地黄六钱至一两五钱，枸杞子三钱至六钱，川楝子一钱半。

【**用法**】水煎服。

【**功效**】滋养肝肾，疏肝理气。

【**主治**】女性经期失眠属肝肾阴虚，肝气不舒者。

【**来源**】《柳州医话》

～ · 朱砂安神丸 · ～

【**组成**】朱砂（另研，水飞，阴干，秤）半两，黄连（去须，拣净，酒洗，秤）六钱，炙甘草五钱半，生地黄二钱半，当归（去芦）二钱半。

【**用法**】上件四味为细末，另研朱砂，水飞如尘，阴干为衣，汤浸蒸饼为丸，如黍米大，每服十五丸，津唾咽之，食后。

【**功效**】镇心安神，清热养血。

【**主治**】女性经期失眠属心火炽盛者。

【**来源**】《医学发明》

～ · 远志丸 · ～

【**组成**】远志（去心，姜汁淹）二两，石菖蒲二两，茯神（去皮木）一两，白茯苓（去皮）一两，人参一两，龙齿一两。

【**用法**】上为细末，炼蜜为丸，如梧桐子大，辰砂为衣，每服七十丸，用熟水送下，食后、临卧。

【功效】镇静安神。

【主治】女性经期失眠属心神不安者。

【来源】《济生方》

∾·胶艾汤·∾

【组成】川芎一两，阿胶（炒）一两，炙甘草一两，艾叶两钱半，当归两钱半，白芍二两，熟地黄二两。

【用法】上㕮咀，每服五钱，水煎服。

【功效】补血调经。

【主治】女性经期失眠属血少虚寒，冲任不足者。

【来源】《景岳全书》

∾·固经丸·∾

【组成】黄芩（炒）二两，白芍（炒）二两，炙龟甲二两，黄柏三两，椿根皮（炒）一两五钱，制香附一两五钱。

【用法】共为细末，酒糊为丸，如梧桐子大，每次服二至四钱，白汤送下。

【功效】清火退热，滋补阴液。

【主治】女性经期失眠属血虚有热者。

【来源】《丹溪心法》

∾·理冲汤·∾

【组成】生黄芪三钱，党参二钱，白术二钱，生山药五钱，天花粉四钱，知母四钱，三棱三钱，莪术三钱，生鸡内金（黄者）三钱。

【用法】用水三杯，煎至将成加好醋少许，滚数沸服。

【功效】补气化瘀。

【主治】女性经期失眠属气虚血瘀者。

【来源】《医学衷中参西录》

·化肝煎·

【组成】青皮二钱，陈皮二钱，芍药二钱，牡丹皮钱半，栀子（炒）钱半，泽泻（如血见下部者，以甘草代之）钱半，土贝母二三钱。

【用法】水一盅半，煎七八分，食远温服。

【功效】疏肝理气。

【主治】女性经期失眠属怒气伤肝，气逆动火者。

【来源】《景岳全书》

·养心安神方·

【组成】首乌藤12克，合欢花12克，炒酸枣仁18克，朱茯神15克，朱麦冬12克，石斛9克，琥珀1克，丹参24克，柏子仁9克，竹叶9克，连翘15克，紫苏梗6克，桔梗6克，牡蛎18克，甘草6克，珍珠母（先煎）30克。

【用法】水煎服。

【功效】养心安神，平肝潜阳。

【主治】女性经期失眠属心肝阴虚者。

【来源】《临证医案医方》

·养血清肝方·

【组成】生怀山药30克，枸杞子25克，生赭石（轧细）18克，玄参15克，北沙参15克，生白芍15克，酸枣仁（炒捣）12克，生麦芽9克，生鸡内金1.5克，茵陈1.5克，甘草6克。

【用法】水煎服。

【功效】清肝养血，和胃降逆。

【主治】女性经期失眠属肝血亏虚，胃气上逆者。

【来源】《张锡纯医案》

滋阴平肝方

【组成】枸杞子10克，菊花10克，桑寄生10克，川续断10克，牛膝10克，首乌藤15克，火麻仁10克，功劳叶10克，仙鹤草10克，沙参10克，麦冬10克，生龙骨（先下）20克，生牡蛎（先下）20克。

【用法】水煎服。

【功效】滋阴清热，平肝安神。

【主治】女性经期失眠属阴精亏虚，相火妄动者。

【来源】《临证治验》

加味五子衍宗汤

【组成】五味子3克，沙苑子10克，五倍子3克，蒺藜10克，生牡蛎（布包）10克，生龙骨（布包）10克，菟丝子10克，覆盆子10克，东白薇6克，补骨脂6克，女贞子10克，制何首乌10克，炙甘草3克，生白果（连皮打）12枚。

【用法】水煎服。

【功效】补肾益精。

【主治】女性经期失眠属肾精不足者。

【来源】《施今墨临床经验集》

❦·黄连增液汤·❦

【组成】黄连6克，黄芩12克，姜半夏12克，肉桂（后下）1.5克，党参15克，白术15克，茯苓15克，升麻6克，玄参15克，麦冬15克，生地黄15克，生姜3片，大枣15克，炙甘草6克。

【用法】水煎服，每日1剂，将2次煎煮后药液滤渣混合，分2次服用，晨饭后30分钟服用，晚入睡前30分钟服用。以2周为1个疗程，视病情改善程度制定药物使用时间，待失眠症状改善后继续服用5~7剂。

【功效】调理阴阳，清热安神。

【主治】女性经期失眠属阴阳不调，热扰神明者。

【来源】中国中医药现代远程教育，2019（10）

❦·经验方·❦

【组成】生地黄15克，女贞子15克，墨旱莲15克，酸枣仁20克，首乌藤15克，龟甲15克，白芍9克，枸杞子15克，麦冬9克，五味子9克，黄连3克，肉桂3克，淮小麦20克，大枣10克，炙甘草6克，炒麦芽15克。

【用法】每日1剂，加水煎煮2次，各取150毫升汁液，分早、晚饭后2次服用。以4周为1疗程，持续治疗3个疗程。

【功效】养阴安神。

【主治】女性经期失眠属肾阴虚者。

【来源】四川中医，2019，37（1）

第十三章 压力性失眠

第一节 概　述

　　压力性失眠是指患者因长期处于各种压力下导致精神紧张而引起的失眠，常伴有偏头痛、多梦、眩晕、耳鸣等症状。从短期效应来看，睡眠不足可直接导致影响学习、工作的问题，比如精神萎靡、神疲乏力、情绪急躁、注意力不集中等。从长远来看，患者长期失眠，会越想睡越睡不着，易引发焦虑症。对于失眠的担心与焦虑会导致患者变得多疑、易怒、敏感、缺乏自信，从而对人的社会性造成极大危害，影响患者在家庭、工作和生活中的各种人际关系，从而产生孤独感、挫败感。本病是失眠的一种常见类型，在中医学属于"不寐""不得卧"等范畴。压力性失眠患者常常试图以服药来应对自己的紧张情绪。服药剂量越来越大，服药种类越来越多，疗效越来越差，信心越来越低。一旦形成恶性循环，失眠问题就会更加突出。长期使用镇静催眠药，还可造成药物依赖、个性改变、情绪不稳。因为压力性失眠患者长期不能正常睡眠，导致患者白天精神疲倦，神经衰弱，认知功能降低，生活质量和幸福感下降，甚至诱发心血管疾病或其他病变。

【中医病因病机】

　　失眠，中医学称之为"不寐"，是以经常不能获得正常睡眠为特征的一类病症。现存最早对于睡眠的记录是在殷墟甲骨文中，有"寐""寝"和"梦"的记载。失眠类病证最早见于马王堆汉墓出土的帛书《足臂十一脉灸经》和《阴阳十一脉灸经》，被称为"不卧""不得卧"和"不能卧"。《黄帝内经》中又称失眠为"目不瞑""不得眠"或"不得卧"。

《黄帝内经》对于失眠病因病机及治疗原则的阐述，标志着失眠理论体系的初步形成。东汉张仲景在《伤寒论》和《金匮要略》中又对失眠的具体治疗方法进行了详细论述。如《伤寒论》中用栀子豉汤治疗烦躁失眠；小柴胡汤治疗胆郁化火，心胆不宁，发为失眠。《金匮要略·妇人产后病脉证治》载："产后腹痛，烦满不得卧，枳实芍药散主之。"《金匮要略·百合狐惑阴阳毒病脉证治》中指出，"默默欲眠，目不得闭，卧起不安"者，可予甘草泻心汤，不寐则愈；"欲卧不能卧"者，治以养阴润燥，除烦安神，处以百合知母汤等方。《金匮要略·血痹虚劳病脉证并治》又言："虚劳虚烦不得眠，酸枣仁汤主之。"其实张仲景对不寐的认识，可以说基本形成了不寐的辨证论治体系，至今仍然指导着我们的临床工作。后来孙思邈重新整理了《伤寒论》，将失眠分别归于"心脏""胆腑""脾脏"之属，全面体现了脏腑辨证的思想，进一步将不寐的辨证论治体系理论化、系统化。

一、阴阳不调

《灵枢·大惑论》曰："夫卫气者，昼日常行于阳，夜行于阴，故阳气尽则卧，阴气尽则寤。"《灵枢·营卫生会》云："营卫之行，不失其常，故昼精而夜瞑。"从营卫、阴阳循行规律阐释了失眠的机制。《灵枢·邪客》中提出治疗原则："补其不足，泻其有余，调其虚实，以通其道，而去其邪。""补虚泻实以调理失眠"在我们临床诊疗中起着重要的指导作用。

二、脾胃不和

《素问·逆调论》载："胃不和则卧不安。"凡脾胃不和，痰湿、食滞，以致寐寝不安者可从脾胃论治。李杲认为脾胃是元气生发的根本，又是制伏阴火上乘的关键，提出调理脾胃是治疗不寐证的根本所在。韩金凤总结陈宝贵经验，按"胃不和则卧不安"，从脾胃着手治疗失眠，认为"胃不和则卧不安"是基于饮食不节、肠胃受损、胃气不和的失眠病理机制作出的高度概括。

三、瘀血内阻

清代王清任在《医林改错》中用"血府逐瘀汤"治疗不眠，创立从瘀论治失眠的先河。后世医家纪涛认为，在血府逐瘀汤各种症状中，"夜里梦多、不眠、夜不安"三症与失眠直接相关，另有"胸任重物、胸不任物、瞀闷、急躁、心跳心忙"等与失眠的发生间接相关，可以作为医家临床使用血府逐瘀汤治疗失眠的参考。

四、肝郁胆虚

后世医家据《黄帝内经》中"人卧则血归于肝"的认识，提出肝失疏泄，气血不归，是不寐产生的原因。王平认为失眠的主要病机为肝失疏泄，当气滞、火邪、痰瘀等病理因素产生时，扰动神明，魂不安藏。因此，失眠当以肝郁为首。而压力性失眠在中医学中多与肝胆相关。《素问·灵兰秘典论》云："胆者，中正之官，决断出焉。"《素问直解》云："生阳上升，无所偏倚，犹中正之官，识量惟胆，故决断由之出焉。"明示胆主决断，平偏倚，缓解精神过度刺激，维系气血运行，确保阴阳平衡。《沈氏尊生书》曰："心胆虚怯，触事易惊，梦多不祥，虚烦不眠。"袁建芬认为七情失调会导致胆腑"决断"失调进而出现心悸、胆怯、疑虑、烦躁等症状以致不寐，责之为胆气虚损，累及心神。在生理功能上，肝胆互为表里，肝为刚脏，气郁则化火，上扰心神则出现失眠多梦之症。肝藏魂，若魂不能藏，亦可出现不寐。《王孟英医案》云："肝主一身之里……七情之病，必由肝起。"若肝气疏泄不及，郁而化火，肝属木，心属火，木火扰动肝魂，魂动则心神不安，夜不得寐，或寐而多梦。说明情志不调会导致肝的功能失调，使魂不入肝，魂无所依而引发失眠。肝胆互为表里，肝气郁结则胆经亦然，相火不降，神机不宁以致不寐。压力性失眠属于情志致病范畴，邵康节在《能寐吟》中言："大惊不寐，大忧不寐……大喜不寐。"压力过大，情志不遂，气机郁结，化火扰神，神不安则不寐。综上，胆失决断，肝失疏泄与异常情志互为因果，导致不寐。

【辨证分型】

压力性失眠常见中医临床分型为心神不宁、肝失调达、中焦不和、胆虚不足等。现将其临床特点表述如下。

一、心神不宁

中医学认为心主血，血舍神，神明逆乱与本病的发生密切相关，甚至可以说心的功能失常在本病的产生中起决定作用。临床上应分清虚实，随证论治。其中心之实证包括瘀血内阻证，表现为失眠多梦，舌紫苔腻，脉涩；痰热扰心证，多为失眠多梦，烦躁易怒，苔腻，脉象滑数。心之虚证中，气虚失眠者伴有乏力，短气，舌淡，脉弱；心阳虚失眠者伴有心悸，舌淡，脉细；心血虚失眠者伴有贫血，爪甲淡白，舌淡，少苔，脉细弱；阴虚失眠者伴有盗汗，舌红不润，脉数。

二、肝失调达

肝藏血，主疏泄，以升为用，压力过大会引起气血运转障碍，情绪压抑，长此以往易产生气、火、痰和血瘀等病理因素，导致失眠。如肝郁气滞则临床表现为善太息，胸膈痞满，两胁胀痛，脉弦；如果肝火旺盛则临床表现为烦躁易怒，多梦，舌红苔黄，脉数；若痰气郁阻则表现为胸膈痞满，不欲饮食，情绪低落，脉弦滑；若气滞血瘀则临床可见胸胁疼痛，痛处不移，舌暗，脉弦涩等。

三、中焦不和

脾失健运导致的清阳不升、神失所养以及中焦失司导致的痰湿内生等均是该病产生的病机。临床上痰湿证表现为脘闷不食，目眩心悸，舌苔白腻，脉滑；湿热证表现为脘闷灼热，口干口苦，舌苔黄腻，脉滑数；饮食内停证表现为脘腹胀闷，嗳腐吞酸，舌苔厚腻，脉滑；肝气犯胃证可见嗳气频繁，胸胁胀痛，舌质红，苔黄腻，脉弦；中焦虚寒证表现为胃痛隐隐，连绵不休，喜温喜按。

四、胆虚不足

胆主决断，如果胆气虚则怯，使人恐惧不眠，正如《素问·灵兰秘典论》所说："胆者，中正之官，决断出焉。"临床上亦需分辨虚实，如湿热证临床表现为口苦心烦，舌苔黄腻，脉滑数；气郁化火夹痰证临床表现为两胁疼痛，烦躁，口舌生疮，舌红，苔黄，脉弦；胆气虚证临床表现为失眠多梦，易惊易醒，舌白，脉弱。

【治疗】

中医治疗压力性失眠有其独特的优势，压力性失眠属于不良心理社会因素起重要作用的一种躯体疾病，在疾病过程中心理因素和躯体因素相互影响，互为因果。而中医学整体观念及形神合一、情志致病等理论，恰恰与现代医学的"身心相关原理"不谋而合，可为治疗失眠提供独特的思路与方法。中医作为一种独特的治疗方式具有广阔的应用前景，值得临床深入研究，且各种单味中药对压力性失眠的治疗价值也值得进一步探讨。

第二节　内服方

· 四逆散 ·

【组成】炙甘草、枳实（破，水渍，炙干）、柴胡、芍药。

【用法】上四味，各十分，捣筛，白饮和服方寸匕，日三服，咳者，加五味子、干姜各五分，并主下利；悸者，加桂枝五分；小便不利者，加茯苓五分；腹中痛者，加附子一枚，炮令坼；泄利下重者，先以水五升，煮薤白三升，煮取三升，去滓，以散三方寸匕，纳汤中，煮取一升半，分温再服。

【功效】疏肝理脾，透解郁热。

【主治】压力性失眠。

【来源】《伤寒论》

· 柴胡加龙骨牡蛎汤 ·

【组成】柴胡四两，龙骨一两半，黄芩一两半，生姜（切）一两半，铅丹一两半，人参一两半，桂枝（去皮）一两半，半夏（洗）二合半，大黄二两，牡蛎（熬）一两半，大枣（擘）六枚。

【用法】上十二味，以水八升，煮取四升，纳大黄，切如棋子，更煮一两沸，去滓，温服一升。

【功效】和解清热，镇静安神。

【主治】压力性失眠。

【来源】《伤寒论》

炙甘草汤

【组成】炙甘草四两，生姜（切）三两，人参二两，生地黄一斤，桂枝（去皮）三两，阿胶二两，麦冬（去心）半斤，麻仁半升，大枣三十枚。

【用法】上九味，以清酒七升，水八升，先煮八味，取三升，去滓，纳胶烊消尽，温服一升，日三服。

【功效】益气养血，滋阴复脉。

【主治】压力性失眠属气虚血少者。

【来源】《伤寒论》

半夏泻心汤

【组成】半夏（洗）半升，黄芩三两，干姜三两，人参三两，黄连一两，大枣十二枚，炙甘草三两。

【用法】上七味，以水一斗，煮取六升，去滓，再煮取三升，温服一升，日三服。

【功效】和胃降逆，开结除痞。

【主治】压力性失眠属胃气不和者。

【来源】《伤寒论》

大柴胡汤

【组成】柴胡半斤，黄芩三两，芍药三两，半夏（洗）半升，枳实（炙）四枚，大黄二两，大枣十二枚，生姜五两。

【用法】上八味，以水一斗二升，煮取六升，去滓，再煎，温服一升，日三服。

【功效】和解少阳，内泻热结。

【主治】压力性失眠属少阳兼阳明合病者。

【来源】《金匮要略》

∞·酸枣仁汤·∞

【组成】酸枣仁二升，甘草一两，知母二两，茯苓二两，川芎二两。

【用法】上五味，以水八升，煮酸枣仁，得六升，纳诸药，煮取三升，分温三服。

【功效】养血安神，清热除烦。

【主治】压力性失眠。

【来源】《金匮要略》

∞·甘麦大枣汤·∞

【组成】甘草三两，小麦一升，大枣十枚。

【用法】上三味，以水六升，煮取三升，温分三服亦补脾气。

【功效】养心安神，和中缓急。

【主治】压力性失眠。

【来源】《金匮要略》

∞·杞菊地黄丸·∞

【组成】熟地黄八两，牡丹皮三两，泽泻三两，枸杞子四两，白菊花三两，山茱萸四两，茯苓三两，怀山药四两。

【用法】上药研末，炼蜜为丸。

【功效】滋肾养肝。

【主治】压力性失眠属肝肾阴虚者。

【来源】《麻疹全书》

·大补阴丸·

【组成】黄柏（炒褐色）四两，知母（酒浸炒）四两，熟地黄（酒蒸）六两，龟甲（酥炙）六两。

【用法】上为末，猪脊髓蜜丸，服七十丸，空心盐白汤下。

【功效】滋阴降火。

【主治】压力性失眠属肝肾阴虚，虚火上炎者。

【来源】《丹溪心法》

·当归六黄汤·

【组成】当归、生地黄、熟地黄、黄柏、黄芩、黄连各等份，黄芪加倍。

【用法】上为粗末，每服五钱，水二盏，煎至一盏，食前服，小儿减半服之。

【功效】滋阴清热。

【主治】压力性失眠属阴虚有热者。

【来源】《兰室秘藏》

·柴胡疏肝散·

【组成】陈皮（醋炒）二钱，柴胡二钱，川芎一钱半，枳壳一钱半，芍药一钱半，炙甘草五分，香附一钱半。

【用法】水一盅半，煎八分，食前服。

【功效】疏肝解郁。

【主治】压力性失眠属肝气郁结者。

【来源】《景岳全书》

·逍遥散·

【组成】炙甘草半两，当归（去苗，锉，微炒）一两，茯

苓（去皮，白者）一两，白芍一两，白术一两，柴胡（去苗）
一两。

【用法】上为粗末，每服二钱，水一大盏，烧生姜一块切破，
薄荷少许，同煎至七分，去滓热服，不拘时候。

【功效】疏肝解郁，健脾养血。

【主治】压力性失眠属肝郁血虚脾弱者。

【来源】《太平惠民和剂局方》

❦ · 补中益气汤 · ❦

【组成】黄芪五分（病甚、劳役、热甚者一钱），炙甘草五分，
人参三分（去芦，有嗽去之），当归身二分（酒焙干，或日干，以
和血脉），橘皮二分或三分（不去白，以导气，又能益元气，得诸
甘药乃可，若独用，泻脾胃），升麻二分或三分，柴胡二分或三
分，白术三分。

【用法】上药㕮咀，都作一服，水二盏，煎至一盏，量气弱气
盛，临病斟酌水盏大小，去渣，食远稍热服。

【功效】益气升阳，调补脾胃。

【主治】压力性失眠属脾胃气虚者。

【来源】《脾胃论》

❦ · 归脾汤 · ❦

【组成】白术一两，茯苓一两，黄芪一两，龙眼肉一两，炒酸
枣仁（去壳）一两，人参半两，木香（不见火）半两，炙甘草二
钱半。

【用法】上㕮咀，每服四钱，水一盏半，生姜五片，枣一枚，
煎至七分，去滓温服，不拘时候。

【功效】益气补血，健脾养心。

【主治】压力性失眠属思虑过度，劳伤心脾者。

【来源】《济生方》

～· 四物汤 ·～

【组成】白芍、川当归、熟地黄、川芎各等份。

【用法】每服三钱，水盏半，煎至七分，空心热服。

【功效】补血调血。

【主治】压力性失眠属营血虚滞者。

【来源】《仙授理伤续断秘方》

～· 天王补心丹 ·～

【组成】人参（去芦）、茯苓、玄参、丹参、桔梗、远志各五钱，当归（酒浸）、五味子、麦冬（去心）、天冬、柏子仁、酸枣仁（炒）各一两，生地黄四两。

【用法】上为末，炼蜜为丸，如梧桐子大，用朱砂为衣，每服二三十丸，临卧竹叶煎汤送下。

【功效】滋阴养血，补心安神。

【主治】压力性失眠属阴虚血少，神志不安者。

【来源】《校注妇人良方》

～· 胶艾汤 ·～

【组成】川芎一两，阿胶（炒）一两，炙甘草一两，艾叶两钱半，当归两钱半，白芍二两，熟地黄二两。

【用法】上㕮咀，每服五钱，水煎服。

【功效】补血调经，安胎止漏。

【主治】压力性失眠属血少虚寒，冲任不足者。

【来源】《景岳全书》

～・八珍汤・～

【组成】人参一钱，白术一钱，白茯苓一钱，当归一钱，川芎一钱，白芍一钱，熟地黄一钱，炙甘草五分。

【用法】上加姜、枣，水煎服。

【功效】平补气血。

【主治】压力性失眠属气血不足者。

【来源】《薛氏医案》

～・蒿芩清胆汤・～

【组成】青蒿脑钱半至二钱，淡竹茹三钱，仙半夏钱半，赤茯苓三钱，青子芩钱半至三钱，生枳壳钱半，陈广皮钱半，碧玉散（包）三钱。

【用法】水煎服。

【功效】清胆利湿，和胃化痰。

【主治】压力性失眠属胆热痰阻，痰火扰心者。

【来源】《重订通俗伤寒论》

～・滋水清肝饮・～

【组成】熟地黄、当归身、白芍、酸枣仁、山茱萸、茯苓、山药、柴胡、栀子、牡丹皮、泽泻。

【用法】水煎服。

【功效】滋阴养血，清热疏肝。

【主治】压力性失眠属阴虚肝郁者。

【来源】《医宗己任编》

❧·养心安神方·❧

【组成】首乌藤12克，合欢花12克，炒酸枣仁18克，朱茯神15克，朱麦冬12克，石斛9克，琥珀1克，丹参24克，柏子仁9克，竹叶9克，连翘15克，紫苏梗6克，桔梗6克，牡蛎18克，甘草6克，珍珠母（先煎）30克。

【用法】水煎服。

【功效】养心安神，平肝潜阳。

【主治】压力性失眠属心肝阴虚者。

【来源】《临证医案医方》

❧·养血清肝方·❧

【组成】生怀山药30克，枸杞子25克，生赭石（轧细）18克，玄参15克，北沙参15克，生白芍15克，酸枣仁（炒捣）12克，生麦芽9克，生鸡内金1.5克，茵陈1.5克，甘草6克。

【用法】水煎服。

【功效】清肝养血，和胃降逆。

【主治】压力性失眠属肝血亏虚，胃气上逆者。

【来源】《张锡纯医案》

❧·滋阴平肝方·❧

【组成】枸杞子10克，菊花10克，桑寄生10克，川续断10克，牛膝10克，首乌藤15克，火麻仁10克，功劳叶10克，仙鹤草10克，沙参10克，麦冬10克，生龙骨（先下）20克，生牡蛎（先下）20克。

【用法】水煎服。

【功效】滋阴清热，平肝安神。

【主治】压力性失眠属阴精亏虚，相火妄动者。

【来源】《临证治验》

❧ · 加味五子衍宗汤 · ❧

【组成】五味子3克，沙苑子10克，五倍子3克，蒺藜10克，生牡蛎（布包）10克，生龙骨（布包）10克，菟丝子10克，覆盆子10克，东白薇6克，补骨脂6克，女贞子10克，制何首乌10克，炙甘草3克，生白果（连皮打）12枚。

【用法】水煎服。

【功效】补肾益精。

【主治】压力性失眠属肾精不足者。

【来源】《施今墨临床经验集》

❧ · 宁睡清肝汤 · ❧

【组成】生白芍30克，龙胆6克，胡黄连10克，牡丹皮15克，青皮12克，龙齿18克，栀子10克，柴胡18克，香附10克，当归15克。

【用法】水煎服。

【功效】养血柔肝，疏肝解郁。

【主治】压力性失眠属肝不藏血，相火妄动者。

【来源】《湖岳村叟医案》

❧ · 仁熟散 · ❧

【组成】熟地黄12克，柏子仁12克，山茱萸10克，五味子10克，太子参18克，茯神15克，陈皮10克，枸杞子12克，白芍12克，制何首乌12克，牡蛎30克。

【用法】水煎服。

【功效】益气调肝。

【主治】压力性失眠属肝胆气虚者。

【来源】《成都中医学院老中医医案选（第二集）》

～✦· 解郁安神方 ·✦～

【组成】甘松12克，广郁金12克，丹参12克，合欢皮15克，功劳叶15克，淮小麦30克，首乌藤30克，大枣5枚，甘草5克。

【用法】水煎服。

【功效】疏肝理气，解郁安神。

【主治】压力性失眠属肝郁气滞者。

【来源】《朱良春用药经验集》

～✦· 疏肝理气方 ·✦～

【组成】旋覆花6克，陈皮丝6克，宣木瓜6克，生赭石6克，合欢花6克，佛手花3克，朱茯神9克，首乌藤12克，代代花3克，远志6克，桑枝9克。

【用法】水煎服。

【功效】疏肝理气，养心安神。

【主治】压力性失眠属肝气郁结，气血亏虚者。

【来源】《陆观虎医案》

～✦· 六子安魂汤 ·✦～

【组成】鳖甲20克，龟甲20克，桑椹15克，枸杞子15克，女贞子15克，柏子仁15克，酸枣仁15克，何首乌15克，百合15克，五味子10克，郁金10克，知母10克，黄柏10克。

【用法】水煎服。

【功效】滋阴清热，养血安神。

【主治】压力性失眠属肝肾阴虚者。

【来源】新中医，2000（2）

❦· 育阴开郁汤 ·❦

【组成】百合20克，炒酸枣仁20克，生地黄15克，龟甲15克，辰麦冬15克，当归10克，青皮10克，紫苏梗10克，郁金10克，浙贝母10克，青龙齿30克，琥珀粉（包）3克，茯苓15克。

【用法】水煎服。

【功效】开郁和中，宁心安神。

【主治】压力性失眠属胃气失和，郁火上扰者。

【来源】江苏中医药，2002（5）

❦· 解郁安眠汤 ·❦

【组成】柴胡9克，白芍12克，川芎9克，郁金12克，夏枯草12克，合欢花15克，栀子15克，佛手9克，甘草6克，生龙骨30克，生牡蛎30克。

【用法】水煎服。

【功效】疏肝解郁，安神除烦。

【主治】压力性失眠属肝郁化火，心神不宁者。

【来源】中国民间疗法，2005（3）

❦· 疏肝化瘀方 ·❦

【组成】柴胡12克，当归12克，香附12克，牡丹皮12克，生地黄12克，栀子12克，白术15克，茯神15克，赤芍15克，牛膝15克，桃仁10克，首乌藤30克，生龙骨（先煎）30克，甘草6克。

【用法】水煎服。

【功效】疏肝化瘀，降火宁心安神。

【主治】压力性失眠属肝郁血瘀，热扰心神者。

【来源】长春中医药大学学报，2008（4）

❧ · 解郁活血方 · ❧

【组成】冬桑叶15克，菊花15克，天麻10克，钩藤（后下）18克，葛根30克，川芎15克，柴胡10克，生龙骨15克，生牡蛎15克，郁金15克，石菖蒲10克，焦栀子15克，黄芩15克，金银花15克，连翘15克，赤芍15克，白芍15克，丹参30克，合欢皮30克，远志10克，蝉蜕6克。

【用法】水煎服。

【功效】平肝解郁，活血安神。

【主治】压力性失眠属肝郁瘀热交阻者。

【来源】浙江中医药大学学报，2006（6）

❧ · 加味丹栀逍遥散 · ❧

【组成】当归15克，柴胡15克，茯苓15克，炙甘草15克，白芍15克，薄荷15克，炒白术20克，牡丹皮20克，合欢花20克，丹参30克，玫瑰花15克，酸枣仁20克，首乌藤20克，山茱萸20克。

【用法】水煎服，每日1剂。嘱患者忌食油腻、辛辣之品，且要调畅情志。

【功效】养血健脾，疏肝清热。

【主治】压力性失眠属肝郁脾虚，化火扰神者。

【来源】吉林中医药，2007（6）

∽· 益气升阳安神汤 ·∽

【组成】黄芪30克，半夏10克，党参12克，炙甘草6克，白芍10克，柴胡9克，白术10克，茯苓10克，防风9克，龙齿30克，酸枣仁15克。

【用法】水煎服。嘱患者服药前30分钟吃温粥一小碗，服药后30分钟食大枣6枚。

【功效】益气升阳，清热除湿。

【主治】压力性失眠属脾失健运，痰湿内生者。

【来源】江苏中医药，2007（5）

∽· 益气解郁安神汤 ·∽

【组成】黄芪50克，太子参25克，酸枣仁20克，首乌藤25克，生龙齿（先煎）30克，柴胡15克，当归15克，白芍15克，川楝子15克，郁金15克，当归15克，远志15克，石菖蒲15克，茯苓15克，甘草15克。

【用法】水煎服，每日1剂，分3次服。

【功效】益气解郁安神。

【主治】压力性失眠属心脾亏虚，肝气郁结者。

【来源】时珍国医国药，2008（5）

第十四章 睡惊症

第一节 概 述

睡惊症又称夜惊症，隶属睡眠障碍疾病。特征性表现为突然从睡眠中醒来（仅部分觉醒），表现出强烈的恐惧，伴有哭喊或尖叫，有明显的自主神经症状如瞳孔散大、呼吸急促、心率加快、冷汗等。在外界因素干预下可被唤醒，若未能唤醒，一般在醒时对夜惊发作没有相关记忆，或仅能唤起惊恐的感觉。夜惊症产生的生物学原因，一般认为是由于人脑细胞异常兴奋所造成。人的大脑皮层以及皮层下部位，通常在睡眠状态下处于广泛抑制状态，然而若出现兴奋灶，其产生的较强兴奋，会刺激人体产生梦境，若这种特殊的梦境中出现惊恐情绪，就有可能诱发夜惊症。需要指出的是，临床诊断夜惊症时应与梦魇症做鉴别诊断，后者虽从睡眠中惊醒，但恐惧情绪能迅速控制且没有明显的自主神经症状。

【中医病名考究】

有关夜惊症的论述，《黄帝内经》中即有记载，如《素问·评热病论》云：“诸水病者，故不得卧，卧则惊，惊则咳甚也。”又如《素问·痹论》言：“肝痹者，夜卧则惊。”现代流行病学调查结果显示，夜惊症虽在任何年龄段均可发病，但尤以儿童患者居多。故目前临床研究中，论述夜惊多特指小儿夜惊。中医学将小儿入寐时啼哭不安，时哭时止，或寐中定时啼哭，甚则通宵达旦的疾病称为夜惊。同时，由于小儿不擅表达，多数情况下仅能表现为明显的恐惧啼哭症状，故历代医家又将其称之为夜啼。考证中医古籍中关于小儿夜惊的论述，多将本病归属于"客忤"范畴。"客"即"客邪"，广义的"客邪"泛指使小儿受到惊吓的各种病因，狭义的"客邪"特指前来做客的陌生人、相貌凶恶之人、行为粗鲁之人的"形"与"为"，是造成小儿受到惊吓的常见病因；"忤"则是指令人不愿正视，甚至是宁可逃避而不愿见到的人、事、物。客忤的病证名首见于《肘后备急方》，书中不仅论述了夜惊的表现，更指出了导致夜惊的病因。其载："小儿病发身软，时醒者，谓之痫；身强直反张，不醒者，谓之痉。凡中客忤之病，类皆吐下青黄白色。其候似痫，但眼不上下接耳。其痢水谷解离是也。"陈无择认为夜啼和客忤存在一定因果关联，其在《三因极一病证方论》中云："小儿夜啼有四证，一曰寒，二曰热，三曰重舌口疮，四曰客忤……客忤者，见生人气忤犯而啼也。"《冯氏锦囊秘录·客忤》亦言："婴孩卒然心腹刺痛，腹大而满，啼叫烦闷欲绝者，有因气血软弱，精神未全，外邪客气兽畜等物，触而忤之，或客气未去，入房喘息未定，便乳儿者，皆能成为客忤。其候惊啼，口出青黄白沫，水谷解离，面目变易，腹痛面急，反倒偃侧，脉来弦急而数，状似惊痫，但此必眼下视而不上窜耳。"

【中医病因病机】

梳理历代医家对于小儿夜惊的论述，虽各有侧重，病因病机繁杂，然一言以蔽之，皆当责之"五脏六腑，成而未全……全而未壮也"。因小儿脏腑娇嫩，肌肤疏薄，五志未定，若猝然受惊，致使神气浮越，即可诱发夜惊；小儿"稚阳未充，稚阴未长"，忽受惊恐，极易导致阴阳失衡，营卫不交而造成夜惊；小儿"血少气弱"，或逢调护失宜，引得寒热、水湿、食滞等客邪侵害，干犯心神，亦可导致夜惊。清代医家陈复正汇先贤论述，总结了小儿夜惊的病因，其在所著《幼幼集成》中论曰："小儿客忤，由儿真元不足，神气未充，故外邪客气得以乘之。《经》曰：邪之所凑，其气必虚。不治其虚，安问其余？忤者，谓外来人畜之气，忤触其儿之正气也……不正之气，从鼻而入。《经》曰：五气入鼻，藏于心肺。则正气受忤，此外因之客忤也。复有内因客忤，或儿平日所喜者，乃戏而夺之；平日所畏者，乃戏而恐之……心之所系，口不能言，一时不得，遂逆其心志。"

【治疗】

一、中医治疗

考究历代医家对于夜惊症的治疗，主要以疏风解表、温胆镇惊、宁心安神、清利肝胆等为基本治法。然由于小儿易虚易实的生理特点，夜惊的病性多为虚实夹杂，故针对夜惊的治疗，应分清标本虚实，确定病位病性。现代临床诊治夜惊症，总的治疗原则为调整阴阳、补虚泻实、安神定惊。对于虚证多采用益气养血、宁心利胆、温蕴神魂、补肾益髓等治法；对于实证则采取清心泻热、平肝镇惊、化痰祛瘀、和胃导滞等治法。

二、西医治疗

西医治疗夜惊症，对于发作较频繁或白天有明显焦虑、抑郁等情绪者，可短期、少量使用抗焦虑药，较常用的有阿普唑仑、劳拉西泮。也可以用抗焦虑作用较好的抗抑郁药艾司西酞普兰、帕罗西汀等。但针对婴幼儿患者，需谨慎用药并密切关注患儿生理体征及病理改变，以防造成不可逆损害。

另外，一般儿童期发病的夜惊症大多在青春期后自愈。故调护方面需要重点叮嘱患者及家人，科普相关健康知识以减轻心理压力。消除睡前各种紧张因素，保持情绪稳定、愉快。夜惊发作时家长不要恐惧害怕，亦无须唤醒患儿，可安抚其再次入睡。

第二节　内服方

桂枝去芍药加蜀漆牡蛎龙骨救逆汤

【组成】桂枝（去皮）三两，甘草（炙）二两，生姜（切）三两，大枣（擘）十二枚，牡蛎（熬）五两，蜀漆（洗去腥）三两，龙骨四两。

【用法】上七味，以水一斗二升，先煮蜀漆，减二升；纳诸药，煮取三升，去滓，温服一升。

【功效】调和营卫，镇惊安神。

【主治】阳虚阴盛，营卫不和所致睡惊症。

【来源】《伤寒论》

天门冬大煎

【组成】天门冬、生地黄（切，捣压尽取汁）各三斗半，白蜜（炼）三升，酥（炼）三升，枸杞根（切，洗净，以水一石五斗，煮取一斗三升，澄清）三斗，獐骨（一具，捣碎，以水一石，煮取五斗，澄清）。

【用法】上六味，并大斗铜器中，微火先煎门冬，地黄减半乃合，煎取大斗二斗，下后件散药，煎取一斗，纳铜器，重釜煎令隐掌，可丸如梧子大，平旦空腹酒服二十丸，日二，加至五十丸。

【功效】祛邪扶正安神。

【主治】客邪侵袭所致睡惊症。

【来源】《千金方》

大续命散

【组成】麻黄、乌头、防风、桂心、甘草、蜀椒、杏仁、石膏、人参、芍药、当归、竹茹、黄芩、茯苓、干姜各一两。

【用法】上十五味治，下筛，以酒服方寸匕，稍加，以知为度。

【功效】祛邪扶正安神。

【主治】客邪侵袭所致睡惊症。

【来源】《千金方》

阿伽陀药

【组成】紫檀、小檗、茜根、郁金、胡椒各五两。

【用法】上五味，捣筛为末，水和纳臼中，更捣一万杵，丸如小麦大，阴干，用时以水磨而用之。

【功效】祛邪扶正安神。

【主治】客邪侵袭所致睡惊症。

【来源】《千金方》

大镇心散

【组成】紫石英、茯苓、防风、人参、甘草、泽泻各八分，黄芪、白术、薯蓣、秦艽、白蔹各六分，麦冬、当归各五分，桔梗、大豆黄卷、柏子仁、桂心、远志、大黄、石膏各四分，干姜、蜀椒、芍药、细辛各三分。

【用法】上二十四味治，下筛，酒服三方寸匕，日三。（一方无紫石英、茯苓、泽泻、干姜，有大枣四分，蜜丸如梧子大，酒下十五丸。）

【功效】益气养心，安神定志。

【主治】心气虚弱所致睡惊症。原书用治"心虚惊悸，梦寐恐畏"。

【来源】《千金方》

～· 陷脉散 ·～

【组成】乌贼鱼骨一分，白石英半两，石硫黄一分，紫石英半两，钟乳（粉）半两，干姜一两，丹参三分，琥珀一两，大黄一两，蜀附子（炮，去皮）一两。

【用法】水煎服。

【功效】安神定志。

【主治】睡惊症。原书用治"惊惕寐卧不安"。

【来源】《千金方》

～· 石英煎 ·～

【组成】白石英（碎如米，以醇酒九升，铜器中微火煎，取三升，以竹篦搅勿住手，去滓澄清）、紫石英（制同上）各一斤，地黄一斤，白蜜三斤，酥一斤，桃仁三斤，石斛五两，柏子仁、远志、茯苓、山茱萸、人参、麦冬、桂心、干姜、五味子、白术、肉苁蓉、甘草、天雄、白芷、细辛、川芎、黄芪、防风、山药各二两。

【用法】上二十四味治，下筛，纳煎中，如不足，加酒取足为限，煎令可丸，丸如梧子大，酒服二十丸，日三，稍加至四十丸为度。

【功效】祛邪扶正安神。

【主治】客邪侵袭所致睡惊症。原书用治"眠中不安，恶梦惊惧百病"。

【来源】《千金方》

·桔梗汤·

【组成】桔梗（炒，锉）三分，半夏（汤洗七遍去滑，姜汁炒）一两一分，白术三分，甘草（炙，锉）一分。

【用法】上四味，粗捣筛，每服三钱匕，以水一盏，入生姜半分拍碎，煎至七分，去滓，下饴糖一分，空腹温服，夜卧再煎服。

【功效】化痰安神。

【主治】睡惊症。原书用治"虚劳惊恐不安，夜不得眠"。

【来源】《圣济总录》

·五补汤·

【组成】黄芪三分，附子（炮裂，去皮脐）半两，人参半两，槟榔半两，白术半两，百合半两，酸枣仁（微炒，研）半两，白茯苓（去粗皮）半两，麦冬（汤浸，去心，焙干）半两，桂（去粗皮）半两。

【用法】上一十味，除酸枣仁外，细锉，分为十帖，每帖水两盏，入生姜五片，同煎至一盏，去滓，空心温服，日二。

【功效】解肝胆虚寒，益气养心，安神定志。

【主治】心胆气虚所致睡惊症。原书用治"肝虚胆寒，夜间少睡，睡即惊觉"。

【来源】《圣济总录》

·酸枣仁丸·

【组成】酸枣仁（微炒，捣研）二两，人参、白术、白茯苓（去粗皮）、半夏（汤洗七遍去滑，切，焙）、干姜（炮）各一两半，陈橘皮（去白，焙）、榆白皮（锉）、旋覆花、前胡（锉）各一两，槟榔（椎碎）五枚。

【用法】上十一味，捣罗为末，炼蜜丸如梧桐子大，空心食前，煎枣汤下二十丸，日再服，加至三十丸。

【功效】益气养心，安神定志。

【主治】心胆气虚所致睡惊症。原书用治"胆虚睡卧不安，精神恐怯"。

【来源】《圣济总录》

·辰砂妙香散·

【组成】黄芪（蜜炙）、人参各二两，甘草（炙）、桔梗、山药、远志（甘草汤泡，去骨）、茯神、茯苓各一两，木香（煨）二钱五分，辰砂（另研，水飞净）三钱，麝香（另研）一钱。

【用法】上十一味，为散，每服二钱，不拘时温酒调服。

【功效】益气养心，安神定志。

【主治】睡惊症属心胆气虚者。原书用治"心气不足，惊悸恐怖，虚烦不眠，夜多盗汗"。

【来源】《古今医统大全》

·琥珀养心丹·

【组成】琥珀（另研）二钱，龙齿（另研）一两，远志（黑豆、甘草同煮，去骨）、石菖蒲、茯神、人参、酸枣仁（炒）各五钱，当归、生地黄各七钱，黄连三钱，柏子仁五钱，朱砂（另研）

三钱，牛黄（另研）一钱。

【用法】上为细末，将牛黄、朱砂、琥珀、龙齿研极细，以猪心血丸，如黍米大，金箔为衣，每服五十丸，灯心汤送下。

【功效】养心安神。

【主治】睡惊症属心虚热炽，心神失养，心气不宁者。原书用治"心血虚，惊悸，夜卧不宁，或怔忡心跳"。

【来源】《证治准绳》

温胆汤

【组成】半夏（汤洗）、枳实、竹茹各一两，橘皮（去白）一两半，甘草（炙）四钱，白茯苓七钱。

【用法】每服四钱，水一盏半，生姜七片，枣一枚，煎七分，食前热服。

【功效】理气化痰，温胆宁心。

【主治】睡惊症属心胆气虚，客邪侵袭者。原书用治"心胆虚怯，触事易惊，或梦寐不祥"。

【来源】《证治准绳》

珍珠母丸

【组成】珍珠母（别研细）七钱半，当归、熟地黄各一两半，人参、酸枣仁（炒）、柏子仁各一两，犀角屑（水牛角代）、茯神、沉香、龙齿（研）各半两。

【用法】上为末，炼蜜丸，小豆大，辰砂为衣，每服二十丸，白汤下，日午、夜卧，各一服。

【功效】滋阴潜阳，安神定志。

【主治】睡惊症属肝虚热炽者。原书用治"肝胆二经，因虚内受风邪，卧则魂散而不守，状若惊悸"。

【来源】《证治准绳》

～·　安神定志丸　·～

【组成】茯苓、茯神、人参、远志各一两，石菖蒲、龙齿各五钱。

【用法】炼蜜为丸，如桐子大，辰砂为衣，每服二钱，开水下。

【功效】益气养心，安神定志。

【主治】睡惊症属心胆气虚者。原书用治"有惊恐不安卧者，其人梦中惊跳怵惕是也"。

【来源】《医学心悟》

～·　肝胆两益汤　·～

【组成】白芍一两，远志五钱，炒酸枣仁一两。

【用法】水煎服。

【功效】补益肝胆。

【主治】睡惊症。原书用治"人有夜不能寐，恐鬼祟来侵，睡卧反侧，辗转不安，或少睡而即惊醒，或再睡而恍如捉拿"。

【来源】《辨证录》

～·　当归龙荟丸　·～

【组成】当归（焙）、龙胆、大栀子、黄连、黄柏、黄芩各一两，大黄、芦荟、青黛各半两，木香一分，麝香半钱。

【用法】上为末，炼蜜为丸，如小豆大，小儿如麻子大。每服二十丸，生姜汤送下，兼服防风通圣散。

【功效】清肝泻火，安神定志。

【主治】睡惊症属肝胆热盛，扰动心神者。

【来源】《丹溪心法》

ᴥ· 安神丸 ·ᴥ

【组成】生犀角末（水牛角代）半钱，雄黄一分，人参一分，茯苓一分，车前子一分。

【用法】上为末，取桃白皮一两，桃符一两，二味以水三升，同煎至一升，去滓，更煎成膏，和前药，丸如麻子大，每服三丸，芍药汤下。

【功效】清心降火，安神定志。

【主治】睡惊症。

【来源】《幼幼新书》

ᴥ· 摄生饮 ·ᴥ

【组成】制天南星、南木香、法半夏各一钱半，北细辛、漂苍术、石菖蒲、炙甘草各一钱。

【用法】上作一剂，生姜三片水煎，热服。

【功效】祛邪扶正安神。

【主治】睡惊症属正气不足，客邪侵袭者。

【来源】《幼幼集成》

ᴥ· 龙齿二阴煎 ·ᴥ

【组成】生龙齿（先煎）30克，麦冬20克，生地黄30克，酸枣仁20克，黄连6克，桔梗12克，炙甘草9克，竹叶6克，蝉蜕20克，钩藤（后入）30克。

【用法】每日1剂，水煎服。

【功效】滋阴降火，安神定志。

【**主治**】睡惊症属阴虚火旺，热扰心神者。

【**来源**】中国中医基础医学杂志，2002，8（1）

∽ · 加味栀子豉汤 · ∾

【**组成**】栀子12克，淡豆豉15克，青龙齿、生牡蛎、生龙骨、紫贝齿（均先煎）各30克。

【**用法**】每日1剂，水煎分2次温服。

【**功效**】滋阴降火，安神定志。

【**主治**】睡惊症属阴虚火旺，热扰心神者。

【**来源**】中国中医急症，2009，18（4）

第十五章 夜尿症

第一节 概述

夜尿症是指"夜间不得不醒来排尿"的病症。2002年国际尿控协会定义夜尿症为：夜间睡眠过程中一次或多次醒来排尿，排尿前后均为睡眠状态。但临床一般只将夜间尿量超过日总尿量的1/3，或夜尿次数 ≥ 2次的病症称为夜尿症。该病因长期夜间频繁起床小便，干扰了正常睡眠，导致患者白天精神疲惫，神经衰弱，认知功能降低，生活质量和幸福感下降，甚至诱发心血管疾病或其他器质性病变。本病无论患者排尿多少次或发生在任何阶段，患者都需要醒来排尿。但若排尿行为发生在睡眠状态时，那就属于夜间遗尿。他们的主要区别在于排尿时是否处于清醒状态。

Tikkinen等研究人员对18~79岁的芬兰人群进行调查时发现，夜尿症（每晚至少排尿1次）患病率在男性和女性分别为37%和43%，如果将夜尿症严格定义为每晚排尿2次以上，男性和女性的患病率会降至12%和13%。中国成人（40岁以上人群）1次以上的夜尿症患病率为55%，2次以上达22.8%。由于夜尿症是非致死性疾病，传统上医生和患者多对夜尿症重视不足。但其实容易被忽视的夜尿症不仅发病率高，而且与抑郁、认知功能障碍、情绪障碍、摔倒和骨折等密切相关。事实上夜尿症对于患者日常生活的影响是多方面的，而首要的就是影响患者的睡眠质量。53.4%的夜尿症患者承认夜尿症导致的睡眠障碍干扰了他们正常的工作和社交，严重者彻夜不得安宁，无法入睡。此外老年患者频繁夜间起床，跌倒概率上升，容易发生髋关节骨折等意外。研究发现夜尿症患者比非夜尿症患者骨折发生率和死亡率都更高。

【西医研究近况】

一、病因

夜尿症是多因素疾病，但男、女性患者夜尿症病因大致相同，常见的病因包括行为、心理、社会因素；代谢疾病（糖尿病、烦渴综合征、高钙血症、尿崩症）；夜间多尿（低蛋白血症、日间液体摄入过多、充血性心力衰竭、肾脏病、神经系统疾病）；膀胱储尿或者排空问题（感染、膀胱过度活动症）；睡眠疾病（睡眠障碍、睡眠呼吸暂停、镇静剂过度使用）等。

二、诊断

排尿日记是夜尿症最重要的诊断手段，根据排尿日记，得到以下数据：①夜间尿量：包含晨起第一次排尿；②夜间排尿次数：不包含晨起第一次排尿；③夜间多尿指数：夜尿总量除以24小时总尿量；④夜间膀胱容量指数：实际的夜尿次数−预测的夜尿次数（预测的夜尿次数=夜间总尿量/最大膀胱容量−1）。排尿日记需记录24~72小时，包括液体摄入量和种类，排尿时间及排尿量，排尿时伴发症状。还需要记录患者睡眠时间、觉醒时间，并且根据睡眠状况，采取客观指标评估患者的睡眠质量，必要时可加做睡眠脑电图。详细了解患者病史，包括排尿伴发症状、泌尿系统感染史、全身疾病史、睡眠障碍等。了解患者的生活习惯，如日常饮食及是否存在睡前水分摄入过多的情况（水果、酒精、咖啡类饮料等）。进行全面的体格检查及辅助检查，需排除泌尿系统的感染、糖尿病等。

三、治疗

找到潜在病因是治疗夜尿症的关键。改变生活方式和行为方式一直是治疗夜尿的一线疗法，主要包括以下几个方面。

1.限制饮水（每日饮水量<体重2%），调整日常饮食，减少饮用酒精和咖啡类饮料，睡前限制液体摄入。

2.缩短睡眠时间，提高睡眠质量。

3.注意夜间保暖，增加皮肤血供，减少尿液产生。

4.适度运动，减少双下肢水液潴留。膀胱过度活动症患者加强膀胱功能训练，逐渐减少排尿次数，加强盆底肌功能锻炼，增强盆底肌收缩力。

5.睡前排尿，尿流率低，残余尿量增多的患者，建议睡觉前排尿采用2次或多次排尿法尽可能排空尿液，减少残余尿量；重症患者常需联合药物治疗。

通过调整生活方式，可减少夜间尿量，缓解夜尿症，大多数患者症状可得到改善。当然严重时或通过改变生活方式治疗无效时，则需要药物干预。关于夜尿症的西医治疗，主要药物包括促进重吸收药物如去氨加压素，降低肾血流灌注药物如非甾体抗炎药，降低膀胱敏感性药物包括α-受体阻滞剂等。夜尿症病理生理机制复杂，单一药物的治疗往往不能取得理想的效果，常需个体化、联合用药。伴有良性前列腺增生的患者选用镇静催眠药联合α-受体阻滞剂，或非甾体抗炎药联合α-受体阻滞剂、5α-还原酶抑制剂均取得不错的效果。夜尿症伴有膀胱过度活动症患者选用抗毒蕈碱类药物联合α-受体阻滞剂、去氨加压素、利尿剂等，可使夜尿症状明显缓解。西医主要为对症治疗，药物选择多，方便快捷，缺点是难以治本。

【中医病因病机及治疗】

本病在中医学中属小便不禁之症，多由脏腑失调导致的水泉不止，膀胱不藏引起。中医学认为，津液的生成、输布与排泄，是在肺、脾、肾、肝、胃、三焦、小肠、大肠、膀胱等多个脏腑共同参与下完成的。尿液的生成和排泄是津液代谢的一个重要环节。津液通过三焦水道下输于膀胱，在肾气的蒸腾气化作用下，津液之清者上输于肺，重新参与津液代谢；津液之浊者生成尿液。夜尿频多主责膀胱气化无力，肾气虚衰。《素问·灵兰秘典论》曰："膀胱者，州都之官，津液藏焉，气化则能出矣。"阐明膀胱之职是贮藏津液。膀胱又称尿脬、净腑、水腑，位于下腹部，与肾相连，下有尿道，开口于前阴。膀胱中尿液的排泄，由肾及膀胱的气化作用调节。气化作用正常，则膀胱开阖有度，尿液可及时地从溺窍排出体外。若肾气失于固摄，膀胱合少开多，则可见夜尿多、尿后余沥、尿频、遗尿、小便失禁等症状；肾的气化作用失常，膀胱开少合多，则可出现小便不利或癃闭。故《素问·宣明五气》说："膀胱不利为癃，不约为遗尿。"足太阳膀胱经与足少阴肾经相互络属而成表里关系，尿液排泄主要是膀胱的生理功能，但也依赖于肾中阴阳平衡，肾气蒸腾与固摄作用的协调。《素问·六节藏象论》说："肾者，主蛰……通于冬气。"肾主蛰，以越冬虫类伏藏喻指肾潜藏、封藏、闭藏的生理特性，故"肾为封藏之本"。肾的封藏作用体现在人体的藏精、纳气、固摄冲任、固摄二便等方面。肾气不藏则膀胱气化失司，尿液的排出也会出现异常。临床上大部分夜尿症患者属肾脏不足型，且老年患者居多，本就元阳衰弱，固摄无权。因此无论是汤药还是针灸、穴位贴敷，大多采用温阳益气，补肾收涩之法。气虚日久可致血瘀，"年老多瘀血"，治疗上除补虚外还应辅以活血化瘀之品。

历代医家对于本病也有着自己独到的见解。《景岳全书》载："遗溺一证，有自遗者，以睡中而遗失也。有不禁者，以气门不固，而频数不能禁也。又有气脱于上，则下焦不约，而遗失不觉者，此虚极之候也。总之，三者皆属虚证，但有轻重之辨耳。"说明遗尿的三种情况，有睡梦中不醒而小便出者；有小便频数，如厕频繁者；有醒时小便出而不自觉者。这三种情况都属于虚证，只不过虚的程度不同。其将现在我们所说的遗尿和夜尿区别论述，前者排尿在睡时，后者排尿在夜间醒时，但都归属于虚证，辨证治疗上也无大区别，只是虚的程度不同而已。张景岳认为虽然肾主水，小水太利为肾失职，但肾上连肺，若肺气无权，则肾水终不能摄，故"治水者必须治气，治肾者必须治肺"。主张辨证施治，不可一味固摄：脾肺气虚而不能约束水道者，宜补中益气汤、理中汤等，再酌加固摄之品，如果治之不效则当责之于肾；若肝肾亏虚，膀胱不藏者，宜右归饮、大补元煎等，或加固涩之品为佐；若下元虚寒，宜大菟丝子丸、家韭子丸、缩泉丸等；凡因恐惧得之，是心气不足，下连肝肾，宜大补元煎、归脾汤、五君子煎等。同时罗列出一些固摄小便的古方，如《济生》菟丝子丸、茴香益智丸、牡蛎丸、二气丹、固真散等。

明太医院院使薛立斋认为，"人之溲溺，赖心肾二气之所传送"。心与小肠相表里，肾与膀胱相表里，心肾气虚而传送失度，则水泉不止。他认为治之应"温暖下元，清心寡欲"。内虚寒者，以秘元丹等；内虚湿热者，宜六味地黄丸，或加五味子、杜仲、补骨脂；年老者以八味丸；肝主小便，若肝经血虚，用四物、栀子；若小便频数，或劳而益甚，属脾气虚弱，用补中益气汤加山药、五味子；膀胱阴虚，阳无所生者，滋肾丸；膀胱阳虚，阴无所化者，六味丸。除以上小便不禁的辨证外还列举了一些小便频多伴淋漓涩痛的证治，属于淋病范畴，虽都有小便次数增多，但应加以鉴别。《景岳全书》言："自有淋浊门正治之法，盖此非遗失之谓也。"将淋证与小便不禁之证区别开来，认为小便不禁完全属于虚，而淋病自有热证。

夜尿症的中医治疗种类丰富，除了内服汤剂外，针灸、穴位贴敷等也有很好的疗效。临床上常采用内服汤剂和外用针灸、穴位贴敷联合治疗的方法。古今历代医家对于此病论述颇多，现整理效方如下。

第二节 内服方

～ 金匮肾气丸 ～

【组成】干地黄八两，薯蓣四两，山茱萸四两，泽泻三两，茯苓三两，牡丹皮三两，桂枝一两，附子（炮）一两。

【用法】上八味，末之，炼蜜和丸梧子大，酒下十五丸，加至二十五丸，日再服。

【功效】振奋肾气，蒸化水气。

【主治】夜尿症属肾阳虚失于固摄者。

【来源】《金匮要略》

～ 下瘀血汤 ～

【组成】大黄二两，桃仁二十枚，䗪虫（熬，去足）二十枚。

【用法】上三味，末之，炼蜜和为四丸，以酒一升，煎一丸，取八合，顿服之。

【功效】荡逐瘀血。

【主治】瘀血型夜尿症。

【来源】《金匮要略》

～ 缩泉丸 ～

【组成】天台乌药（细锉），益智子（大者，去皮，炒）各等份。

【用法】上为末，别用山药炒黄为末，打糊丸，如梧桐子大，曝干，每服五十丸，嚼茴香数十粒，盐汤或盐酒下。

【功效】温肾驱寒，缩泉固摄。

【主治】夜尿症属肾经虚寒，小便滑脱者。

【来源】《魏氏家藏方》

ᔉᔊ·补中益气汤·ᔉᔊ

【组成】黄芪五分（病甚、劳役、热甚者一钱），甘草五分（炙），人参三分（去芦，有嗽去之），当归身二分（酒焙干，或日干，以和血脉），橘皮二分或三分（不去白），升麻二分或三分，柴胡二分或三分，白术三分。

【用法】上件药㕮咀，都作一服，水二盏，煎至一盏，量气弱气盛，临病斟酌水盏大小，去渣，食远稍热服。

【功效】补中益气。

【主治】夜尿症属肺脾不足，失于固摄者。

【来源】《脾胃论》

ᔉᔊ·巩堤丸·ᔉᔊ

【组成】熟地黄、菟丝子（酒煮）、白术（炒）各二两，北五味子、益智仁（酒炒）、补骨脂（酒炒）、附子（制）、茯苓、家韭子（炒）各一两。

【用法】上为末，山药糊丸，如桐子大，每服百余丸，空心滚汤或温酒下。如兼气虚，必加人参一二两更妙。

【功效】温补固摄。

【主治】夜尿症属膀胱不藏，命门火衰者。

【来源】《景岳全书》

❧ · 家韭子丸 · ❧

【组成】家韭子（炒）六两，鹿茸（酥炙）四两，肉苁蓉（酒浸）、牛膝（酒浸）、熟地黄、当归各二两，巴戟天（去心）、菟丝子（酒浸）各一两半，杜仲（炒）、石斛（去苗）、桂心、干姜（炮）各一两。

【用法】上为末，酒糊为丸，如梧子大，每服五十丸，加至百丸，空心食前盐汤、温酒下。小儿遗尿者，多因胞寒，亦禀受阳气不足故也，别作一等小丸服。

【功效】夜补阳固摄。

【主治】夜尿症属阳虚不固者。原书用治"少长遗溺，及男子虚剧，阳气衰败，小便白浊，夜梦泄精。"

【来源】《三因极一病证方论》

❧ · 四维散 · ❧

【组成】人参一两，制附子二钱，干姜（炒黄）二钱，炙甘草一二钱，乌梅肉五分或一钱（酌其味之微甚，随病患之意而用之。或不用此，即四味回阳饮也）。

【用法】上为末，和匀，用水拌湿，蒸一饭顷，取起烘干，再为末，每服一二钱，温汤调下。

【功效】温补脾肾，收敛固涩。

【主治】夜尿症属脾肾虚寒，或气虚下陷者。

【来源】《景岳全书》

❧ · 秘元丹 · ❧

【组成】白龙骨三两，诃子（炮，去核）十个，缩砂仁（去皮）一两，灵砂二两。

【用法】上四味，为细末，煮糯米粥丸，如麻子大，每服空心酒送下两丸，临卧冷水下三丸。忌葱、茶、葵、菜等物。

【功效】助阳消阴，正气温中。

【主治】夜尿症属内虚里寒者。

【来源】《御药院方》

～·· 大菟丝子丸 ··～

【组成】菟丝子（酒制）、鹿茸（酥炙）、肉桂、石龙芮（去土）、附子（炮）、泽泻各一两，熟地黄、牛膝（酒浸一宿，焙干）、山茱萸、杜仲（炒）、茯苓、肉苁蓉（酒浸，切，焙）、续断、石斛、防风、补骨脂（酒炒）、荜茇、巴戟天、茴香（炒）、沉香各三两，川芎、五味子、桑螵蛸、覆盆子各五钱。

【用法】上为末，酒煮面糊丸，桐子大，每服三五十丸，空心盐汤、温酒任下。

【功效】补肾温阳收涩。

【主治】夜尿症属肾气虚损者。

【来源】《太平惠民和剂局方》

～·· 牡蛎丸 ··～

【组成】牡蛎（用瓷器盛，以盐末一两铺底盖面，用炭火约五斤烧半日，取出研）三两，赤石脂（捣碎，醋拌匀湿，于铁锅内慢火炒干，研粉）三两。

【用法】上用酒糊丸，桐子大，每服五十丸，空心盐汤下。

【功效】收敛固涩。

【主治】夜尿症。

【来源】《景岳全书》

·茴香益智丸·

【组成】小茴香（盐炒）、益智仁（炒）、补骨脂（酒炒）、川乌（炮）、乌药各一两。

【用法】上为末，山药糊丸，桐子大，每服八十丸，盐汤下。

【功效】温肾收涩。

【主治】夜尿症属肾阳虚者。

【来源】《活人心统》

·固脬丸·

【组成】菟丝子（制）三两，茴香一两，桑螵蛸（炙）、制附子各五钱，戎盐一钱。

【用法】上为末，酒煮面糊丸，桐子大，每服三十丸，空心米饮下。

【功效】温阳收涩。

【主治】夜尿症属阳虚不固者。

【来源】《景岳全书》

·五子丸·

【组成】菟丝子（酒蒸）、家韭子（炒）、益智、茴香（炒）、蛇床子（去皮，炒）。

【用法】上各等份为末，酒糊丸，桐子大，每服七十丸，米饮、盐汤任下。

【功效】温阳收涩。

【主治】夜尿症属阳虚不固者。

【来源】《景岳全书》

·萆薢分清饮·

【组成】益智、川萆薢、石菖蒲、乌药各等份。

【用法】上锉，每服五钱，水煎，入盐一捻，食前服。

【功效】温肾利湿，分清化浊。

【主治】夜尿症属湿浊蕴结者。

【来源】《丹溪心法》

·醒脾升陷汤·

【组成】生黄芪四钱，白术四钱，桑寄生三钱，川续断三钱，山茱萸（去净核）四钱，龙骨（煅捣）四钱，牡蛎（煅捣）四钱，川萆薢二钱，甘草（蜜炙）二钱。

【用法】水煎服。

【功效】益气健脾升陷。

【主治】夜尿症属脾虚下陷者。

【来源】《医学衷中参西录》

·补肾缩泉汤·

【组成】附子（先煎）10克，桂枝15克，熟地黄30克，山茱萸15克，怀山药15克，巴戟天15克，杜仲15克，党参15克，黄芪30克，白术15克，肉苁蓉15克，当归15克，桃仁15克，红花15克，路路通15克，乌药15克，益智仁15克，金樱子12克，芡实15克，炙甘草10克。

【用法】每日1剂，水煎服，早、晚各服300毫升，7日为1疗程，连续服用4个疗程。

【功效】补肾健脾缩尿，活血通络。

【主治】夜尿症属脾肾阳虚，久病入络，兼有瘀血者。

【来源】黑龙江中医药，2016，45（6）

·固泉饮·

【组成】熟地黄10克，太子参12克，山药12克，山茱萸8克，益智仁8克，肉桂3克，五味子3克，覆盆子8克，炙远志5克，茯苓10克，桑螵蛸6克。

【用法】水煎服，每日服药汁3次。

【功效】健脾固肾，宁心安神，固摄小便。

【主治】夜尿症属脾肾不足，心神不宁者。

【来源】中国中医药学会基层中医药会议专刊，1997

·固本化瘀汤·

【组成】黄芪20克，党参20克，茯苓15克，白术15克，山药20克，丹参15克，红花15克，菟丝子15克，沙苑子20克，覆盆子15克，地龙15克，杜仲15克，牛膝15克，益智15克，莲子15克，甘草10克。

【用法】每日1剂，水煎300毫升，分2次温服。

【功效】健脾益肾，化瘀通络，固本培根，缩泉摄浊。

【主治】高血压合并夜尿症。

【来源】黑龙江中医药大学（学位论文），2017

·益气固肾方·

【组成】沙苑子30克，覆盆子20克，淫羊藿10克，芡实20克，益智仁10克，桑寄生10克，杜仲20克，续断20克，菟丝子10克，乌药20克，合欢皮20克，川芎10克。

【用法】每日1剂，每次200毫升，早、晚各服1次。

【功效】补肾缩尿固精。

【主治】夜尿症属肾虚摄纳失职者。

【来源】中医临床研究，2019，11（30）

· 通癃软结汤 ·

【组成】黄芪15克，桂枝15克，炙鳖甲12克，生牡蛎12克，炙水蛭9克，琥珀9克。

【用法】每日1剂，水煎取汁200毫升，早、晚各服100毫升。

【功效】补脾益肾，活血软结。

【主治】前列腺增生导致的夜尿症。

【来源】现代中西医结合杂志，2018，27（24）

· 补肾缩泉胶囊 ·

【组成】黄芪、山茱萸、桑螵蛸、金樱子、桃仁、水蛭。

【用法】每次4粒，每日3次。

【功效】补肾化瘀，缩泉止尿。

【主治】夜尿症属肾虚血瘀者。

【来源】黑龙江中医药大学（学位论文），2016

· 补肾敛涩方 ·

【组成】枫心木15克，肉苁蓉15克，黄芪30克，五味子10克，苍术10克，金樱子10克，赤芍10克，玉米须8克。

【用法】每日1剂，水煎取汁200毫升，分2次服用。

【功效】补肾健中，敛阴涩精。

【主治】夜尿症属脾肾两虚，津液不固者。

【来源】上海中医药大学学报，2017，31（2）

· 竹丝鸡汤 ·

【组成】乌骨鸡1/4只（去皮），巴戟天10克，杜仲15克，怀山药15克。

【用法】巴戟天、杜仲用盐水炒后，与乌骨鸡、怀山药一起煲汤食用。

【功效】温肾健脾。

【主治】夜尿症属脾肾阳虚者。

【来源】实用临床医药杂志，2015，19（16）

第三节　外用方

· 附子饼 ·

【组成】熟附子、面粉。

【用法】将熟附子研细成末，附子粉与面粉按2∶1比例混合后用新鲜姜汁调配，搅拌成泥，由模具制成半径约2.5厘米、厚度约0.5厘米的附子饼，置于单层纱布上，用针灸针将附子饼中央点刺成孔，取适量陈年蕲春清艾绒捏成圆锥状置于附子饼上备用。嘱患者取舒适体位平卧，取适量食盐填平神阙穴，分别用于神阙、气海、关元、中极穴施灸，艾炷燃尽为1壮，每穴3壮后（约30分钟）移去附子饼，拍打干净。

【功效】温补脾肾，振奋膀胱。

【主治】夜尿症属脾肾阳虚者。

【来源】中西医结合研究，2019，11（6）

· 加味缩泉督灸粉 ·

【组成】乌药、补骨脂、巴戟天、肉桂、制附子、当归各15克，益智仁12克，丁香10克，小茴香6克。

【用法】上药粉碎成药面备用。铺灸部位：两侧膀胱经脾俞穴至会阳穴区域。铺灸方法：以上部位用75％乙醇消毒，把加味缩泉督灸粉药面均匀铺撒于铺灸部位，厚约1毫米。取生姜100克，打为姜绒备用，所用生姜绒在当天配制。将生姜绒直接铺到药面上，铺成带状，厚约2厘米，宽约6厘米，轻轻按压姜绒带的中间部位，使两边微高，中间凹陷。取艾绒200克，搓捻成条状，放置长度比姜绒的长度略短。分别点燃艾绒的两端与中间部位，1壮燃尽后，移去灰渣，重新铺置艾绒继续施灸，每次3壮。铺灸时间：每隔7日施灸1次，共治疗4次，以患者能耐受，皮肤潮红而不起水泡为度，一般不超过1小时。

【功效】温补脾肾，涩精缩尿。

【主治】夜尿症属脾肾阳虚，固摄无能者。

【来源】新中医，2019，51（4）

第十六章 梦 魇

第一节 概 述

梦魇，又称为"梦境焦虑障碍"，民间俗称"压狐"，是指睡梦中惊叫或是觉有重物压身，不能举动，欲呼不出，恐惧万分，胸闷如窒息状，发作后仍可入睡。

关于"魇"字，许慎在《说文解字》中说："魇，梦惊也。"这些梦境总是非常可怕，使做梦的人处于极度焦虑之中，梦境或为妖魔鬼怪所玩弄，或为坏人、猛兽所追赶，或是自己及亲人陷入某种灾难的边缘等，当时想哭哭不出，想逃逃不了，往往使人感到无可奈何或透不过气来。同做梦一样，梦魇也是一种生理现象，一般不致严重后果，但是频繁发作则严重影响人们正常的工作和休息。中医学认为，梦魇是由于气血两虚，或气滞血瘀，凝阻脑络，或痰火内扰，上犯清窍，或心肾不交等造成脏腑之气与脑气不相接所致。如《医林改错》云："气血凝滞脑气，与脏腑气不接，如同作梦一样。"梦魇亦是中医学"梦证"之一，均与心神不宁，魂魄不安有关。诚如《血证论》所载："梦乃魂魄役物，恍有所见之故也。魂为病，则梦女子、花草、神仙、欢喜之事……魄为病，则梦惊怪、鬼物、争斗之事……梦中所见，即是魂魄，魂善魄恶，故魂梦多善，魄梦多恶。然魂魄之所主者，神也。"若偶发梦魇可不作病态，但如果噩梦频频，缠绵反复，醒后仍然心有余悸，头目昏蒙，精神不振，神疲不适则应当加以重视，并予以治疗。

古人对梦魇的病因病机各有解说，不少防治经验可参考。如隋代巢元方在《诸病源候论》中记载："卒魇者，屈也，谓梦里为鬼邪之所魇屈。人卧不悟，皆是魂魄外游，为他邪所执录，欲还未得，致成魇也……拘魂门，制魄户，名曰握固法。屈大拇指，着四小指内抱之，积习不止，眠时亦不复开，令人不魇魅。"《素问·脉要精微论》曰："阴盛则梦涉大水恐惧……阴阳俱盛则梦相杀毁伤……下盛则梦堕……长虫多则梦相击毁伤。"这是《素问》对梦魇的病因病机和症状进行的阐述。《普济方》曰："凡人其寐也魂交，其觉也形开。若形数惊恐，心气妄乱，精神慑郁，志有摇动，则有鬼邪之气，乘虚而来，入于寝寐，使人魂魄飞荡，去离形骸，故魇不得寤……必须人助唤，并以方术治之乃苏……又人魇须远呼，不得近而急唤，恐神魂或致飞荡也。"这里阐述梦魇是外受惊恐，心神被扰所致，及梦魇的处理和禁忌。孙思邈在《备急千金要方》中指出："凡人常卧，不宜仰卧，以手覆心上必魇。"主要说明睡姿不当易发生梦魇。《百症赋》曰："梦魇不宁，厉兑相谐于隐白。"现代有学者发现，外受惊恐，或痰饮内停，或饮食不节，或思虑过度，或情志不遂，心血耗伤，心气不足，均可发为梦魇。西医学则认为梦魇是人睡眠时发生一过性脑缺血引起的，可归咎为身体虚弱、过度恐惧、服用某些会引起低血压的药物，以及睡眠姿势不当造成颈部受压致脑供血不足等。

梦魇患者有时可出现灵魂出窍等濒死感，甚至可致心跳或呼吸骤停，故防治尤为重要，除药物和针刺外，也可配合心理疏导疗法和导引术等，平时注意保持正确睡姿，保证睡眠充足，锻炼身体，合理饮食，避免紧张、抑郁、恼怒等精神因素影响。

脑科学兴起前，人们对梦魇性睡眠障碍的形成机制缺少认识，患者多求助于巫术。随着科技的进步，脑科学对于睡眠障碍发病原因的解释取得了相当大的进展，现在已有一部分梦魇性睡眠障碍患者能够主动到医院求助。目前医学对于睡眠障碍的研究主要集中在对失眠问题的探讨，而对睡眠障碍中其他类型及其他伴随症状较少关注。现在西医学方面还没有治疗梦魇的专门的药物。梦魇患者服用的药物大多是治疗失眠的药物，长期服用有副作用，甚至会形成药物依赖。在心理干预方法方面，精神分析学派、行为主义学派、认知学派对梦魇性睡眠障碍的形成机制有不同的解释。这些学派在治疗梦魇性睡眠障碍方面做了许多积极的尝试，但取得的效果却不尽如人意。

梦魇作为常见的恶性梦境体验，在噩梦中患者常体验到恐惧等负性情绪，并从噩梦中惊醒，而且能回忆起清晰的梦境内容。频繁的噩梦发作会给患者带来巨大的心理负担。就梦魇的流行病学而言，儿童梦魇的发病率远高于成人，据统计，约19%的儿童每周至少会有1次梦魇的经历，而梦魇在成年人只有2%~6%的发生率，在美国、加拿大、法国、日本及中东各国，成人梦魇的流行病学数据较为一致。同时有研究显示，老年人梦魇发病率显著低于儿童及青壮年。梦魇患者中以女性占多数，男女之比例约为1∶3，处在行经期年龄的女性（15~45岁）占70%~80%。月经来潮时，尤其是月经量过多的妇女梦魇多发而重。这是由于此时贫血程度加重，心、脑的血液供应量更加不足，缺氧加重所致。

中医学对于本病有着丰富的认识。如有的医家认为本病病因病机是心火炽盛，故用养心安神，清心泻火之法治疗。如《杂病源流犀烛》选用清心补血汤（人参、当归、白芍、茯神、酸枣仁、麦冬、川芎、生地黄、陈皮、栀子、炙甘草、五味子），静神丹（酒当归、酒生地黄、姜远志、茯神、石菖蒲、朱砂、黄连、牛黄、金箔），雄朱散（牛黄、雄黄、朱砂）等方治之。

本病的发生多与体质虚弱、疲劳过度、睡眠时间不规律、贫血、血压过低以及抑郁、发怒等精神因素有关。选用各种方法治疗的同时，要注意加强营养，增强体质，防止过度疲劳，避免抑郁、急怒等不良情绪，方能根除斯疾。

第二节　内服方

·益气安神汤·

【组成】当归一钱二分，黄连（姜汁炒）一钱，生地黄一钱，麦冬（去心）一钱，酸枣仁（炒）一钱，远志（去心）一钱，白茯苓一钱二分，人参一钱，黄芪（蜜炒）一钱，胆南星一钱，淡竹叶一钱，甘草六分。

【用法】上锉一剂，加生姜一片，大枣一枚，水煎服。

【功效】益气养心，化痰安神。

【主治】梦魇属心气不足者。原书用治"七情六欲，相感而心虚，夜多梦寐，睡卧不宁，恍惚惊怖，痰迷痴呆"。

【来源】《寿世保元》

·清心补血汤·

【组成】人参一钱二分，当归、茯神、白芍、酸枣仁、麦冬各一钱，川芎、生地黄、陈皮、栀子、炙甘草、五味子各五分。

【用法】水煎服。

【功效】养心安神。

【主治】梦魇属心气虚者。原书用治"由心虚，则梦恍惚幽昧之事而魇"。

【来源】《杂病源流犀烛》

❧ · 静神丹 · ❧

【组成】酒当归五钱，酒生地黄五钱，姜远志五钱，茯神五钱，石菖蒲二钱半，黄连二钱半，朱砂二钱，牛黄一钱，金箔十五片。

【用法】猪心血和丸，如黍米大，金箔为衣，每服五十丸，灯心汤送下。

【功效】养血安神。

【主治】梦魇。原书用治"由心实，则梦惊忧奇怪之事而魇"。

【来源】《杂病源流犀烛》

❧ · 雄朱散 · ❧

【组成】牛黄一钱，雄黄一钱，朱砂五分。

【用法】每取一钱，床下烧之，再取一钱，酒调灌下。

【功效】镇心安神。

【主治】梦魇。原书用治"甚有精神衰弱，当其睡卧，魂魄外游，竟为鬼邪侵迫而魇者，此名鬼魇"。

【来源】《杂病源流犀烛》

❧ · 癫狂梦醒汤 · ❧

【组成】桃仁八钱，柴胡三钱，香附二钱，木通三钱，赤芍三钱，半夏二钱，大腹皮三钱，青皮二钱，陈皮三钱，桑白皮三钱，紫苏子（研）四钱，甘草五钱。

【用法】水煎服。

【功效】疏肝理气，和营活血，清心除烦。

【主治】梦魇。

【来源】《医林改错》

～ · 桂枝汤 · ～

【组成】桂枝三钱，白芍三钱，生姜三钱，大枣三枚，炙甘草二钱。

【用法】水煎服。

【功效】调和营卫，养心安神。

【主治】梦魇。症见睡觉时总觉有东西压在身上，欲动不能，呼之不去，心中恐慌，惊吓而醒，日久渐至睡眠不宁，心神不安，头昏乏力。

【来源】《伤寒论》

～ · 桂枝加附子汤 · ～

【组成】桂枝（去皮）、芍药、甘草（炙）、生姜（切）各三两，大枣（擘）十二枚，附子（炮）一枚。

【用法】上六味，以水七升，煮取三升，去滓温服。

【功效】振奋胸阳。

【主治】梦魇。症见睡眠中心胸憋闷不能呼吸，行将窒息，呻吟呼喊，唤醒后，惊魂未定，脉弦缓。

【来源】《伤寒论》

～ · 导赤散 · ～

【组成】生地黄、生甘草、木通各等份。

【用法】上同为末，每服三钱，水一盏，入竹叶同煎至五分，食后温服。

【功效】清心降火，宁心安神。

【主治】梦魇。症见噩梦连连，夜寐不宁，同时伴有心烦口苦，面红目赤，口舌生疮，小便黄赤等，舌红苔黄，脉数。

【来源】《小儿药证直诀》

黄连温胆汤

【组成】川黄连、竹茹、枳实、半夏、橘红、甘草、生姜、茯苓。

【用法】水煎服。

【功效】理气化痰，清胆和胃，镇心安神。

【主治】梦魇。症见多梦易惊，噩梦频作，兼见胸闷呕恶，脘腹胀满，嗳腐吞酸，心烦口苦，口臭便干，舌质红，苔黄腻，脉弦滑数。

【来源】《六因条辨》

酸枣仁汤

【组成】酸枣仁（炒）二升，甘草一两，知母、茯苓、川芎各二两。

【用法】上五味，以水八升，煮酸枣仁，得六升，纳诸药，煮取三升，分温三服。

【功效】养血安神，清热除烦。

【主治】梦魇。症见梦扰纷纭，时常噩梦惊醒，平素心悸胆怯，易惊善恐，不敢一人独处，舌淡苔薄白，脉细弱。

【来源】《金匮要略》

归脾汤

【组成】白术、当归、白茯苓、黄芪（炒）、远志、龙眼肉、酸枣仁（炒）、人参各一钱，木香五分，炙甘草三分。

【用法】姜、枣，水煎服。

【功效】补益心脾，荣养心神。

【主治】梦魇。症见噩梦连连，辗转反侧，兼心悸怔忡，食少健忘，神疲倦怠，面色萎黄少华，四肢萎软无力等，舌淡苔白，脉细弱。

【来源】《正体类要》

ᳶ · 交泰丸 · ᳶ

【组成】生川黄连五钱，肉桂心五分。

【用法】研细，白蜜丸，空心淡盐汤下。

【功效】交通心肾，平衡阴阳。

【主治】梦魇。症见虚烦梦多，噩梦频作，兼腰酸耳鸣，骨蒸潮热，面赤心烦，五心烦热等，舌红苔少，脉细数。

【来源】《四科简效方》

ᳶ · 柴胡散 · ᳶ

【组成】柴胡（去芦）一两，地骨皮（去木）一两，玄参一两，羚羊角（镑）一两，甘菊花（去枝梗）一两，赤芍一两，黄芩一两，甘草（炙）半两。

【用法】上㕮咀，每服四钱，水一盏半，加生姜五片，煎至八分，去滓温服，不拘时候。

【功效】清泻肝胆郁热。

【主治】梦魇属肝气实热者。原书用治"头痛目眩，眼目赤痛，胸中烦闷，梦寐惊恐，肢节不利"。

【来源】《济生方》

ᳶ · 珍珠丸 · ᳶ

【组成】珍珠母三分，当归、熟干地黄各一两半，人参、酸枣仁、柏子仁各一两，犀角（水牛角代）、茯神、沉香、龙齿各半两。

【用法】上为细末，炼蜜为丸，如梧子大，辰砂为衣，每服四五十丸，金银、薄荷汤下，日午、夜卧服。

【功效】滋阴养血，镇心安神。

【主治】梦魇。伴见心悸怔忡，眩晕耳鸣，健忘，面色淡白无华或萎黄，口唇色淡，爪甲不荣，视物昏花，肢体麻木，舌质淡，苔白，脉细弱或弦细。

【来源】《普济本事方》

ᕗᕐ · 大定心汤 · ᐅᕐᐅ

【组成】人参、白茯苓（去皮）、茯神（去木）、远志（去心）、龙骨、干姜（炮）、当归（切，焙）、甘草（炙）、白术、芍药、桂心、紫菀（去苗土）、防风、赤石脂各二两。

【用法】每服五钱匕，水二盏，入枣二枚，掰破，煎至一盏，去滓温服，日三夜二。

【功效】益气镇惊，宁心定志。

【主治】梦寐惊魇，心神不安，终日惕惕，遇事易惊，胆怯恐惧，心中苦闷不乐，气短神疲，心悸健忘，面色少华，舌质淡，脉弦细。

【来源】《奇效良方》

ᕗᕐ · 小定志丸 · ᐅᕐᐅ

【组成】菖蒲（炒）、远志（去心，姜汁淹）各二两，茯苓、茯神、人参各三两，辰砂（为衣）。

【用法】上为末，蜜丸，如梧子大，每服五十丸，米汤下。

【功效】安神定志。

【主治】梦魇属心气不足者。症见忧愁不乐，健忘，夜多异梦，惊悸恐怯。

【来源】《三因极一病证方论》

·天麻钩藤饮·

【组成】天麻9克，钩藤（后下）12克，生石决明（先煎）18克，栀子9克，黄芩9克，川牛膝12克，杜仲9克，益母草9克，桑寄生9克，首乌藤9克，朱茯神9克。

【用法】水煎，分2~3次服。

【功效】平肝潜阳宁神。

【主治】梦魇属肝阳上亢者。伴见眩晕耳鸣，头目胀痛，面红目赤，口苦，急躁易怒，失眠，心悸健忘，腰膝酸软，头重足飘，舌红，苔黄，脉弦或弦细。

【来源】《中医内科杂病证治新义》

·礞石滚痰丸·

【组成】金礞石（煅）、沉香、黄芩、熟大黄。

【用法】口服，每次6~12克，每日1次。

【功效】逐痰降火。

【主治】反复梦魇，胸脘痞闷，呕恶吐痰，惊悸不安，口苦心烦，头痛失眠，性情急躁，言语杂乱，大便秘结，舌质红，苔黄腻，脉弦滑。

【来源】《中华人民共和国药典》

·柴胡细辛汤·

【组成】柴胡、当归、土鳖虫、丹参、泽兰、半夏、川芎、菖蒲各12克，细辛、薄荷各3克，黄连6克。

【用法】水煎服，每日1剂。

【功效】活血化瘀。

【主治】梦魇属血瘀者。症见恶梦频频，古怪离奇，头痛头晕，痛如针刺，胸闷胸痛，心悸健忘，面唇、爪甲青紫，肢体麻木，舌质暗，或有瘀斑、瘀点，脉涩。

【来源】《中医伤科学讲义》

三效补血汤

【组成】党参9克，白术9克，白芍9克，茯苓9克，生地黄9克，当归9克，川芎3克，黄芪9克，陈皮4.5克，珍珠母（先煎）30克，朱远志5克，生姜3片，大枣5枚。

【用法】水煎服，每日1剂。

【功效】补益气血，镇惊安神。

【主治】梦魇属气血两虚者。多发于刚入睡时，胸部有重压感，但无压物，欲叫不出声，动弹不能，足冷，舌偏红，苔薄，脉细弦。

【来源】上海中医药杂志，1991（9）

第十七章 睡行症

第一节 概 述

　　睡行症过去习惯称为"梦游症"，又称"行走症""夜行症""梦行症"，是一种在睡眠过程中起床在室内或户外行走，或做一些简单活动的睡眠和清醒同时存在的意识改变状态。发作时难以唤醒，刚醒时意识障碍、定向障碍、警觉性下降、反应迟钝。本病在儿童中发病率较高，可达1%~6%，成人低于1%，男孩多见，年龄段以5~12岁最常见，可伴有夜惊症及遗尿症。睡行症发生于非快速眼动睡眠阶段，发作次数不一，有数日一次，或十数日一次，亦有一夜几次。其病因尚不明确，可能与神经系统发育、遗传因素、心理社会因素、应激反应、疾病及药物作用等有关。该病常发生在入睡后不久，患者突然从床上起来四处走动，常双目向前凝视，一般不说话，询问也不应答。同时可伴有一些复杂行为，如能避开前方的障碍物，能倒水、开抽屉等，但都难于唤醒，常持续数分钟到数十分钟，然后自行返床，或被人领返床，再度入睡。待次日醒来后对发作经过完全遗忘。发作过程中突然被唤醒可产生恐惧情绪。尽管发作醒来的最初几分钟内会有一段时间的茫然及定向障碍，但并无精神活动及行为的任何损害，亦不存在如痴呆、癫痫等器质性精神障碍的证据。因睡行过程中偶尔可造成摔伤、磕碰等自我伤害或者意外伤害，故需要进行保护以免受到损伤。

【中医病因病机及治疗】

本病属于中医学"梦游""夜游""梦远行"等范畴，亦散见于郁证、不寐、脏躁、狐惑等疾病记载，早在《灵枢·淫邪发梦》中就有"客于膀胱，则梦游行"的记述。中医学认为，"阴平阳秘，精神乃治"，阴阳处于动态平衡之中，睡行症作为睡眠障碍性疾病之一，根本病机为阴阳失调，阳气扰动，发病与心、肝等脏腑功能失调密切相关，可分虚实二端。《素问·灵兰秘典论》载："心者，君主之官，神明出焉。"心主神志，主宰精神、意识、思维活动。《灵枢·本神》云："肝藏血，血舍魂。"《类经》曰："魂之为言，如梦寐恍惚、变幻游行之境，皆是也。"肝藏魂，魂为神之变，与睡眠密切相关。许叔微《普济本事方》亦曰："平人肝不受邪，故卧则魂归于肝……今肝有邪，魂不得归，是以卧则魂飞扬若离体也。"说明睡行症的发生与魂不守舍有关。本病主要病因有情志内伤、心脾两虚、心肾不交、痰火扰神、肝肾不足等。其发病尤以小儿多见，小儿心常有余，心火易亢，扰动神明，神不守舍则睡行；肝藏魂，体阴而用阳，肝常有余，神魂失和；肾常虚，亦藏志，肾虚则水不涵木，肝阳易亢，使魂不能藏而梦游，另外心肾不交，心火偏亢，亦可扰动心神；脾胃虚弱，痰湿内生，郁而化火则加剧本病发作，亦是临床常见证型。

在治疗上，应谨守病机，辨证施治。《金匮要略·五脏风寒积聚病脉证并治》云："邪哭使魂魄不安者，血气少也；血气少者属于心，心气虚者，其人则畏，合目欲眠，梦远行，而精神离散，魂魄妄行。"强调了补血的重要性。心藏神，肺藏魄，肝藏魂，睡行一症多由心、肺、肝三脏之虚所致。张秉成《成方便读》云："凡有夜卧魂梦不安之证，无不皆以治肝为主。欲藏其魂，则必先去其邪。"强调从肝入手论治。临床亦有强调清热化痰，镇神健脾，治疗素体湿盛，虚火内生，炼津成痰，或脾虚痰湿内生，郁久化热

（火），致痰热内扰，神魂难归，而成睡行。

【西医治疗】

睡行症治疗以预防伤害为主，当该病发生时，应该引导患者返床休息，不要尝试唤醒，亦不要在第二天醒后提醒或妄加责备，否则会造成挫折感及焦虑感。特别要注意卧室环境，尽量选择一层居住，夜间关好门窗，活动路线上切勿摆放危险物品，以防意外。儿童一般不需特殊治疗，大多在15岁前后自行消失。部分儿童发生睡行症与心理社会因素相关，如日常生活规律紊乱、环境压力、焦虑不安及恐惧情绪等，亲子关系欠佳、学习紧张等与睡行症的发生也有一定的关系。因此，应该在生活行为上加以干预。如叮嘱家长不要过分紧张，不能过多指责患儿，过多干扰患儿正常的生活习惯，但应加强防护，避免意外发生；培养患儿勇敢的生活精神，避免患儿精神过度紧张，睡前不接触恐怖影像等；建立亲子友爱的关系，多给患儿家的温暖。成年患者则应进一步检查，明确病因。临床常采取心理疏导、认知疗法、行为治疗、药物治疗等。针对发作频繁者可选择苯二氮卓类药物如地西泮、阿普唑仑、氯硝西泮等睡前口服，以减少发作。亦可用阿米替林、丙米嗪或氯米帕明等，睡前口服。

第二节　内服方

·小柴胡汤·

【组成】柴胡半斤，黄芩三两，人参三两，甘草（炙）三两，半夏（洗）半升，生姜（切）三两，大枣（擘）十二枚。

【用法】上七味，以水一斗二升，煮取六升，去滓，再煎，取三升，温服一升，日三服。

【功效】枢转气机，调节阴阳。

【主治】阳不交阴所致睡行症。

【来源】《伤寒论》

甘草泻心汤

【组成】甘草（炙）四两，黄芩、人参、干姜各三两，黄连一两，大枣十二枚，半夏（洗）半升。

【用法】上七味，以水一斗，煮取六升，去滓，再煎，取三升，温服一升，日三服。

【功效】和胃补中，降逆消痞。

【主治】睡行症。

【来源】《伤寒论》

柴胡加龙骨牡蛎汤

【组成】柴胡四两，龙骨、黄芩、生姜（切）、铅丹、人参、桂枝（去皮）、茯苓各一两半，半夏（洗）二合半，大黄二两，牡蛎（熬）一两半，大枣（擘）六枚。

【用法】上十二味，以水八升，煮取四升，纳大黄，切如棋子，更煮一两沸，去滓，温服一升。

【功效】和解少阳，通阳泻热，重镇安神。

【主治】少阳邪气留恋，郁而化热伤阴，阴不敛阳所致睡行症。

【来源】《伤寒论》

黄连阿胶汤

【组成】黄连四两，黄芩二两，芍药二两，鸡子黄二枚，阿胶三两。

【用法】上五味，以水六升，先煮三物，取二升，去滓，纳胶烊尽，小冷，纳鸡子黄，搅令相得，温服七合，日三服。

【功效】滋阴降火，除烦安神。

【主治】睡行症属阴虚火旺，心肾不交者。

【来源】《伤寒论》

∽· 百合地黄汤 ·∾

【组成】百合七枚（擘），生地黄汁一升。

【用法】上以水洗百合，渍一宿，当白沫出，去其水，更以泉水二升，煎取一升，去滓，纳地黄汁，煎取一升五合，分温再服。

【功效】润养心肺，凉血清热。

【主治】睡行症属情志所伤，郁结化热，灼损心肺，阴血不足者。

【来源】《金匮要略》

∽· 甘麦大枣汤 ·∾

【组成】甘草三两，小麦一升，大枣十枚。

【用法】上三味，以水六升，煮取三升，温分三服。

【功效】补益心脾，宁心安神。

【主治】睡行症属忧思过度，心阴受损，脾阴不足，神不守舍者。

【来源】《金匮要略》

∽· 酸枣仁汤 ·∾

【组成】酸枣仁二升，甘草一两，知母二两，茯苓二两，川芎二两。

【用法】上五味，以水八升，煮酸枣仁，得六升，纳诸药，煮取三升，分温三服。

【功效】养血安神，清热除烦。

【主治】肝阴不足，火扰心神，伤阴生痰，以致魂不随神而动之睡行症。

【来源】《金匮要略》

~· 泻青丸 ·~

【组成】当归（去芦头，切，焙，秤）、龙脑（焙，秤）、川芎、栀子、川大黄（湿纸裹，煨）、羌活、防风（去芦头，切，焙，秤）各等份。

【用法】上件为末，炼蜜和丸，鸡头大，每服半丸至一丸，煎竹叶汤同砂糖温水化下。

【功效】清肝泻火，养血安神。

【主治】睡行症属肝经实热者。

【来源】《小儿药证直诀》

~· 导赤散 ·~

【组成】生地黄、木通、生甘草梢各等份。

【用法】上药为末，每服三钱，水一盏，入竹叶同煎至五分，食后温服。

【功效】清心泻火。

【主治】睡行症属心火亢盛者。

【来源】《小儿药证直诀》

~· 地黄丸 ·~

【组成】熟地黄（炒）八钱、山茱萸、干山药各四钱，泽泻、牡丹皮、茯苓（去皮）各三钱。

【用法】上为末，炼蜜为丸，如梧子大，空心温水化下三丸。

【功效】填精滋阴补肾。

【主治】睡行症属肾阴精不足者。

【来源】《小儿药证直诀》

黄连温胆汤

【组成】黄连、半夏、枳实、陈皮、茯苓、竹茹、甘草、生姜。

【用法】水煎服。

【功效】清胆化痰，和胃安神。

【主治】睡行症属胆虚气郁，痰热扰神者。

【来源】《六因条辨》

归脾汤

【组成】白术、茯神（去木）、黄芪（去芦）、龙眼肉、酸枣仁（炒，去壳）各一两，人参、木香（不见火）各半两，甘草（炙）二钱半，当归一钱，远志（蜜炙）一钱。（当归、远志从《内科摘要》补入）

【用法】上㕮咀，每服四钱，水一盏半，加生姜五片，枣一枚，煎至七分，去滓温服，不拘时候。

【功效】补脾益气，养血安神。

【主治】睡行症属脾虚气弱，化源不足，心血亏虚，心神失养者。

【来源】《济生方》

安神定志丸

【组成】茯苓、茯神、人参、远志各一两，石菖蒲、龙齿各五钱。

【用法】炼蜜为丸，如梧桐子大，辰砂为衣，每服二钱，开水送下。

【功效】重镇安神，交通心肾。

【主治】睡行属心肾不交，气血不足，神不守舍者。

【来源】《医学心悟》

生铁落饮

【组成】天冬（去心）、麦冬（去心）、贝母各三钱，胆南星、橘红、远志、石菖蒲、连翘、茯苓、茯神各一钱，玄参、钩藤、丹参各一钱五分，辰砂三分。

【用法】用生铁落，煎熬三柱线香，取此水煎药。

【功效】镇心安神，清热化痰。

【主治】睡行症属阴阳失调，水不制火，心肾不交，心不藏神，神不守舍者。

【来源】《医学心悟》

镇肝熄风汤

【组成】怀牛膝一两，生赭石（轧细）一两，生龙骨（捣碎）五钱，生牡蛎（捣碎）五钱，生龟甲（捣碎）五钱，生杭芍五钱，玄参五钱，天冬五钱，川楝子（捣碎）二钱，生麦芽二钱，茵陈二钱，甘草钱半。

【用法】水煎服。

【功效】镇潜清热，滋阴安神。

【主治】睡行症属肾阴不足，心肝火盛者。

【来源】《医学衷中参西录》

十味温胆汤

【组成】半夏（汤洗七次）、枳实（去瓤切，麸炒）、陈皮（去白）各三两，白茯苓（去皮）两半，酸枣仁（微炒）、大远志（去心，甘草水煮，姜汁炒）、北五味子、熟地黄（切，酒炒）、条参各一两，甘草五钱。

【用法】上锉散，每服四钱，水盏半，姜五片，枣一枚，煎，不以时服。

【功效】化痰宁心，益气养血。

【主治】素来肝火旺盛，移热于胆腑，或痰浊内扰，心胆虚怯之睡行症。

【来源】《世医得效方》

大补阴丸

【组成】黄柏（炒褐色）、知母（酒浸，炒）各四两，熟地黄（酒蒸），龟甲（酥炙）各六两。

【用法】上为末，猪脊髓蜜丸，服七十丸，空心盐白汤下。

【功效】滋阴降火。

【主治】肝肾阴虚，相火亢盛之睡行症。

【来源】《丹溪心法》

滚痰丸

【组成】大黄（酒蒸）、片黄芩（酒洗净）各八两，礞石（捶碎，同焰硝一两，投入小砂罐内盖之，铁线缚定，盐泥固济，晒干，火煅红，候冷取出）一两，沉香半两。

【用法】上为细末，水丸如梧桐子大，每服四五十丸，量虚实加减服，清茶、温水送下，临卧、食后服。

【功效】泻火逐痰。

【主治】肝胆火炽，煎熬津液成痰，痰火郁遏，上蒙清窍，乃致神志失守之睡行症。

【来源】《泰定养生主论》

❧· 养心汤 ·❧

【组成】黄芪（炙）、白茯苓、茯神、半夏曲、当归、川芎各半两，远志（取肉，姜汁淹，焙）、肉桂、柏子仁、酸枣仁（浸，去皮，隔纸炒香）、北五味子、人参各一分，甘草（炙）四钱。

【用法】上为粗末，每服三钱，姜五片，大枣二枚，煎，食前服。

【功效】益气养血，安魂定魄。

【主治】气血不足，神不守舍之睡行症。

【来源】《仁斋直指方论》

❧· 十味安神丸 ·❧

【组成】官拣参、白茯神、大杭冬、怀山药、正龙齿各二钱，镜面砂（水飞）、寒水石（水飞）、粉甘草各五分，梅花片一分，赤金箔十片。

【用法】共为细末，炼蜜为丸，芡实大，每服一丸，灯心汤下。

【功效】益气养阴，镇惊安神。

【主治】气阴耗伤，心神虚怯之睡行症。

【来源】《幼幼集成》

❧· 逍遥散 ·❧

【组成】甘草（微炙赤）半两，当归（去苗，锉，微炒）、茯苓（去皮，白者）、芍药（白者）、白术、柴胡（去苗）各一两。

【用法】上为粗末，每服二钱，水一大盏，烧生姜一块切破，薄荷少许，同煎至七分，去渣热服，不拘时候。

【功效】疏肝解郁，健脾安神。

【主治】睡行症属情志所伤，肝失条达，郁而化火，扰动神明者。

【来源】《太平惠民和剂局方》

ᨀ·枕中丹·ᨀ

【组成】龟甲、龙骨、远志、菖蒲各等份。

【用法】上为末，酒服方寸匕，日三服。

【功效】宁心安神，益肾健脑。

【主治】睡行症属阴阳失调，水不制火，心不藏神，神不守舍者。

【来源】《千金方》

ᨀ·磁朱丸·ᨀ

【组成】磁石二两，光明砂一两，神曲四两。

【用法】上三味末之，炼蜜为丸，如梧子大，饮服三丸，日三，不禁。

【功效】重镇安神，交通心肾。

【主治】睡行症属心肾不交，火扰心神者。

【来源】《千金方》

ᨀ·龙胆泻肝汤·ᨀ

【组成】龙胆（酒炒）、黄芩（炒）、栀子（酒炒）、泽泻、木通、车前子、当归（酒洗）、生地黄（酒炒）、柴胡、甘草（生用）。

【用法】水煎服，亦可制成丸剂。

【功效】清泻肝胆实火，清利肝经湿热。

【主治】肝胆火旺，神魂不安之睡行症。

【来源】《医方集解》

通窍活血汤

【组成】赤芍、川芎各一钱，桃仁（研泥）、红花各三钱，老葱（切碎）三根，鲜姜（切碎）三钱，大枣（去核）七个，麝香（绢包）五厘。

【用法】用黄酒半斤，将前七味煎一盅，去渣，将麝香入酒内，再煎二沸，临卧服。

【功效】活血通窍。

【主治】睡行症属瘀血内停者。

【来源】《医林改错》

血府逐瘀汤

【组成】桃仁四钱，红花三钱，当归三钱，生地黄三钱，川芎一钱半，赤芍二钱，牛膝三钱，桔梗一钱半，柴胡一钱，枳壳二钱，甘草二钱。

【用法】水煎服。

【功效】活血化瘀，镇心安神。

【主治】睡行症。症见头晕头痛，或胸闷刺痛，夜卧不宁，梦游，舌有瘀斑，脉细涩。

【来源】《医林改错》

参香散

【组成】人参、黄芪、白茯苓、白术、山药、莲子（去心）各一两，缩砂仁、乌药、橘红、干姜（炮）各半两，甘草（炙）三分，南木香、丁香、檀香各一分，沉香二钱。

【用法】上为粗末，每服四钱，水一大盏，姜三片，枣子一个，煎七分，去滓，食前服。

【功效】补精血，调心气，进饮食，安神守中。

【主治】睡行症属虚损者。原书用治"心气不宁，诸虚百损，肢体沉重，情思不乐，夜多异梦，盗汗失精，恐怖烦悸，喜怒无时，口干咽燥，渴欲饮水，饮食减少，肌肉瘦瘁"。

【来源】《三因极一病证方论》

·益气安神汤·

【组成】当归一钱二分，黄连（姜汁炒）一钱，生地黄一钱，麦冬（去心）一钱，酸枣仁（炒）一钱，远志（去心）一钱，白茯苓（去皮心）一钱二分，人参一钱，黄芪（蜜炒）一钱，胆南星一钱，淡竹叶一钱，甘草六分。

【用法】上锉一剂，姜一片，枣一枚，水煎服。

【功效】益气养心，化痰安神。

【主治】小儿、大人被惊，神不守舍，痰迷心窍，睡行而恍惚健忘者。

【来源】《寿世保元》

·朱砂安神丸·

【组成】朱砂（另研，水飞为衣）五钱，甘草五钱五分，黄连（去须净，酒洗）六钱，当归（去芦）二钱五分，生地黄一钱五分。

【用法】上药除朱砂外，四味共为细末，汤浸蒸饼为丸，如黍米大，以朱砂为衣，每服十五丸或二十丸，津唾咽下，或温水、凉水少许送下亦得。

【功效】镇心安神，清热养血。

【主治】心火亢盛，阴血不足之睡行症。

【来源】《内外伤辨惑论》

·柴胡疏肝散·

【组成】陈皮（醋炒）二钱，柴胡二钱，川芎一钱半，枳壳（麸炒）一钱半，芍药一钱半，甘草（炙）五分，香附一钱半。

【用法】水一盅半，煎八分，食前服。

【功效】疏肝解郁。

【主治】肝气郁滞之睡行症。

【来源】《证治准绳》

·交泰丸·

【组成】川黄连五钱，肉桂心五分。

【用法】研细，白蜜丸，空心淡盐汤下。

【功效】交通心肾。

【主治】心火偏亢，心肾不交之睡行症。

【来源】《四科简效方》

·天王补心丹·

【组成】人参（去芦）、茯苓、玄参、丹参、桔梗、远志各五钱，当归（酒浸）、五味子、麦冬（去心）、天冬、柏子仁、酸枣仁（炒）各一两，生地黄四两。

【用法】上为末，炼蜜为丸，如梧桐子大，用朱砂为衣，每服二三十丸，临卧竹叶煎汤送下。

【功效】滋阴养血，补心安神。

【主治】阴虚血少，神志不安之睡行症。

【来源】《校注妇人良方》

·੭ 救呆至神汤 ੬·

【组成】人参一两，柴胡一两，当归一两，白芍四两，半夏一两，甘草五钱，生酸枣仁一两，天南星五钱，附子一钱，菖蒲一两，神曲五钱，茯苓三两，郁金五钱。

【用法】水十碗，煎一碗，灌之。

【功效】疏肝解郁，健脾化痰。

【主治】睡行症属肝气郁结，脾气不升，气郁痰结，蒙蔽神明者。

【来源】《石室秘录》

·੭ 菖郁温胆汤 ੬·

【组成】石菖蒲6克，郁金10克，法半夏10克，竹茹15克，麸炒枳实10克，陈皮10克，茯苓15克，蜜甘草6克，生姜6克，大枣10克。

【用法】每日1剂，分早、晚2次服。

【功效】清胆和胃，化痰安神。

【主治】睡行症属脾胃受损，生痰生热，合并肝郁化火，上扰心神者。

【来源】江西中医药，2020，51（2）

·੭ 参松养心胶囊 ੬·

【组成】人参、麦冬、山茱萸、丹参、酸枣仁、桑寄生、赤芍、土鳖虫、甘松、黄连、南五味子、龙骨等。

【用法】口服，每次2~4粒，每日3次。

【功效】益气养阴，活血通络，清心安神。

【主治】睡行症属气阴两虚，心络瘀阻者。

【来源】中国乡村医药，2016，23（6）

❈· 静宁颗粒 ·❈

【组成】天竺黄、僵蚕、茯苓、麦冬、白芍各0.8克，胆南星、栀子、合欢皮、郁金、丹参、牡丹皮各0.4克，龙骨1.2克，磁石、代赭石各1.0克，黄连、甘草各0.2克。

【用法】口服静宁颗粒（每袋10克）：5~10岁每次1.5袋，11~15岁每次2袋，每日3次，4周为1疗程。

【功效】清心安神，行气活血。

【主治】心经积热，气滞血瘀之睡行症。

【来源】中国中西医结合儿科学，2011，3（4）

❈· 龙牡芍药汤 ·❈

【组成】生龙牡各30克，生白芍20克，酸枣仁20克，生地黄20克，莲子20克，太子参12克，石决明（先煎）20克，茯苓12克，甘草12克，五味子12克，丹参20克。

【用法】水煎服，每日1剂，分2次服。

【功效】滋阴潜阳，宁心安神。

【主治】情志所伤，阴血暗耗，不能遏制肝阳，阴虚阳亢之睡行症。

【来源】四川中医，2009，27（11）

❈· 心神宁片 ·❈

【组成】酸枣仁、栀子、远志、神曲、茯苓、甘草。

【用法】口服，每次6片，每日3次。

【功效】养血柔肝，清心除烦。

【主治】心肝血虚，心火上扰之睡行症。

【来源】山东中医杂志，2009，28（1）

❧· 潜阳宁神汤 ·❧

【组成】生牡蛎30克，生龙骨30克，茯神10克，酸枣仁15克，西洋参12克，生地黄15克，五味子12克，白芍12克，代赭石30克，甘草6克。

【用法】将上药加水500毫升先浸泡30分钟，武火煎沸后，改用文火煎3~4沸，浓缩200毫升温服，每日1剂，早、晚各服1次。10剂为1个疗程。按辨证施治随症加减。

【功效】滋阴潜阳，宁心安神。

【主治】睡行症。

【来源】临床心身疾病杂志，2003（2）

❧· 定神汤 ·❧

【组成】生地黄、麦冬、炒酸枣仁、钩藤、石菖蒲、莲子心各9克，竹叶6克，首乌藤12克，淮小麦、珍珠母各30克。

发作次数频繁者加天麻6克，全蝎3克；体虚者加人参3克。

【用法】每日1剂，水煎服。连服8~16剂。

【功效】养阴清热，养心安神。

【主治】小儿受惊恐，伤及心神所致睡行症。

【来源】安徽中医学院学报，1995（4）

❧· 疏肝养心汤 ·❧

【组成】柴胡、当归、白芍各8克，柏子仁、酸枣仁各10克，龙齿、石菖蒲各6克，合欢皮、首乌藤各12克。

【用法】每日1剂，水煎分2~3次服。本方为8~12岁儿童用量，临床可随年龄大小而适当增减。

【功效】疏肝解郁，宁心定志。

【主治】体虚气血不调，或情志忧郁，气机不畅，肝失疏泄，魂失所舍，累及心神，神魂迷离之睡行症。

【来源】广西中医药，1986（2）

·定游汤·

【组成】酸枣仁15~30克，龙眼肉12克，川郁金9克，远志9克，重楼9克，浮小麦30克，柏子仁9克，甘草12克，生地黄15克，川贝母9克，大枣12枚。

【用法】水煎服，每日1剂，分早、晚2次服。

【功效】养心血，安心神。

【主治】心肝营虚，心火内扰以致神志不安之睡行症。

【来源】四川中医，1985（1）

·经验方1·

【组成】肉桂、远志各5克，当归、桂枝各6克，白芍9克，细辛2克，茯神10克，钩藤（后下）、石菖蒲各15克。

【用法】水煎服。

【功效】温补肝阳，安魂醒窍。

【主治】肝阳虚，肝不藏魂致神灵失守之睡行症。伴见四肢欠温，阴囊冷，脉沉细。

【来源】新中医，1989（6）

·经验方2·

【组成】法半夏12克，枳实6克，炙远志6克，葛根30克，石菖蒲6克，知母60克，沙参40克，姜竹茹1团，滚痰丸6克。

【用法】水煎，分2次送丸药服下。

【功效】豁痰醒神，益阴清热。

【主治】热病伤津，灼津聚痰，痰热扰心之睡行症。

【来源】北京中医，1985（1）

·经验方3·

【组成】当归尾6~8克，泽兰10克，丹参12~15克，地龙15克，川芎8克，生地黄15~18克，赤芍12克，甘草7克。

【用法】加水煎成400毫升，分2次服。

【功效】清热凉血，活血化瘀。

【主治】睡行症。症见平素心烦，入睡多梦见火灾等凶险状况，起床行走不自知，舌质红，舌下血管迂曲怒张。

【来源】农村新技术，2008（1）

·经验方4·

【组成】酸枣仁10克，龙齿15克，茯神15克，太子参10克，菟丝子15克，白术10克，鸡内金10克，天竺黄10克，橘络10克，灯心草2克，栀子10克，钩藤10克（后下）。

【用法】每日1剂，水煎取汁200毫升，分2次温服，7日为1个疗程。

【功效】养心安神，滋补肝肾，佐以清热豁痰，健脾和胃。

【主治】脾胃虚弱，心神不宁之睡行症。

【来源】广西中医药，1994（2）

·◈· 经验方5 ·◈·

【组成】西当归、石菖蒲、钩藤（后下）各10克，杭白芍、柏子仁各12克，灵磁石、珍珠母、生龙骨各20克，牡蛎15克，春柴胡、龙胆各8克，朱砂（研冲）2克。

【用法】水煎服。

【功效】开窍镇惊，并清相火。

【主治】小儿惊吓后睡行，舌红，脉细数者。

【来源】江苏中医，1990（5）

·◈· 经验方6 ·◈·

【组成】制何首乌、首乌藤、磁石、代赭石30克，合欢皮、酸枣仁、五味子、刺五加各15克，钩藤（后下）、柴胡、陈皮各9克，生牡蛎20克，龙胆、琥珀粉（另包冲服）、甘草各6克。

【用法】水煎服。

【功效】重镇安神，养阴潜阳。

【主治】肝阳上亢，肝火内炽，上扰心神之睡行症。

【来源】四川中医，1989（7）

·◈· 经验方7 ·◈·

【组成】熟地黄、党参、黄精各15克，怀山药、山茱萸、郁金、石菖蒲、远志、菟丝子、紫丹参、天麻各10克，首乌藤20克，蝉衣6克，炙甘草5克。

【用法】水煎服，每日1剂。

【功效】补肾生髓，养心通窍。

【主治】肾精不足，心神失养之睡行症。

【来源】四川中医，1995（11）

·经验方 8·

【组成】炒酸枣仁、麦冬、远志。

【用法】水煎服，晚上临睡前服。

【功效】滋阴安神。

【主治】睡行症。

【来源】《失眠症病人最关心的360个问题》

·经验方 9·

【组成】酸枣树皮（连皮）、丹参。

【用法】水煎1~2个小时，在午休和晚上各服1次。

【功效】宁心安神。

【主治】睡行症。

【来源】《失眠症病人最关心的360个问题》

·经验方 10·

【组成】竹叶10克，天竺黄10克，石菖蒲10克，栀子10克，琥珀15克，朱麦冬15克，茯苓15克，郁金8克，黄连8克，酸枣仁8克，甘草4克。

【用法】浓煎，每日1剂，分3次服（其中睡前1次）。

【功效】清心涤痰，安神定志。

【主治】无形之痰热干扰心包，以致神不守舍之睡行症。

【来源】《中国现代百名中医临床家丛书：郭子光》

·经验方 11·

【组成】龙骨20克，牡蛎20克，山药20克，熟地黄15克，益智仁15克，远志15克，茯苓15克，五味子15克，人参10克，石菖蒲15克，甘草10克，桑螵蛸10克。

【用法】水煎服，每日1剂，分2次服。

【功效】补肾摄纳，养心安神。

【主治】睡行症伴遗尿症，属心肾气虚，神志失藏，下元不固，膀胱失约者。

【来源】《癫狂郁痫临证治验》

⌇·经验方12·⌇

【组成】酸枣仁（生熟各半，捣）24克，炒柏子仁9克，茯神9克，钩藤9克，生龙齿9克，天竺黄9克，菟丝子12克，胆南星3克，白术9克，白豆蔻6克，橘络9克，人参6克，淡豆豉9克，生鸡内金12克，栀子4.5克，灯心草1.5克。

【用法】水煎两遍，分2次温服，服药3日，休息1日。猴枣0.75克、玳瑁1.2克、羚羊角粉0.9克共为细粉，分2次冲服。

【功效】养心补肾，清热豁痰，健脾益气，平肝。

【主治】睡行症属心肾不足，肝虚火盛，脾胃失和，痰热内阻者。

【来源】《刘惠民医案》

⌇·经验方13·⌇

【组成】青黛3克，钩藤9克，益元散9克，竹茹6克，莲子心9克，珍珠母15克。

【用法】水煎服。

【功效】平肝和胃，清热安神。

【主治】睡行症属肝胃不和，热扰神明者。

【来源】《王鹏飞儿科临床经验选》

❧ · 经验方14 · ❧

【组成】净甘松12克，当归20克，酸枣仁30克，生白芍20克，草河车9克，熟地黄12克，小麦60克，大枣10枚。

【用法】取水2碗，煎成1碗，分2次温服。服药期间安神修养，勿使精神上受刺激。

【功效】养心安神。

【主治】睡行症。

【来源】《偏方妙用》

❧ · 经验方15 · ❧

【组成】生熟酸枣仁各20克，炒柏子仁12克，茯神9克，大麦15克，生地黄15克，麦冬9克，杏仁6克，陈皮9克，瓜蒌10克，铁落15克，枳壳9克，泽泻9克，灯心草3克。

【用法】水煎2次，睡觉前半小时顿服。

【功效】清热化痰，养心安神。

【主治】睡行症。

【来源】《偏方妙用》

❧ · 经验方16 · ❧

【组成】何首乌、合欢皮各15克，珍珠母、酸枣仁、柏子仁、远志各12克，白芍20克，柴胡、全当归各10克，朱砂2克（研末分2次冲入汤药中服），生甘草6克。

【用法】将上药水煎3次后合并药液，分早、晚2次口服，每日1剂，5剂为1疗程。

【功效】疏肝养血，镇静安神。

【主治】睡行症。

【来源】《当代妙方》

·经验方17·

【组成】丹参30克，当归10克，川芎10克，赤芍10克，郁金10克，麦冬12克，玉竹12克，远志10克，茯苓15克，石菖蒲10克。

【用法】每日1剂，水煎分2次服。

【功效】养心安神，化瘀理气。

【主治】心血不足，气血逆乱之睡行症。

【来源】《中医神经精神病学》

·经验方18·

【组成】藿香、陈胆星、僵蚕、制半夏、竹茹各9克，龙胆2克，远志、陈皮各6克，茯苓12克，代赭石30克，桔梗、紫菀、石菖蒲各5克。

【用法】每日1剂，水煎分3次服。另服白金丸，每晚3克；礞石滚痰丸，每晨1.5克。

【功效】清热化痰，开窍醒神。

【主治】肝火挟痰，蒙蔽清窍之睡行症。

【来源】《现代名医百病良方》

第三节　药膳方

·桑椹粥·

【组成】桑椹30克，大米50克。

【用法】加清水煮成稀粥食用。

【功效】补肝肾，滋精血。

【主治】肝肾虚损，精血不足之睡行症。

【来源】《失眠症病人最关心的360个问题》

～· 小麦粥 ·～

【组成】小麦50克。

【用法】加清水煮粥食用。

【功效】益心气，安心神。

【主治】心气虚，心神不宁之睡行症。

【来源】《失眠症病人最关心的360个问题》

～· 芝麻粳米粥 ·～

【组成】黑芝麻30克，粳米60克。

【用法】加清水煮粥食用。

【功效】补肝肾，滋精血。

【主治】肝肾亏虚，精血不足之睡行症。

【来源】《失眠症病人最关心的360个问题》

～· 薏苡仁粥 ·～

【组成】薏苡仁30克（先煎），粳米30克，牛奶150克。

【用法】加清水煮成粥，晚间食用。

【功效】补心血，安心神。

【主治】心血亏虚之睡行症。

【来源】《失眠症病人最关心的360个问题》

❧· 酸枣仁粥 ·❧

【组成】酸枣仁15克，生地黄10克，粳米100克，红糖少许。

【用法】将酸枣仁、生地黄捣碎，用纱布袋松装扎口，与粳米同入砂锅中，加水适量，煮熟成粥停火，捞出纱布药袋，加入适量红糖即可食用。

【功效】宁心安神。

【主治】睡行症。

【来源】《现代中医治疗学》

❧· 莲子粥 ·❧

【组成】莲子30克，粳米、大枣、白糖各适量。

【用法】取莲子温水浸泡1小时，与粳米、大枣、白糖同入砂锅内加水煮粥，每日服用2次。

【功效】清心补脾安神。

【主治】心脾两虚，心虚胆怯之睡行症。

【来源】《中医神经精神病学》

❧· 麦冬薏米粥 ·❧

【组成】麦冬（去心）、酸枣仁各15克，薏苡仁30克，白糖适量。

【用法】取麦冬、酸枣仁，温水浸泡片刻，与薏苡仁、白糖同煮成粥，每日2次温服。

【功效】清热养阴。

【主治】阴虚内热之睡行症。

【来源】《中医神经精神病学》

第四节 外用方

～·贴敷方1·～

【组成】铅粉10克，鸡蛋清适量。

【用法】调成泥状敷于安眠、大椎、大陵、神门、内关、丰隆、三阴交、太溪、太冲或手足心。

【功效】清心安神。

【主治】睡行症。

【来源】《经穴敷贴疗百病》

～·贴敷方2·～

【组成】灯心草5克，远志10克。

【用法】上药研细末，加葱白10个捣烂成泥，敷于穴位，每日1次，每次选敷安眠、大椎、大陵、神门、内关、丰隆、三阴交、太溪、太冲中2~4穴，每次敷24小时，连治3~6个月。

【功效】清心化痰安神。

【主治】睡行症。

【来源】《经穴敷贴疗百病》

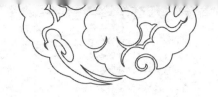

抑 郁

第十八章 儿童青少年抑郁

第一节 概 述

儿童青少年抑郁是指起病于儿童或青少年时期，以显著而持久的心境或情绪低落为主要临床特征的常见精神障碍。在很长一段时期内，直接针对儿童青少年抑郁的调查和研究几乎都是空白。20世纪70年代以前，人们一直认为儿童不可能有抑郁发作，青少年抑郁障碍也非常少见。青少年时期即使出现抑郁，也往往被看作是发育过程中的表现，视之为"青春期骚动"。关于儿童青少年抑郁历来争论颇多，近年来越来越多的证据表明，儿童和青少年也可能患抑郁症。20世纪70年代以后有关的研究发现，与成年抑郁症类似的症状群完全可以见于儿童和青少年。对成年抑郁症的回顾性调查也表明，大多数患者的首次抑郁发作是在青少年时期。由此，儿童青少年抑郁开始见于临床诊断，对其临床、流行病学及有关生物学特征的研究日益受到重视。

权威精神医学杂志《抑郁焦虑》的研究显示，儿童抑郁症的患病率为1.5%~3.9%，青少年的患病率显著上升，可达到5%~10%。在10岁以前男女患病比例相似，以后随年龄的增加女性患病率逐渐增加，男女比例接近1:2。此外，有抑郁症的年轻患者可能在5年内复发，且儿童时期的抑郁症病史会增加成年后的患病风险，此类人群的患病风险大约是未有病史人群的4倍。

【病因】

抑郁症的发生最主要的因素包括生物学因素、心理因素、社会因素，同时儿童及青少年患者成长的环境、个人性格特征、身心健康状况等对于抑郁症的发生也具有重要的影响。此外，发表在《分子精神病学》杂志上的一项研究提出，肽聚糖可能在脑内通过激活肽聚糖-模式识别受体这一通路而影响脑内分子和脑功能，这一观点为肠道微生物引起脑情绪改变的研究指出了新的方向。然而，以往关于抑郁症发病机制的研究往往基于成年期动物模型，缺乏青幼期抑郁动物模型探索儿童青少年抑郁的发病机制，因此儿童青少年抑郁的发病机制仍不十分清楚。

【临床表现】

总体上，儿童青少年抑郁与成人抑郁症的临床表现相似，但儿童和青少年的身体、情感以及认知和社交能力均处于发育阶段，故有特定的症状和体征：①情绪波动大，行为冲动。成年人抑郁症常见的表现如体重减轻、食欲下降、睡眠障碍、自卑和自责，这些在儿童青少年抑郁中却不常见，相反，易激惹、离家出走、学习成绩下降和拒绝上学却十分常见。②部分儿童还不能准确表达内心的感受，如愤怒和沮丧等，有些则在表达认知症状时存在困难，如绝望和自卑。③不同的年龄段各有特点。研究发现3~5岁学龄前儿童主要表现特点为明显对游戏失去兴趣，在游戏中不断有自卑、自责，甚至出现自残和自杀表现；6~8岁的儿童主要有躯体性症状如腹部疼痛、头痛及其他不舒服等，另外还有痛哭流涕、大声喊叫、无法解释的激惹和冲动；9~12岁儿童更多出现空虚无聊、自信心低下、自责自罪、无助无望、恐惧死亡以及离家出走；12~18岁青少年更多出现冲动、易激惹、行为改变、鲁莽不计后果、学习成绩下降、食欲改变和拒绝上学等。与成年人相比，抑郁的儿童、青少年可能表现出更显著的焦虑症状，例如易怒、急躁、行为问题、社会退缩、恐惧症和夸张的躯体症状。抑郁症状、自杀企图以及功能障碍似乎随着年龄的增长而增加。

在成人中，诊断通常通过患者和临床医生之间的问诊达到目的，儿童、青少年的诊断则通常使用多个来源的信息，包括父母、老师、咨询师、卫生保健专业人员，以及孩子自己。由于儿童和青少年的心理发育尚不成熟，其抑郁表现常不典型，故儿童青少年抑郁常常被漏诊，这使得许多孩子未得到合理的治疗。患有抑郁症的儿童和青少年常常伴有严重的社会功能损害及明显增高的自残和自杀风险。抑郁症已成为影响儿童和青少年心理健康的最为严重的疾病之一。

抑郁症的临床表现复杂多样，既有精神障碍，又有躯体功能障碍。一般来说，临床上将其症状分为主要症状与兼有症状两大类。主要症状是指抑郁症最主要的症状，它们是抑郁症的特征性症状，直接决定抑郁症的诊断和轻重程度的判断。主要症状包括抑郁心境、兴趣丧失、精力减退或丧失、自我评价低、精神运动迟滞、自杀观念和行为、昼夜节律改变、睡眠障碍、食欲下降等。兼有症状是指伴随抑郁症核心症状出现的躯体或生物学症状，这些症状在不同的抑郁症患者中表现不一，它们可能并不发生，也可能相当严重，甚至掩盖核心症状，成为患者就诊的主诉。自主神经系统是支配平滑肌与许多腺体分泌的神经系统，它与躯体、内脏功能密切相关，分为交感与副交感神经两大系统。抑郁症的兼有症状一般认为是由于抑郁症患者的交感神经兴奋、副交感神经抑制而产生，它有多种表现，下面列举一些常见的症状。

一、消化系统症状

由于消化腺分泌减少，胃肠蠕动减少，除食欲下降外，还有便秘、恶心、腹泻、泛酸、消化不良、胃肠胀气等。

二、心血管系统症状

由于血流量增加，流向心、脑、肺、肌肉的血液增多，房室传导加速，引起心慌心悸、胸痛等。

三、神经系统症状

由于周身大多数血管尤其是皮肤、内脏血管收缩，冠状动脉舒张，引起头痛、头晕、视力模糊、手足麻木等。

四、身体各部位的疼痛

在身体的任何部位都可以出现疼痛，如头痛、背痛、腹痛、腰痛、关节痛、四肢痛等。疼痛性质多以酸痛、胀痛、闷痛或无以名状性疼痛为主。亦有患者出现难以用语言形容的一种隐痛性的疼痛，且部位多不固定。

【诊断标准】

目前，国内外公认的精神疾病诊断"金标准"为结构式的诊断和分类系统，如《国际疾病分类》（ICD系统）、美国《精神障碍诊断与统计手册》（DSM系统）、《中国精神障碍分类与诊断标准》（CCMD系统）等。另外，标准化的评估工具（如问卷和量表）也可用来帮助儿童青少年抑郁的鉴别，如儿童抑郁评定量表（CDRS）、雷诺兹青少年抑郁量表（RADS）、学龄期儿童情感障碍和精神分裂症评估量表（K-SADS-PL）、儿童抑郁问卷（CDI）、贝克抑郁问卷（BDI）等。DSM系统是目前国际上最为常用的抑郁症诊断工具。DSM-5的抑郁症诊断标准如下。

A.在连续2周，出现5个或以上的下述症状。

1.几乎每天大部分时间都表现出情绪低落，既可以是自己主观的报告，也可以是他人的观察（注：儿童和青少年患者也可表现为烦躁、易激惹等）。

2.几乎每天或每天的大部分时间，对于所有或几乎所有活动的兴趣或快感都明显减少。

3.在未节食的情况下体重明显减轻，或者体重明显增加，或几乎每天食欲都减退或增加（注：儿童则表现为未达到应增体重）。

4.几乎每天都失眠或睡眠过多。

5.几乎每天都表现出精神运动性激越或迟滞（需由他人观察所见）。

6.几乎每天都感疲劳或精力不足。

7.几乎每天都感到自己毫无价值，或不恰当地感到内疚。

8.几乎每天都表现出思考、注意力无法集中或犹豫不决。

9.反复出现与死亡相关的想法，反复出现没有特定计划的自杀观念，或有某种自杀企图，或有某种实施自杀的特定计划，并表现出明显的功能改变；同时或者至少伴有下列两项症状中的一项：①情绪低落；或②兴趣、快感丧失。

B.这些症状引起有临床意义的痛苦感受，或导致社交、工作或其他重要功能方面的损害。

C.这些症状不能归因于某种物质的生理效应，或其他躯体疾病。

诊断标准A~C构成了重型抑郁发作。

D.这种重型抑郁发作不能更好地用分裂情感障碍、精神分裂症、精神分裂症样障碍、妄想障碍，或其他特定和非特定精神分裂症谱系及其他精神病性障碍来解释。

E.从无躁狂发作或轻躁狂发作。

【西医治疗】

儿童青少年抑郁的治疗一般分为3个阶段，分别是急性期、巩固期和维持期。急性期治疗的主要目的是使抑郁症状得到减轻并最终完全缓解，主要分心理治疗和药物治疗两大类。常用的心理治疗种类主要有认知行为疗法（CBT）、人际交往心理疗法（IPT）、家庭疗法（FT），其中认知行为疗法是目前在情绪障碍中研究最多的心理治疗方法。目前用于儿童青少年抑郁治疗的药物均来源于治疗成人的抗抑郁药，包括第一代抗抑郁剂——三环类抗抑郁药（TCAs），新一代抗抑郁剂——选择性5-羟色胺受体拮抗剂（SSRIs）、5-羟色胺和去甲肾上腺素再摄取抑制剂（SNRIs），以及其他类别抗抑郁剂——单胺氧化酶抑制剂、抗抑郁天然药物等。对儿童、青少年使用抗抑郁剂各临床指南均持谨慎态度，因此，是否使用抗抑郁药物以及优先使用哪种药物存在较大的争议。巩固期治疗的目的是进一步巩固急性期的治疗效果并避免复发。维持期治疗是针对一些症状较重、反复发作的慢性抑郁患者，用以预防再发。

总的来说，每个阶段的治疗选择应综合考虑患者的年龄、认知发育状况、抑郁症状严重程度及持续时间、共病状态、家族精神疾病史、家庭和社会环境、家属对治疗的期望及偏好、文化背景以及对心理或药物治疗的了解程度等因素。

【中医病因病机】

生长发育是儿童、青少年时期最根本的特征，从年龄分段来说此时期应包括自生命开始的胚胎始孕至出生后不断长养直至青春期结束。《灵枢·卫气失常》提出："十八已上为少，六岁已上为小。"并认为二十岁以后才为成人。另外，对于胎儿期的认识，古代许多儿科专著都早已将胎禀、胎孕、胎养作为专篇论述。例如，明代著名儿科医家万密斋在《育婴家秘》中提出，"预养以培其元""胎养以保其真"。并说："预养者，即调元之意也；胎养者，即保胎之道也。"十分重视先天禀赋的培养，将其作为影响小儿出生后体质强弱与疾病防治的重要因素。青春期是生长发育的第二个高峰时期，也就是女子二七、男子二八前后，"肾气盛，天癸至"的这一阶段，其前期也应归于儿科范畴。值得注意的是，青少年不同于成人，也不是成人的缩影。青少年时期人体处于生长发育阶段，在生理病理、辨证论治、预防保健等诸方面均有自身的特点，不应与成人混为一谈。

《素问·上古天真论》曰："女子七岁，肾气盛，齿更发长。二七而天癸至，任脉通，太冲脉盛，月事以时下，故有子，三七，肾气平均，故真牙生而长极……丈夫八岁，肾气实，发长齿更。二八，肾气盛，天癸至，精气溢泻，阴阳和，故能有子。三八，肾气平均，筋骨劲强，故真牙生而长极。"《灵枢·天年》云："人生十岁，五脏始定，血气已通，其气在下，故好走。二十岁，血气始盛，肌肉方长，故好趋。三十岁，五脏大定，肌肉坚固，血脉盛满，故好步。"中医学认为人的生理过程为：女子到七岁，肾气已经充盛，牙齿更换，头发生长；十四岁，天癸发育成熟，任脉通畅，太冲脉旺盛，月经按时而至，所以能怀孕生育；二十一岁，肾气充满，智齿长出，生长发育期结束。男子到八岁，肾气已经充盛，头发长出，如与女子交合，就能生育子女；二十四岁，肾气充满，筋肉骨骼强劲，智齿长出，生长发育期结束。

人体自出生的新生儿期到青少年期，身体处于不断生长发育的过程中，无论在生理、病理、病因等方面都有其自身的特点和规律，年龄越小越显著。归纳起来，其生理特点主要表现为脏腑娇嫩，形气未充；生机蓬勃，发育迅速。病理特点主要表现为发病容易，传变迅速；脏气清灵，易趋康复。病因主要包括先天因素、外感因素、饮食内伤和意外因素。

脏腑即五脏六腑。娇，指娇气，不耐寒暑；嫩，指嫩弱。形，指形体结构，即四肢百骸、筋肉骨骼、精血津液等；气，指生理功能活动，如肺气、脾气、肾气等。充，即充实。脏腑娇嫩，形气未充，即小儿时期机体各系统和器官的形态发育及生理功能都处在不成熟和不完善的阶段。关于自出生到青少年时期人体的生理特点，历代医家有较多的论述。如《灵枢·逆顺肥瘦》有言："婴儿者，其肉脆，血少气弱。"《诸病源候论》曰："小儿腑脏之气软弱，易虚易实。"《小儿药证直诀》说："五脏六腑，成而未全……全而未壮。"又说："骨气未成，形声未正，悲啼喜笑，变态不常。"《小儿病源方论》云："小儿一周之内，皮毛肌肉，筋骨髓脑，五脏六腑，荣卫气血，皆未坚固。"《育婴家秘》云："血气未充……肠胃脆薄……精神怯弱。"这些论述都充分说明小儿"脏腑娇嫩，形气未充"的特点，尤其是初生儿和婴儿，其表现更为突出。从"脏腑娇嫩"的具体内容来看，五脏六腑的形和气皆属不足，其中尤以肺、脾、肾三脏更为突出。肺主一身之气，脾为后天之本，肾为先天之本，三者密切相关。先天之本包括真阴、真阳两个方面，关系到人的体质因素，但又需要来源于后天脾胃的滋养，才能不断补充和化生。脾主运化，但也需肾阳的温煦才能发挥其健运功能。小儿肾气未盛，脾亦不足。所以，明代万密斋在《育婴家秘》中将此总结为"脾常不足，肾常虚"。肺与脾为子母关系，脾之运化赖肺之宣发敷布，精微方能濡养全身；肺主之气赖脾之运化精微不断充养。脾胃健旺，则肺卫自固，小儿"脾常不足"则肺气亦弱。清代吴鞠通经过长期临床观察，认为小儿机体柔嫩，气血未充，脾胃薄弱，肾气未充，腠理疏松，神气怯弱，筋骨未坚等特点是"稚阴稚阳"的表现，人体生长发育的过程是阴长而阳充的过程。其在《温病条辨》中云："男子……十六而精通，可以有子，三八二十四岁真牙生而精足，筋骨坚强，可以任事，盖阴气长而阳亦充矣。女子……二七十四而天癸至，三七二十一岁而真牙生，阴始足，阴足而阳充也。"阴阳是互根、相生的，而小儿时期脏腑娇嫩，形气未充，正是由于"稚阳未充，稚阴未长者也"。这里的阴，是指体内精、血、津液等物质；"稚阴"除了指精、血、津液，也包括脏腑、筋骨、脑髓、血脉、肌肤等，皆未充实、完善。这里的阳，是指体内脏腑各种生理功能活动；"稚阳"指的是各脏腑功能活动均属幼稚不足和处于不稳定状态。

古代医家把小儿生机蓬勃，发育迅速的特点概括为"纯阳之体"或"体禀纯阳"。《颅囟经》云："凡孩子三岁以下，呼为纯阳，元气未散。"所谓"纯"，即指小儿未经情欲克伐，胎元之气尚未耗散；所谓"阳"，即以阳为用，说明小儿生机旺盛，发育迅速，好比旭日之初升，草木之方萌，蒸蒸日上，欣欣向荣的蓬勃景象。因此"纯阳"并不等于"盛阳"或有阳无阴。刘完素在《黄帝素问宣明论方》中说："大概小儿病者，纯阳多热，冷少。"朱震亨在《格致余论·慈幼论》中云："人生十六岁以前，血气俱盛，如日方升，如月将圆，惟阴长不足。"指出小儿生长发育迅速，对水谷精气的需求迫切，因而阴相对不足，并非指纯阳无阴。明代虞抟在《医学正传》中说："夫小儿八岁以前曰纯阳，盖其真水未旺，心火已炎。"张景岳《类经·阴阳类》云："阳不独立，必得阴而后成……阴不自专，必因阳而后行。"说明阴阳是互相依存的。

近代中医儿科学术界对小儿为"纯阳之体"还是"稚阴稚阳"之体探讨甚多，较多学者认为"稚阴稚阳"之说较合理，更符合小儿的生理特点。也有认为"纯阳既不能完满地阐述小儿体质的特点，也不能恰当地指导临床实践"，主张将"纯阳"归并于"稚阴稚阳"的理论观点中去，但"稚阳"只能表达小儿各种功能未臻完善的一面，并不能明确反映其生长发育迅速的一面，而发育迅速这个特点在儿科临床中却是不可忽视的。所以"稚阴稚阳"和"纯阳之体"的理论，正概括了小儿生理特点的两个方面，前者是指小儿机体柔弱，阴阳二气均较幼稚不足；后者是指小儿在生长发育过程中，既是生机蓬勃，发育迅速，同时又相对地感到阴常不足，必须不断补充。小儿病因较成人单纯，外多感于六淫，内多伤于乳食，故肺系和脾胃病证特别多见。一些小儿因先天不足，后天失养而患有五迟、五软、解颅等特有病证。此外，小儿智识未开，缺乏生活知识，每因看护不周，易发生跌仆损伤、烫伤、烧伤、刀伤、溺水、触电、中毒等意外事故。综上所述，小儿在病因方面有先天因素、外感因素、内伤饮食及意外因素等较为多见的特点。

中医学虽无抑郁症的病名，但是与抑郁症有关的记载和论述是相当丰富的。抑郁症属于中医学"郁证"范畴，但在"失眠""善忘"等病证中亦有记载。因此，抑郁症的表现形式可在多种中医病名的症状群中出现，就目前来讲还不能将抑郁症直接等同于某一中医病名。以下就分别从"郁证""失眠""善忘"等方面来论述抑郁症的中医病因病机。

古代医家有关郁证的论述可分为两类，一是指一切人体气血津液等瘀滞不通而生的疾病，即"气血津液之郁"，但是这一类论述是对气血津液等瘀滞不通而生的一类病证的病因病机总括，并非专指某病；二是专指情志抑郁的疾病，即"情志之郁"。二者的关系是平行的，并不存在广义、狭义的从属关系。也就是说，用于表示人体气血津液瘀滞不通而生的疾病，"郁证"这个病名含有对其病机的描述。而对于情志之郁的"郁证"，这一病名就是专指以情志抑郁为主要表现的疾病，并非所有情志之郁都是因瘀滞致病的含义。虽然与抑郁症关系最密切的应为"郁证"范畴中的情志之郁，但是气血津液之郁作为病机总括，其涵盖的内容是相当广泛的，因为气血津液瘀滞不通可产生诸多症状，变化多端，抑郁症的症状是其中之一。小儿之郁多为气血津液之郁，成人之郁则多为情志之郁。因此作为抑郁症的主要病机之一，对气血津液之郁中的相关内容进行论述是必要的。

抑郁症的发生是由于情志所伤，五脏气血阴阳不和，心神被扰，脑神不利所致。即体质素虚或肝气易结者，遇有情绪刺激变化，如忧思恼怒，或悲哀忧愁，或所欲不遂，导致脏腑气血阴阳失调，脑神失养，神机不利，而致使抑郁症诸症状外现。因此，情志因素是抑郁症的致病原因。但情志因素是否造成抑郁症，不仅与精神刺激的强度以及持续时间的长短有关，也与机体本身的状况有密切关系，也就是说，机体的"脏气弱"是抑郁症发病的重要内在因素。另外，季节的变化也是抑郁症发病的一个重要因素。目前国内外有关成人抑郁症的研究课题众多，但对于儿童青少年抑郁的研究相对较少，在中医学方面的研究更是明显不足，故儿童青少年抑郁的中医学研究，尤其是证治方面的研究，有其加强的必要性。

与抑郁症有关的文献论述有脏气五郁、病邪六郁和情志之郁之说。五脏之郁始见于《黄帝内经》。《素问·六元正纪大论》云："木郁达之，火郁发之，土郁夺之，金郁泄之，水郁折之。"《万病回春》云："五郁者，金水木火土，泄折达发夺之义是也"。《类经》曰："天地有五运之郁，人身有五脏之应。"强调五脏在抑郁症发病中的作用。

在临床实践中，抑郁症患者多以心境低落、兴趣和愉快感丧失、劳累感增加及活动减少为主要症状。另外常见的症状中还有稍做事情即觉明显的倦意。因此诸多学者认为抑郁症，尤其缠绵难愈者，其辨证应以虚证为纲，绝大部分以心、脾、肾三脏亏虚为主，兼有肝郁症状，其中又以肾虚最为常见。如：兴趣丧失，无愉快感（心神失养）；精力减退或疲乏感（脾虚或肾虚）；精神运动性迟滞或激越（肾虚或肝郁）；联想困难或自觉思考能力下降（肾虚）；睡眠障碍，如失眠、早醒，或睡眠过多（心肾亏虚、心肾不交或肝郁）；食欲降低或体重明显减轻（脾虚）；性欲减退（肾虚）。心、肝、脾的相关症状在"忧郁""百合病"中即有描述，但是目前临床广泛存在的肾虚症状在古代文献中鲜见具体记载。经临床实践总结，认为抑郁症肾精亏虚型为临床常见证型，其病因病机为，素体肾精不足者，长期紧张担忧，忧虑不解，或经历惊吓恐惧，而致使肾精受损；或抑郁日久，气滞、血瘀、痰湿等实邪迁延难祛，久病及肾，从而因实致虚，导致肾精亏虚。肾主骨生髓，上充于脑，而脑髓为脑神存在的物质基础，故肾精亏虚，脑神失养，可出现情绪低落、悲观失望、兴趣索然、意志减退等脑神功能低下之症状。而肝肾同源，肾精亏虚，则水不涵木，肝失疏泄，气机不畅，从而因虚致实，导致肝气郁结，最终形成虚实夹杂之肾虚肝郁证候，多以情绪低落、悲观失望与烦躁易怒并见为主要表现，属本虚标实证，肾精亏虚为本，气机塞滞为标。以此病因病机为依据，从肾论治，以益肾补虚，调气安神为大法进行治疗，临床上取得了较好的疗效。

【中医主要治法】

一、疏肝理气法

治疗以疏肝理气解郁为大法，随症加减。方剂有柴胡疏肝散、消郁神安汤、逍遥散、越鞠丸等。用药多选柴胡、郁金、青皮、香附、枳壳等行气疏肝之品。

二、化痰开郁法

治疗选方有半夏厚朴汤、温胆汤、菖蒲郁金汤、平心忘忧汤等。药物常选半夏、厚朴、茯苓、生姜、菖蒲等。

三、补益心脾法

选方以归脾汤为代表。药物有当归、白芍、人参、白术、炙甘草、黄芪、龙眼肉、柏子仁等。

四、滋养肝肾法

方剂有六味地黄丸、百合地黄汤、一贯煎等。药物选地黄、枸杞子、杜仲、山茱萸等。

五、益肾补虚，调气安神法

临床实践发现，虽然抑郁症患者多见肝郁症状，但其肝郁为标，而脏腑功能失调，特别是肾精亏虚为本，肾精亏虚是抑郁症发生发展的重要因素。故临床上治以益肾疏肝，调气安神。

六、温补心胆，益肝涤痰法

心胆虚怯，肝虚气郁者，治疗应予温补心阳，振奋肝胆，疏达郁结，涤痰导浊之法。

七、益气温阳，解郁安神法

抑郁症患者由于悲忧过度，气机郁滞，久则导致气虚阳虚，心血失养，故应予以益气温阳，解郁安神之法。

抑郁症的发病率和患病率越来越高，不仅给个人、家庭带来了沉重的精神负担、经济压力，使生活质量下降，也给社会造成了沉重的负担和损害，因此预防抑郁症的发生，降低发病率、患病率和预防复发，对个人、社会都非常重要。现代研究证明，社会因素对人的刺激，早在胚胎后期就已经能够通过情绪的影响作用于胎儿。"宁静即是胎教"，就是小儿早期精神保健的开始，这也是中医儿童保健的一大特色。小儿出生后，各种外界刺激无不引起小儿的情绪波动，加之小儿神经系统发育尚不健全，较之成人具有更大的易感性，不良情绪引起的种种病理变化，其机制一如成人。

第二节　内服方

⌁· 肾气丸 ·⌁

【组成】干地黄八两，薯蓣四两，山茱萸四两，泽泻三两，茯苓三两，牡丹皮三两，桂枝一两，附子（炮）一两。

【用法】上八味，末之，炼蜜和丸梧子大，酒下十五丸，加至二十五丸，日再服。

【功效】补肾填精。

【主治】儿童青少年抑郁属肾精亏虚者。

【来源】《金匮要略》

生姜半夏汤

【组成】半夏（半升），生姜汁（一升）。

【用法】上二味，以水三升，煮半夏，取二升，纳生姜汁，煮取一升半，小冷，分四服，日三、夜一服。

【功效】降逆止呕，舒畅气机。

【主治】儿童青少年抑郁。

【来源】《金匮要略》

百合知母汤

【组成】百合（擘）七枚，知母（切）三两。

【用法】上先以水洗百合，渍一宿，当白沫出，去其水；更以泉水二升，煎取一升，去滓；别以泉水二升，煎知母，取一升，去滓；后合和，煎取一升五合，分温再服。

【功效】滋阴液，除内热。

【主治】儿童青少年抑郁属阴津不足，虚热内扰者。

【来源】《金匮要略》

桂枝芍药知母汤

【组成】桂枝四两，芍药三两，甘草二两，麻黄二两，生姜五两，白术五两，知母四两，防风四两，附子（炮）二枚。

【用法】上九味，以水七升，煮取二升，温服七合，日三服。

【功效】通阳调气，佐以清热。

【主治】儿童青少年抑郁属寒热错杂者。

【来源】《金匮要略》

ᕲ· 炙甘草汤 ·ᕰ

【组成】甘草（炙）四两，桂枝、生姜各三两，麦冬半升，麻仁半升，人参、阿胶各二两，大枣三十枚，生地黄一斤。

【用法】上九味，以酒七升，水八升，先煮八味，取三升，去滓，纳胶消尽，温服一升，日三服。

【功效】益气滋阴，通阳复脉。

【主治】儿童青少年抑郁属阳气虚弱，心脉失养者。

【来源】《金匮要略》

ᕲ· 酸枣仁汤 ·ᕰ

【组成】酸枣仁二升，甘草一两，知母二两，茯苓二两，川芎二两。

【用法】上五味，以水八升，煮酸枣仁，得六升，纳诸药，煮取三升，分温三服。

【功效】养血安神，清热除烦。

【主治】儿童青少年抑郁属肝血不足，虚热内扰者。

【来源】《金匮要略》

ᕲ· 百合地黄汤 ·ᕰ

【组成】百合（擘）七枚，生地黄汁一升。

【用法】上以水洗百合，渍一宿，当白沫出，去其水，更以泉水二升，煎取一升，去滓，纳地黄汁，煎取一升五合，分温再服。

【功效】滋阴降火，清热除烦。

【主治】儿童青少年抑郁属心肺阴虚内热者。

【来源】《金匮要略》

·半夏厚朴汤·

【组成】半夏一升，厚朴三两，茯苓四两，生姜五两，干紫苏叶二两。

【用法】上五味，以水七升，煮取四升，分温四服，日三、夜一服。

【功效】行气化痰。

【主治】儿童青少年抑郁属气滞痰阻者。症见胸膈满闷，情志不畅。

【来源】《金匮要略》

·清心莲子饮·

【组成】黄芩、麦冬（去心）、地骨皮、车前子、甘草（炙）各半两，石莲肉（去心）、白茯苓、黄芪（蜜炙）、人参各七钱半。

【用法】上锉散，每三钱，麦冬十粒，水一盏半，煎取八分，去渣，水中沉冷，空心食前服。

【功效】清心除烦。

【主治】儿童青少年抑郁属火扰心神者。原书用治"心中蓄积，时常烦躁，因而思虑劳力，忧愁抑郁"。

【来源】《太平惠民和剂局方》

·定志丸·

【组成】菖蒲、远志（去心）、茯苓各二分，人参三分。

【用法】上四味，捣下筛，服方寸匕，后食，日三。蜜和丸如梧桐子，服六七丸，日三，亦得。

【功效】安神定志，补养心神。

【主治】儿童青少年抑郁。原书用治"心气不定，五脏不足，甚者忧愁悲伤不乐，忽忽喜忘"。

【来源】《外台秘要方》

·加味六郁汤·

【组成】香附、栀子（姜制）、苍术、神曲、川芎、当归、山甲、乳香、没药、半夏、茯苓、生姜。

【用法】水煎服。

【功效】顺气宽中。

【主治】儿童青少年抑郁。原书用治"暴怒所伤，抑郁所致，胸膈痞闷，中气不舒"。

【来源】《顾氏医镜》

·加减生熟二地汤·

【组成】生地黄一两，熟地黄一两，白芍五钱，麦冬五钱，山茱萸三钱，北五味子一钱，炒栀子二钱，甘草一钱。

【用法】水煎服。

【功效】滋阴养血，清热除烦。

【主治】肝血不足，肝气抑郁而不舒，遂致易怒，两胁满闷，头痛面热，胸膈胀痛。

【来源】《辨证录》

·六君健脾汤·

【组成】人参、白术、白茯苓、甘草、陈皮、半夏、枳壳、厚朴、杏仁、泽泻、炮姜。

【用法】水煎服。

【功效】健脾化痰。

【主治】儿童青少年抑郁。

【来源】《医学传灯》

·交感丹·

【组成】南香附米（长流水浸三日，砂锅炒干为末）一斤，白茯神（去皮木，为净末）四两。

【用法】上搅匀，炼蜜为丸，如弹子大，每清晨细嚼一丸，白滚汤下，陈皮汤亦可。

【功效】宁心安神，和胃消痞。

【主治】儿童青少年抑郁。原书用治"抑郁烦恼，七情所伤，不思饮食，面黄形羸，胸膈痞疼痛"。

【来源】《鲁府禁方》

·团参子饮·

【组成】人参、紫菀茸（洗）、阿胶（蛤粉炒）、百合（蒸）、细辛（洗，去叶土）、款冬花、杏仁（去皮尖，炒）、天冬（汤浸，去心）、半夏（汤泡七次）、经霜桑叶、五味子各一两，甘草（炙）半两。

【用法】水煎服。

【功效】滋养脏腑，补虚安神。

【主治】儿童青少年抑郁。

【来源】《济生方》

·逍遥散·

【组成】甘草（微炙赤）半两，当归（去苗，锉，微炒）、茯苓

（去皮，白者）、芍药（白者）、白术、柴胡（去苗）各一两。

【用法】上为粗末，每服二钱，水一大盏，烧生姜一块切破，薄荷少许，同煎至七分，去滓热服，不拘时候。

【功效】疏肝健脾养血。

【主治】儿童青少年抑郁属肝郁脾虚血虚者。

【来源】《太平惠民和剂局方》

·柴胡疏肝散·

【组成】柴胡、陈皮（醋炒）各二钱，川芎、芍药、枳壳、香附各一钱半，炙甘草五分。

【用法】水煎，食前服。

【功效】疏肝理气。

【主治】儿童青少年抑郁属肝气郁结者。

【来源】《金匮翼》

·交感丸·

【组成】香附（炙）一两，茯苓四两，琥珀五钱。

【用法】上为细末，炼蜜为丸，重三钱，每服一丸，细嚼，早、晚二服，白滚水送下。

【功效】疏肝理气，解郁除烦。

【主治】儿童青少年抑郁。原书用治"抑郁烦恼，七情所伤，不思饮食，面黄形瘦，胸膈不宽，气闷不舒"。

【来源】《慈禧光绪医方选议》

·柏子养心汤·

【组成】生黄芪一钱，麦冬一钱，酸枣仁一钱，人参一钱，柏子仁一钱，茯神八分，川芎八分，远志（制）八分，当归二钱，五味子十粒，炙甘草五分。

【用法】加生姜三片，水煎服。

【功效】养心安神。

【主治】儿童青少年抑郁属心神失养者。

【来源】《叶氏女科证治》

旱莲子丸

【组成】墨旱莲、连翘、威灵仙、何首乌、蔓荆子、三棱（醋浸湿，纸裹煨）、赤芍各一两，木香二两，大皂角（刮去皮，酥炙；无酥，用羊脂炙）三挺。

【用法】上为末，糊丸，梧子大，建茶清下三十丸至五十丸，日三服，小儿量与之，食后服。

【功效】解毒破气散结。

【主治】儿童青少年抑郁。原书用治"少长脏气不平，忧怒惊恐，诸气抑郁"。

【来源】《三因极一病证方论》

分心气饮

【组成】木通、官桂、茯苓（去皮）、半夏（姜制）各三钱，桑白皮、大腹皮（水洗）、青皮（去穰）、陈皮各五钱，紫苏二两，羌活五钱，甘草二钱半，赤芍三钱。

【用法】上锉一剂，生姜三片，枣一枚，灯心一团，水煎，温服。

【功效】疏肝理气消痞。

【主治】儿童青少年抑郁。原书用治"诸气不和。多因忧愁思虑，忿怒伤神，或临食忧戚，或事不遂意，使抑郁之气留滞不散，停于胸膈之间，不能流畅，致心胸痞闷，胁肋虚胀，噎塞不通，吞酸嗳气，呕哕恶心，头目昏眩，四肢倦怠，面色萎黄，口苦舌干，饮食减少，日见羸瘦，或大肠虚闭，或因病之后胸中虚痞，不思饮食"。

【来源】《万病回春》

❧ · 一贯煎 · ❧

【组成】北沙参三钱，麦冬三钱，当归身三钱，生地黄六钱至一两五钱，枸杞子三钱至六钱，川楝子一钱半。

【用法】水煎，去渣温服。

【功效】补肾滋阴，疏肝理气。

【主治】儿童青少年抑郁属肝肾阴虚，肝气郁滞者。

【来源】《柳州医话》

❧ · 益气养荣汤 · ❧

【组成】人参、茯苓、陈皮、贝母、香附、当归、川芎、黄芪、熟地黄、白芍各一钱，甘草、桔梗各五分，白术二钱。

【用法】姜三片，枣二枚，水二盅，煎八分，食远服。

【功效】补气养血，疏肝理气。

【主治】儿童青少年抑郁。原书用治"思虑太过，神气受伤，乃劳中所得者也"。

【来源】《外科正宗》

❧ · 越鞠丸 · ❧

【组成】香附（醋炒）、苍术（米泔浸）、川芎、栀子（炒黑）、神曲（炒）各等份。

【用法】水丸小豆大，每服百丸。

【**功效**】疏肝理气，解郁除烦。

【**主治**】儿童青少年抑郁。

【**来源**】《医方考》

∽·　血府逐瘀汤　·∽

【**组成**】当归三钱，生地黄三钱，桃仁四钱，红花三钱，枳壳二钱，赤芍二钱，柴胡一钱，甘草一钱，桔梗一钱半，川芎一钱半，牛膝三钱。

【**用法**】水煎服。

【**功效**】行气活血化瘀。

【**主治**】儿童青少年抑郁属气滞血瘀者。

【**来源**】《医林改错》

∽·　温胆汤　·∽

【**组成**】半夏、枳实、竹茹各一两，橘红一两五钱，炙甘草四钱。

【**用法**】每服四钱，水一盏半，生姜七片，枣一枚，煎七分。

【**功效**】理气化痰，和胃利胆。

【**主治**】儿童青少年抑郁属胆郁痰扰，心神不宁者。

【**来源**】《金匮翼》

∽·　菖蒲郁金汤　·∽

【**组成**】石菖蒲三钱，炒栀子三钱，鲜竹叶三钱，牡丹皮三钱，郁金二钱，连翘二钱，灯心草二钱，木通一钱半，淡竹沥（冲）五钱，紫金片（冲）五分。

【**用法**】水煎服。

【**功效**】清热化痰，清心除烦。

【主治】儿童青少年抑郁属痰热内扰，心神不安者。

【来源】《温病全书》

·归脾汤·

【组成】白术、人参、当归、酸枣仁（炒）、白芍各一钱，黄芪一钱五分，远志（去心，泡）七分，甘草（炙）五分，龙眼肉五枚。

【用法】水煎服。

【功效】补气养血，健脾安神。

【主治】儿童青少年抑郁属气血两虚者。

【来源】《医学心悟》

·解郁活血汤·

【组成】当归二钱，白芍三钱，柴胡二钱，茯苓三钱，薄荷一钱，牡丹皮二钱，栀子二钱，白术三钱，泽兰叶四钱，郁金二钱，甘草一钱。

【用法】水煎服。

【功效】疏肝解郁，理气活血。

【主治】儿童青少年抑郁属肝郁气滞者。症见精神抑郁，烦躁性急，头晕耳鸣，胸胁作胀，食少嗳气，舌尖红，苔微黄而燥，脉弦数或弦紧。

【来源】《中医妇科治疗学》

·平心忘忧汤·

【组成】磁石、礞石各30克（另包先煎30分钟），枳实、黄柏、半夏、厚朴、朱茯苓、神曲各12克，肉桂、紫苏叶、石菖蒲各6克，生姜9克。

湿盛痰多，恶心欲呕者，加藿香6克，川羌活10克；失眠多恶梦者，加酸枣仁15克，远志12克；大便干结者，去黄柏，加大黄10克。

【用法】水煎，于早饭、中饭后和临睡前分3次服。

【功效】理气化痰，解郁安神。

【主治】儿童青少年抑郁属痰火内扰者。

【来源】湖北中医杂志，1996（2）

❀ 消郁安神汤 ❀

【组成】白芍30克，茯神30克，紫贝齿30克，郁金15克，白术15克，神曲15克，五味子15克，太子参15克，麦冬12克，石菖蒲12克，柴胡12克，酸枣仁10克，黄连10克，炙甘草10克。

【用法】每日1剂，水煎服。

【功效】疏肝理气，宁心安神。

【主治】儿童青少年抑郁属肝气郁结，心神失养者。

【来源】中华中医药学刊，2016，34（6）

❀ 补肾益神方 ❀

【组成】熟地黄、枸杞子、山茱萸、楮实子、巴戟天、杜仲、肉苁蓉、远志、石菖蒲等。

【用法】水煎服，每日1剂。

【功效】补肾养心安神。

【主治】儿童青少年抑郁属肾气不足，心神失养者。

【来源】河南中医药学刊，1994（1）

❀ 颐脑解郁汤 ❀

【组成】北刺五加20克，五味子20克，郁金20克，合欢皮15克，柴胡12克，栀子15克，白芍12克，炙甘草6克。

加减：偏阳虚者，加炮附子（先煎）12克，菟丝子12克；偏阴虚者，加生熟地黄各12克，山茱萸9克；失眠烦躁者，加磁石（先煎）15克。

【用法】水煎服，每日1剂，分早、晚2次温服。

【功效】益肾调气，解郁安神。

【主治】儿童青少年抑郁属肝肾亏虚，肝气郁结者。

【来源】四川中医，2010，28（3）

解郁清心安神汤

【组成】首乌藤30克，五味子25克，柴胡、茯苓、当归、合欢皮、白芍、酸枣仁各20克，知母10克。

【用法】水煎煮，每日1剂，分早、晚温服。

【功效】疏肝解郁，安神除烦。

【主治】儿童青少年抑郁属肝郁化火，扰心伤神者。

【来源】医学食疗与健康，2020，18（14）

解郁安神方

【组成】柴胡、当归、白芍、郁金、栀子、茯苓、白术、合欢皮各10克，淮小麦、牡丹皮、首乌藤各15克，黄芩、远志、玫瑰花、炙甘草各6克。

【用法】每日1剂，水煎取汁200毫升，早、晚餐后半小时服用，6周为1疗程。

【功效】疏肝解郁，泻热宁心。

【主治】儿童青少年抑郁属肝郁化火者。

【来源】现代中医临床，2016，23（4）

ᕀ · 经验方1 · ᕁ

【组成】柴胡10克，生白芍10克，当归10克，茯苓10克，薄荷3克（后下），制香附10克，郁金10克，牡丹皮10克，栀子10克，桑叶10克，竹茹10克，丝瓜络10克，槐角30克，生甘草6克。

【用法】水煎服，每日1剂。

【功效】疏肝解郁，畅达情志。

【主治】儿童青少年抑郁。

【来源】《国医大师张磊疑难病治验辑录》

ᕀ · 经验方2 · ᕁ

【组成】川芎10克，炒苍术10克，炒神曲10克，制香附10克，栀子10克，柴胡10克，黄芩10克，清半夏10克，小麦30克，桑叶10克，生甘草3克。

【用法】水煎服，每日1剂。

【功效】理气宽胸，解郁除烦。

【主治】儿童青少年抑郁。

【来源】《国医大师张磊疑难病治验辑录》

ᕀ · 经验方3 · ᕁ

【组成】熟地黄10克，当归10克，生白芍15克，川芎3克，炒酸枣仁30克，黄芩10克，知母10克，麦冬15克，生地黄10克，桑叶10克，苇根30克，竹叶10克。

【用法】水煎服，每日1剂。

【功效】疏肝解郁，养血安神。

【主治】儿童青少年抑郁。

【来源】《国医大师张磊疑难病治验辑录》

第十九章 孕期抑郁

第一节 概 述

孕期抑郁，又称"妊娠期抑郁""产前抑郁"，是指妇女在妊娠期间，出现以抑郁、悲伤、沮丧、哭泣、烦躁或自杀等一系列症状为特征的精神障碍性疾病。妊娠是育龄女性正常且自然的生理现象，但是也是一类伴随复杂生理变化与心理应激的过程，妊娠期女性较为复杂的心理变化中，焦虑与抑郁情绪属于最为多见的一类心理应激反应。故孕期抑郁是孕期精神综合征中最为常见的一种类型，此类患者在临床上常表现为过分焦虑、紧张、恐惧等情绪不稳定症状，严重者可见明显的植物神经表现，肌肉紧张和运动性不安。病初首先有食欲减退、行动缓慢、意志消沉、兴趣全无、失眠健忘、疲乏甚至企图自杀等抑郁症表现，其次孕早期可有早孕反应明显加重，孕晚期表现为乏力持续加重、睡眠障碍和饮食困难等。孕期抑郁属于中医学"子烦""妊娠心烦"及"孕悲"等范畴。子烦是指妊娠期间，出现以烦闷不安，郁郁不乐，或烦躁易怒为特征的妊娠病。孕悲则是指妊娠期妇女出现情志不宁，变幻不定，无故悲伤哭泣，或喜笑无常，不能自制，频作呵欠等症状。其皆与西医学所指孕期抑郁的临床表现有相似之处。另外值得一提的是，妊娠期女性生理变化会引发心理变化，特别是激素水平改变会引发心理应激反应，但是医学心理学和精神病学认为妊娠期女性在妊娠过程中产生的心理症状只要不

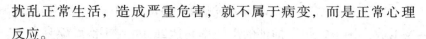

扰乱正常生活，造成严重危害，就不属于病变，而是正常心理反应。

妇女孕期有较特殊的生理变化，且家庭、社会与群体等相关因素敏感性升高，十分容易出现焦虑与抑郁情绪，对孕妇的心理健康造成影响。孕期抑郁的临床表现一般在孕前3个月及妊娠晚期比较明显。在前3个月可表现为恶心、反胃等早孕反应加重，并有厌食、睡眠习惯改变、注意力下降、哭泣等；妊娠最后3个月表现为乏力持续加重、睡眠障碍、食欲下降，以及担忧胎儿健康和分娩过程等。若不及时予以治疗，容易引发多种妊娠、分娩及新生儿事件，例如内分泌紊乱、失眠、厌食、早产、新生儿发育迟缓，严重者可引起精神分裂甚至杀婴等，不利于母亲及新生儿的健康。对于妊娠期妇女而言，一旦出现抑郁的情况，绝对不能忽视。一般而言，妊娠期妇女的抑郁表现在初期并不明显，几乎与常人无异。但如果任由抑郁情况发展下去，很容易导致孕妇在妊娠期出现极大的不良反应，孕妇的不良情绪不但会直接影响孕妇的身体健康与胎儿的生长发育，还会对新生儿的生存质量造成影响。另外，孕期抑郁还可导致剖宫产率、助产率以及产后出血率升高，且易发展为产后抑郁，严重影响产妇身心健康，而且会对新生儿发育质量造成不良影响。孕期抑郁还会使妊娠期女性心脏负荷加重，血流量降低，最终导致胎儿产生宫内窘迫等不良结局，还可诱发围产儿死亡、早产、胎儿生长发育受限等严重后果，在临床上表现出极大的危害性。

妊娠期妇女的抑郁现状不容乐观，整体上所产生的影响也非常突出。抑郁对于妊娠期妇女而言，是一种严重的威胁，要积极采取相关措施进行干预。本病对社会稳定、家庭和谐、子代健康等均会造成不同程度的危害，故已成为近年来研究的热点及难点。近年来本病发病率呈现逐年升高的趋势，流行病学调查显示，国外发病率为10%~15%，国内发病率为18%~30%。在中等收入及低收入国家，孕期抑郁的患病率高达25.3%。再次妊娠复发率高，据有关统计，复发率可高达50%。国内外大量研究表明，孕期抑郁对胎儿的生长发育及儿童期的心理行为发育均有不良影响。

【病因病机】

孕期抑郁是较为常见的妊娠期疾病。有研究表明，孕前半年内吸烟、饮酒史是孕早期妊娠焦虑的危险因素之一，孕妇因担心前期的烟酒影响胎儿而产生妊娠焦虑。另外，未对妊娠做好充分准备也是因素之一。妊娠作为一个家庭重大事件，可使孕妇的生理、心理产生一系列的应激性变化，尤其是低龄孕妇，本身的情感发育尚不成熟，加上工作压力，更易产生烦躁情绪，长期的不良情绪可以形成焦虑症。同时，一些孕妇孕早期孕吐明显，她们会担心胎儿因营养摄取不足而影响发育从而出现莫名焦虑。孕晚期孕妇活动不便，加之担心分娩疼痛、胎儿健康等问题，不及时疏导就容易产生焦虑抑郁。此外，孕妇职业，受教育程度，婚姻状况，社会、经济地位，以及生活口角等均与孕期焦虑抑郁有关。西医学目前没有妊娠期抑郁症的特定诊断标准，可参考一般抑郁症的诊断标准。

中医学认为该病的发生多为母体因素导致，与体质、饮食、情绪及生活环境等多方面有关。其因多为情志内伤引发，病机主要为阴血亏耗，五脏失于濡养，五志之火内动，尤以心肝火旺为主，心肝之阴不足，则神不守舍也。本病病机有虚实两端，虚者可有气血不足、气阴亏虚，实者可有气滞、瘀血、痰湿，亦可有虚实夹杂，如气血亏虚兼夹瘀滞。其病位在心，又涉及肝、脾、肾三脏。纵观历代文献，各医家对于"子烦"的病因病机亦有不同认识。隋代《诸病源候论》云："脏虚而热，气乘于心，则令心烦。停痰积饮，在于心胸，其冲于心者，亦令烦也……以其妊娠而烦，故谓之子烦也。"虚热相搏，或痰饮停于心胸，或孕后偏嗜肥甘之品，湿郁化热，痰热搏结，上扰及心，则见烦躁愁闷。宋代严用和在《济生方》中言，"母将理失宜，七情伤感，心惊胆怯"是子烦之因。孕后精血聚于下以养胎元，肝血较虚，肝失濡养，气机不畅，肝气易郁。加之孕期偏易忧虑过甚，或愤懑不解，更易使肝郁气结，久而气郁化火，肝火上逆，扰及神明，则心神难安。孕后胎体渐长，阻滞气机，胎气郁热，上乘于心，亦可致心烦不安。另外，有部分医家认为，妊娠心烦的外在病因为孕后热邪内侵，上受扰及神明。《备急千金要方》记载的"徐之才逐月养胎方"论述了妊娠四月外感风寒或风热致心烦不安。《医学入门》论子烦："应天令五六月间，君火大行，俱能乘肺，以致烦躁，胎动不安。"清代陈文昭在《陈素庵妇科补解》中云："烦出于心，心主炎，更加客热乘之，故烦躁。"《妇科玉尺》更是基于先天禀赋和妊娠特有的生理特征，从外邪与内邪相合的角度论述："内外之火相感，而作烦躁闷乱不安。"明代万全认为："子烦之证，皆属于热，有虚有实。"其指出子烦病机有虚实两端，但皆属于热。明代张介宾在《景岳全书》中阐发为"胎气有热而不安者，其证必多烦热，或渴或燥"。清代《医宗金鉴·妇科心法要诀》亦论妊娠心烦由"胎中郁热上乘于心"所致。清代《沈氏女科辑要》提出："子烦病因，曰痰，曰火，曰阴亏。"故子烦之病机又有虚火、痰火、肝火、胎热、外感之分。清代唐宗海在《血证论》中提出："子烦者，血虚也，血者心之所主，血足则心不烦。胎既耗血，胎中之火，又上与心火相合，火扰其心，是以虚烦不能眠。"其认为子烦病机为素体阴血亏少，孕后阴血下注冲任，聚以养胎，阴血益感不足，致阴虚火旺，心主神明，心火亢盛，扰动神明，则烦躁不安。

现代中医对妊娠心烦的探讨较少，临证报道也不多，大抵遵循了古代医家的观点，认为妊娠心烦多从"阴虚""痰火""肝郁"来论治，如《实用中医妇科学》即分此三型。临床有将本病与子悬合论者，有称子烦常并见于妊娠恶阻或胎动不安及子痫等妊娠疾病。《哈荔田妇科医案医话选》言："子烦表现，症状多端，非止烦闷懊憹者出。"刘洪祥在《妇科医案》中提出，"妊娠心烦"系胃阴不足，胎热上乘引起，又可相兼子嗽。夏礼清认为胎儿在发育过程中，耗损母体大量阴精，阳气化生相对有余而生内火，火烁心阴则表现为子烦。吕春英认为肾阴不足，不能上济于心，使心火偏亢，水火不济，心肾不交，而致烦闷不安。

由以上可以看出，历代医家对妊娠心烦有不同的见解，有人倾向于妊娠心烦是由内热引起，或虚或实，有人则从内因与外邪合客来分析本病，正是各代医家的不断扩展完善了对于本病的认识。

【治疗】

对于本病，西医多采用抗抑郁剂治疗，常用的有选择性5-羟色胺再摄取抑制剂、安非他酮、马普替林等，虽疗效确切，但孕产妇服用抗抑郁药又有诸多风险，比如新生儿致畸、适应不良、哺乳期用药不安全、抗抑郁谱窄等。因此治疗时必须严密监测母婴情况，避免各种不良反应。另外，西医还着眼于心理疏导，对于中度以下的妊娠焦虑抑郁患者，采取心理治疗。国外有调查发现，认知行为治疗能明显缓解孕妇抑郁症状，光照疗法对于抑郁情况随季节波动且抵抗抗抑郁剂者有较好的帮助。现代倡导计划妊娠，加强孕妇及家属孕期知识教育及产前指导，帮助孕妇自我调节情绪，利用音乐、散步等缓解自我紧张。

中医学认为本病为"七情"之伤，与心、肝、脾、肾四脏功能失常密切相关。中医药治疗本病从孕期特有的生理、病理特点进行切入，从调理五脏功能、解郁怡情等方面进行遣方用药，具有灵活、安全、有效等特点。中医特色疗法在本病的治疗中具有独特的优势和较好的疗效，易于被患者接受。近年来中医药防治本病的基础和临床研究呈逐渐增多的趋势，并取得了一定的研究成果，但仍存在不足，需要进一步完善。

妊娠期妇女出现抑郁的影响因素较多，对于内部因素和外部因素均需要给予高度的关注。当前妊娠期抑郁现象相对普遍，需要在临床上予以更多的重视，家人也要给予孕妇充分的理解和爱护，以期抑郁情况能够得到明显改善，保证母子平安。部分妊娠期女性职业具有不固定性，对于自身健康存在担忧，重视胎儿的成长，对自身欠缺信心，十分容易遭受负面因素影响，过分紧张与担忧，出现焦虑与抑郁情绪。针对此类妊娠期女性，需要增强对其的心理辅导工作，嘱其适当锻炼、转移注意力以及培养兴趣爱好等，指导其正确地进行放松训练，提高自信心，缓解其焦虑与烦躁心理，以及悲观与消极情绪。一些文化程度比较低的妊娠期女性，对于自身缺乏信心，对孕期各项检查了解程度不足，胡乱猜疑而出现负面情绪，因此需要加强对其的健康教育以及孕期知识培训工作。

第二节　内服方

∽· 甘麦大枣汤 ·∽

【组成】甘草三两，小麦一升，大枣十枚。

【用法】上三味，以水六升，煮取三升，温分三服。

【功效】养心安神，和中缓急。

【主治】孕期抑郁属心肝失养，阴血耗伤者。

【来源】《金匮要略》

❧ · 逍遥散 · ❧

【组成】当归（酒洗）一钱，白芍（酒炒）一钱，白茯苓一钱，柴胡一钱，炙甘草五分，白术（土炒）一钱。

【用法】上锉散，水一盏半，加薄荷煎服。

【功效】疏肝理脾。

【主治】孕期抑郁属肝气郁结者。

【来源】《医宗金鉴》

❧ · 竹沥汤 · ❧

【组成】竹沥一升，防风、黄芩、麦冬各三两，茯苓四两。

【用法】上五味，咬咀，以水四升，合竹沥，煮取二升，分三服。

【功效】清火化痰。

【主治】孕期抑郁属痰火扰神者。

【来源】《千金方》

❧ · 黄连阿胶汤 · ❧

【组成】黄连四两，黄芩一两，芍药二两，鸡子黄二枚，阿胶三两。

【用法】上五味，以水六升，先煮三物，取二升，去滓，纳胶烊尽，小冷，纳鸡子黄，搅令相得，温服七合，日三服。

【功效】滋阴降火。

【主治】孕期抑郁属阴虚火旺者。

【来源】《伤寒论》

❧ · 加味竹叶汤 · ❧

【组成】人参、黄芩各一钱，茯苓一钱五分，麦冬（去心）二钱五分，竹叶五片，粳米一撮。

【用法】水煎，空心热服。

【功效】养血清热。

【主治】孕期抑郁属阴虚火旺者。

【来源】《张氏医通》

·淡竹叶汤·

【组成】淡竹叶（切）一升，茯苓、白术、甘草（炙）、枳实（炙）、栀子、人参各一两，大黄二两，黄芩三两。

【用法】上九味，切，以水七升，煮取三升，分服，以瘥止。

【功效】清心泄热。

【主治】孕期抑郁属热扰心神者。

【来源】《外台秘要方》

·柏子养心汤·

【组成】生黄芪、麦冬、酸枣仁、人参、柏子仁各一钱，茯神、川芎、远志（制）各八分，当归二钱，五味子十粒，炙甘草五分。

【用法】加生姜三片，水煎服。

【功效】补气养心，安神除烦。

【主治】孕期抑郁属心气不足者。

【来源】《叶氏女科证治》

·人参麦冬汤·

【组成】人参二两，麦冬三两。

【用法】水煎服。

【功效】养阴安神，除烦清热。

【主治】孕期抑郁属虚热扰神者。

【来源】《辨证录》

· 犀角散 ·

【组成】犀角屑（水牛角代）、地骨皮、黄芩、麦冬、赤茯苓各一两，甘草（炙）半两。

【用法】上为饮子，每服四钱，水盏半，煎八分，去滓，入竹沥一合，更煎数沸，温服，不拘时。

【功效】滋阴清热。

【主治】孕期抑郁属阴虚火旺者。

【来源】《女科百问》

· 柴胡散 ·

【组成】柴胡一两半，赤茯苓、麦冬各一两，枇杷叶（去毛）、人参、橘皮、甘草各三钱。

【用法】上㕮咀，每服八钱，水一盏半，生姜三片，煎至八分，去滓，温服，无时。

【功效】疏肝理脾兼清热养阴。

【主治】孕期抑郁属肝郁兼阴亏有热者。

【来源】《太平圣惠方》

· 麦门冬散 ·

【组成】麦冬、黄芩、赤茯苓、柴胡、赤芍、陈皮、人参、桑寄生、桔梗、甘草、旋覆花各半两，生地黄二两。

【用法】上㕮咀，每服八钱，水一盏半，生姜三片，煎至八分，去滓，食前温服。

【功效】滋阴清热，疏肝理气。

【主治】孕期抑郁属阴虚火旺，气机郁滞者。

【来源】《太平圣惠方》

·治妊娠心烦方·

【组成】柴胡、人参、橘皮、赤茯苓各一钱、麦冬、甘草（炙）、枇杷叶（拭去毛）各五分。

【用法】姜三片，水一盏，煎八分服。

【功效】疏肝理脾燥湿。

【主治】孕期抑郁。原书用治"妊娠心烦，头目昏重，心胸烦闷，不思饮食"。

【来源】《商便奇方》

·栀豉温胆汤·

【组成】栀子、淡豆豉各10克，法半夏、茯苓、竹茹各15克，枳实6克，甘草6克，陈皮10克，龙齿15克，石决明30克。

【用法】水煎服。

【功效】清热涤痰，除烦镇怯。

【主治】孕期抑郁属痰热扰心者。

【来源】《中医诊疗妇科疾病》

·"孕悲"三合汤·

【组成】炙甘草10克，淮小麦50克，大枣10枚，熟地黄15克，炙百合15克，川续断10克，桑寄生15克，菟丝子10克，阿胶（烊化）10克。

【用法】水煎服。

【功效】补益肝肾，养心安胎。

【主治】孕期抑郁属肝肾阴亏者。

【来源】甘肃中医，2007，20（8）

第三节 药膳方

· 竹沥粥 ·

【组成】淡竹沥三合，粟米三合。

【用法】上二味，以水煮粟米成粥，临熟下竹沥更煎，令稀稠得所，食之。

【功效】清热除烦，豁痰定惊。

【主治】孕期抑郁属痰热扰心者。

【来源】《圣济总录》

· 海橘饼 ·

【组成】胖大海、甜橙各500克，白糖100克，甘草50克。

【用法】将胖大海、甘草加水煮成汁。将甜橙去皮、核后放入锅中，加入50克白糖腌渍1日，之后加适量清水以文火熬至汁稠停火。将每瓣甜橙肉压成饼，加入白糖50克，拌匀倒入盘内，通风阴干并装瓶。每次服5~8瓣，用已做好的胖大海甘草汁冲服，日服。

【功效】清热燥湿化痰。

【主治】孕期抑郁属痰火内蕴者。

【来源】《妊娠疾病预防与调养》

❧ · 苹果饮药茶 · ☙

【组成】鲜苹果、冰糖各适量。

【用法】将鲜苹果绞汁，也可加入冰糖适量文火煨炖，直接饮服或炖服。

【功效】生津润肺，健胃提神。

【主治】孕期抑郁属阴液不足者。

【来源】《妊娠疾病预防与调养》

❧ · 梅子饮药茶 · ☙

【组成】乌梅、桂花、冰糖、蜂蜜各适量。

【用法】将乌梅加水泡发，加后3味材料一起煎熬，待冷饮服，随意饮用。

【功效】敛肺止咳，生津止渴。

【主治】孕期抑郁属阴液不足者。

【来源】《妊娠疾病预防与调养》

❧ · 芦根黄梨竹沥膏 · ☙

【组成】黄梨10个，荸荠5个，鲜竹叶10片，鲜芦根（长约6厘米）3支，橘红10克，竹沥10毫升。

【用法】将黄梨、芦根、荸荠取汁，竹叶、橘红分别煎汁，然后将上述2种汁混合后加入竹沥，以文火熬煮浓缩成膏，每日服用3次，每次20克。

【功效】养阴生津，清热化痰。

【主治】孕期抑郁属阴虚痰凝者。

【来源】《妊娠疾病预防与调养》

❧· 百合款冬蜜 ·❧

【组成】百合、款冬花各9克，蜂蜜30克。

【用法】将百合、款冬花洗净后放入陶罐，加清水750毫升，以文火熬煮30分钟后去渣取汁，加入蜂蜜拌匀，每日1份，分2次服用。

【功效】清热补虚，润燥止咳。

【主治】孕期抑郁属阴虚火旺者。

【来源】《妊娠疾病预防与调养》

❧· 龙眼桑椹膏 ·❧

【组成】龙眼肉、桑椹各30克，百合10克，红糖20克。

【用法】将前3味材料洗净后加水煎煮，并熬干收膏，收膏前加红糖同煮，每日服2次，每次2~3克。

【功效】健脾补肾，滋阴润肺。

【主治】孕期抑郁属肾阴不足者。

【来源】《妊娠疾病预防与调养》

❧· 玫瑰荷叶茶 ·❧

【组成】玫瑰9克，鲜荷叶30克。

【用法】取上述材料加水煎煮，代茶饮。

【功效】清热除烦。

【主治】孕期抑郁属热扰心神者。

【来源】《妊娠疾病预防与调养》

❧· 酸枣仁粥 ·❧

【组成】生地黄、酸枣仁各30克，粳米100克。

【用法】将酸枣仁研细，水煎取汁100毫升，生地黄水煎取汁100毫升，粳米洗净，煮粥，粥成加入药汁，再煮1沸，早、晚温服。

【功效】养阴安神。

【主治】孕期抑郁属阴虚者。

【来源】《妇科病实效经典》

～ · 阿胶蛋汤 · ～

【组成】黄连5克，生白芍、阿胶各10克，鲜鸡蛋2个。

【用法】前2味加水煎取汁，以30毫升沸水烊化阿胶，合并两汁，打入蛋黄搅匀煮沸，每晚睡前顿服。

【功效】养阴清热安神。

【主治】孕期抑郁属虚热扰神者。

【来源】《妇科病实效经典》

第二十章 产后抑郁

第一节 概 述

产后抑郁是妇女在产褥期出现的一种精神疾病，多在产后2周发病，产后4~6周症状较明显，病程可持续3~6个月。本病由Pitt于1968年首次提出，属于神经症性抑郁。临床表现为抑郁、悲伤欲哭、疲劳、失眠、喜欢独处、躁动不安、对事物灰心、常感到内疚等，甚至影响对新生儿的照料能力。国内外关于产后抑郁发生率的报道存在较大的差异，国内报道为1.1%~52.1%，国外关于产后抑郁的一项Meta分析报道：在没有抑郁症病史的健康母亲中，产后抑郁症的发病率为12%，而抑郁症的总患病率为17%；不同地理区域间患病率差异有统计学意义，中东地区患病率最高（26%），欧洲最低（8%）。流行病学调查显示，产后是妇女发生抑郁的最大风险阶段，产后1年内的妇女精神疾患的发生率较其他女性高出20%。产后抑郁是一种常见的心理行为异常性疾病，不仅给产妇带来身心上的痛苦，而且会影响到婴儿的成长发育，对家庭及社会造成严重危害，因此日益受到国内外的关注和重视。

【病因病机】

产后抑郁是多种因素共同作用的结果，病因至今尚未明确，大部分学者认为产后抑郁的产生是由于内分泌因素和心理因素共同影响。妇女生产之后激素代谢失常是诱发产后抑郁的根本原因，其与性腺功能降低和下丘脑—垂体—甲状腺轴（HPT轴）的共同影响相关联。心理社会因素主要表现为性情内向、社交能力差、不够成熟、自我照顾能力差和具有过于敏感等性格特点的产妇会比其他产妇更加容易患上产后抑郁。家庭、经济、社会等原因都会不同程度地改变产妇的心理，由此导致产后抑郁的发生。

　　古代中医学并无产后抑郁这个病名，产后抑郁在临床表现为烦躁、易激惹、抑郁、情绪波动、哭泣等，历代医家多将相关临床症状归在产后诸症中，大抵属中医学"郁证""呆病""百合病""不寐""脏躁"等范畴。早在《黄帝内经》关于五气之郁的阐述中已有记载；《金匮要略》论述了脏躁和梅核气的治法；《丹溪心法·六郁》提出"人身诸病，多生于郁"，首创气、湿、痰、热、血、食六郁之说。《景岳全书》言："五气之郁……因病而郁也；至若情志之郁……因郁而病也。"并详细阐述了怒郁、思郁、忧郁三种病症的医治方法，创立了治疗肝郁的柴胡疏肝散，另外还建立了精神心理疗法，为治疗郁证提供了新思路。《医贯·郁病论》认为火郁、土郁、木郁、金郁、水郁之中，木郁最为重要，以"一法代五法"，用逍遥散作为治疗木郁的代表方剂，此后，各代医家也常用此方。明朝以后医学工作者对郁证的研究主要是关于情志之郁。

　　目前关于产后抑郁病因最早的记录见于隋朝《诸病源候论》。宋朝《妇人大全良方》全面阐述了与产后抑郁有关的各类疾病，如"产后颠狂""产后不语""产后乍见鬼神"等，为后世奠定了基础。宋朝《济生方》中记载："妊娠四月六月多苦烦闷……七情伤感，心惊胆怯而然也。"明朝薛立斋在《校注妇人良方》中提出，产后抑郁的发病机制是心因虚而化热，上交痰结，痰饮停滞胸中，寒热错杂。明朝《万氏女科》曰："心主血，血去太多，心神恍惚……茯神散主之。"明朝《证治准绳》中提到："产后心神恍惚……睡卧不安。"清朝《医宗金鉴·订正仲景全书金匮要略注》写有："或平素多思不断，情志不遂……因而形神俱病。"与当代学者对产后抑郁主要发病原因是忧思过度、情感不畅等的认识相似。明朝《景岳全书》中写道："至若情志之郁，则总由乎心，此因郁而病也。"心藏神，为五脏六腑之大主，产后多见营血亏虚，心营不足，失于良润宁静，导致心脏阳气亢盛，故患者多表现为心烦、焦虑、容易激动等症状。

产后因亡血伤津，元气受损，瘀血内阻，而易形成"多虚多瘀"的病机特点。《灵枢·本神》中论述："心怵惕思虑则伤神……脾愁忧而不解则伤意。"产时失血伤气，阴血亏虚，产后思虑过度，暗耗心血，损伤脾气，气血生化不足，血不养心，心神失养而致产后抑郁。薛立斋在《校注妇人良方》中指出："人之所主者心，心之所主者血，心血一虚，神气不守。"产后元气受损，复因劳倦耗气，气虚运血无力，血滞成瘀，或产后胞宫瘀血内停，败血上攻于心，闭阻心窍，神明失常而致产后抑郁。《万氏女科》指出："产后虚弱，败血停积，闭于心窍，故多昏困。"如产妇素性忧郁，心虚胆怯，产后血虚，肝失所养，复因情志所伤或突受惊恐，肝气郁结不舒，魂不守舍而致产后抑郁。本病病位与心、脾、肝、肾、脑等有关，病性可为虚实夹杂，相兼为病。

【治疗】

一、西医治疗

对于产后抑郁患者，通常采取药物治疗、心理疗法、社会干预等治疗措施，辅以运动疗法、物理疗法等。

1.药物治疗 对中、重度产后抑郁患者可以给予药物治疗，包括5-羟色胺再摄取抑制剂、三环类抗抑郁药、单胺氧化酶抑制剂和激素等，应尽可能选用不易进入乳汁的抗抑郁药。

2.心理疗法 对于轻、中度产后抑郁患者，西医以心理治疗为主，包括一般性（支持性）心理疗法和特殊性心理疗法。一般性心理疗法是医生根据对人性的理解和人类一般心理常识而进行的治疗，具体方法包括倾听、安慰、理解、鼓励、解释、宣泄、商讨、保证等；特殊性心理疗法是经过专业培训的医生运用心理学特殊理论、方法、技术进行心理辅导治疗。

3.社会干预　社会干预包括情感、物质、信息、评价支持四个方面。情感、物质支持主要指产妇家人积极照顾产妇及婴儿，给予精神、物质方面的支持。信息支持是指产妇本人学会适应角色的转换，照顾自己和婴儿等。评价支持是指给予产妇肯定、积极、表扬、鼓励等支持，以增加产妇的自信心。此外，妇幼保健机构应建立起健全而有效的产后社会支持系统，医务人员应在产前、产后对产妇及其家属进行宣传教育，并可定期深入社区开展讲座，进行示范和宣教，给予产妇强大的身心和情感支持。

4.运动疗法　孕期体操运动可以增加腹肌、腰背肌、盆底肌的张力和弹性，使关节韧带变得柔软、松弛，减小了产道阻力，有助于分娩时胎儿较快通过产道，减少产妇分娩时的痛苦。产后应进行早期锻炼，无论是进行有氧还是无氧的体育运动，均可减少产后疲劳、焦虑、抑郁等不良情绪，增加产妇自信等积极情绪。

5.物理疗法　电休克疗法是用于治疗抑郁症、精神分裂症、强迫症、躁狂症等的一种有效的方法。该疗法适用于抑郁症有严重自杀企图、木僵者。随着抗抑郁药的发展，加之电休克疗法仍需服用抗抑郁药以防复发，并且电休克疗法副作用较大，禁忌证、并发症较多，故临床上现已很少应用，仅用于药物效果不佳而自杀观念极其强烈的抑郁症患者，为了挽回患者生命，才考虑使用。

二、中医治疗

根据产后气血变化和多虚多瘀的特点，结合产妇全身症状及舌脉可辨明本病虚实及在气在血。一般而言，产后情绪低落，焦虑忧郁，悲伤欲哭，不能自制，心神不安，气短懒言，恶露色淡质稀，舌淡，脉细者，多属虚；产后忧郁寡欢，默默不语，或烦躁易怒，神志恍惚，恶露色暗，有血块，舌暗有瘀斑，苔薄，脉弦或涩，多属实。产后抑郁的临床分型尚有争议，王明珠将产后抑郁证型分为气血两亏型、肝气郁结型、肝郁化火型、阴虚内热型四种；杨玉珍将产后抑郁分为心脾两虚证、血虚气弱证、败血停积证；简佩玉将其分为心脾两虚证、血虚气弱证、肝气郁结证、瘀血内阻证，并认为产后抑郁的发生与产妇素体因素及产后多虚多瘀的特点有关。现《中医妇科学》将本病分为心脾两虚、瘀血内阻、肝气郁结三种证型。

（一）心脾两虚

薛立斋《校注妇人良方》曰："人之所主者心，心之所主者血，心血一虚，神气不守。"妇人在生产之后忧虑过多，气血亏耗，脾气不足，脾不统血，脾失健运，气血无以化生，气血俱虚，心神失去气血的濡养，因此而导致产后抑郁的产生。多表现为产后焦虑，忧郁，心神不宁，常悲伤欲哭，情绪低落，失眠多梦，健忘，精神萎靡，伴神疲乏力，面色萎黄，纳少便溏，脘闷腹胀，恶露色淡质稀，舌淡，苔薄白，脉细弱。治以健脾益气，养心安神，方以归脾丸加减治疗。

（二）瘀血内阻

明朝《万氏女科》曰："产后虚弱，败血停积，闭于心窍。"妇人产后血液瘀滞，瘀血逆而上冲于心，心阳不足而瘀血停滞，闭阻心窍，干于心神，心神不明，所以神不守于心，精神不宁而为产后抑郁。多表现为产后抑郁寡欢，默默不语，失眠多梦，神志恍惚，恶露淋漓日久，色紫暗有块，面色晦暗，舌暗有瘀斑，苔白，脉弦或涩。治以活血逐瘀，镇静安神，方以调经散加减治疗。

（三）肝气郁结

清朝《医宗金鉴》中写有："或平素多思不断，情志不遂……因而形神俱病。"产妇素日里忧虑较多，情绪不舒畅，加上产妇产后气血虚弱或情感伤害，致使肝郁气滞，肝血不足，魂无所依，发为产后抑郁。多表现为产后心情抑郁，心神不安，或烦躁易怒，夜不入寐，或噩梦纷纭，惊恐易醒，恶露量或多或少，色紫暗有块，胸闷纳呆，善太息，苔薄，脉弦。治以疏肝解郁，镇静安神，方以逍遥丸加减治疗。

除中药外，中医学还有针灸治疗，比起西药治疗，有很多的优点。抗抑郁西药存在诸多问题，如副作用较大、起效较慢、售价较贵等，其中对于产妇来说，以影响哺乳的问题最为严重，使许多产妇不敢口服西药治疗。针灸疗法不仅副作用相对于西药较少，而且具有不影响哺乳等优点，因此产妇更能够接受针灸疗法。隔物灸是中医学历史上很早就存在的一种疗法，能够推动整体的气血运行，促进阴阳平衡，不仅能够疏肝理气，而且对神经、内分泌、免疫、消化、循环系统功能都有促进作用。如隔药饼灸是中医经常用到的医治方式。其能调整、推动气血运行，促进阴阳平衡，具有疏通肝气，补益脾胃之功。这是从药物、穴位、热度三个方面同时起效的成果。

第二节　内服方

～ 柴芍六君汤 ～

【组成】人参、白术、茯苓、陈皮、半夏、甘草、柴胡、芍药、葛根。

【用法】水煎服。

【功效】疏肝健脾。

【主治】产后抑郁属肝郁脾虚者。

【来源】《医学集成》

清心莲子饮

【组成】黄芩、麦冬（去心）、地骨皮、车前子、甘草（炙）各半两，石莲肉（去心）、白茯苓、黄芪（蜜炙）、人参各七钱半。

【用法】上锉散，每三钱，麦冬十粒，水一盏半，煎取八分，去渣，水中沉冷，空心食前服。

【功效】清心除烦。

【主治】产后抑郁属虚热内扰者。

【来源】《太平惠民和剂局方》

归脾汤

【组成】白术、人参、当归、酸枣仁（炒）、白芍各一钱，黄芪一钱五分，远志（去心泡）七分，甘草（炙）五分，龙眼肉五枚。

【用法】水煎服。

【功效】补气养血，健脾安神。

【主治】产后抑郁属心脾两虚者。

【来源】《医学心悟》

血府逐瘀汤

【组成】当归三钱，生地黄三钱，桃仁四钱，红花三钱，枳壳二钱，赤芍二钱，柴胡一钱，甘草一钱，桔梗一钱半，川芎一钱半，牛膝三钱。

【用法】水煎服。

【功效】行气活血化瘀。

【主治】产后抑郁属气滞血瘀者。

【来源】《医林改错》

·百合地黄汤·

【组成】百合（擘）七枚，生地黄汁一升。

【用法】上以水洗百合，渍一宿，当白沫出，去其水；更以泉水二升，煎取一升，去滓；纳地黄汁，煎取一升五合，分温再服。

【功效】滋阴养血。

【主治】产后抑郁属阴血不足者。

【来源】《金匮要略》

·生姜半夏汤·

【组成】半夏半升，生姜汁一升。

【用法】上二味，以水三升，煮半夏，取二升，纳生姜汁，煮取一升半，小冷，分四服，日三、夜一服。

【功效】降逆止呕，舒畅气机。

【主治】产后抑郁属气滞不舒者。

【来源】《金匮要略》

·百合知母汤·

【组成】百合（擘）七枚，知母（切）三两。

【用法】上先以水洗百合，渍一宿，当白沫出，去其水；更以泉水二升，煎取一升，去滓；别以泉水二升，煎知母，取一升，去滓；后合和，煎取一升五合，分温再服。

【功效】滋阴清热。

【主治】产后抑郁属阴虚内热者。

【来源】《金匮要略》

～· 酸枣仁汤 ·～

【组成】酸枣仁二升，甘草一两，知母二两，茯苓二两，川芎二两。

【用法】上五味，以水八升，煮酸枣仁，得六升，纳诸药，煮取三升，分温三服。

【功效】养血柔肝，滋阴清热。

【主治】产后抑郁属肝血不足，虚热内扰者。

【来源】《金匮要略》

～· 甘麦大枣汤 ·～

【组成】甘草三两，小麦一升，大枣十枚。

【用法】上三味，以水六升，煮取三升，温分三服。

【功效】养心安神。

【主治】产后抑郁。

【来源】《金匮要略》

～· 定志丸 ·～

【组成】菖蒲、远志（去心）、茯苓各二分，人参三分。

【用法】上四味，捣下筛，服方寸匕，后食，日三。蜜和丸如梧桐子，服六七丸，日三，亦得。

【功效】安神定志。

【主治】产后抑郁属心气不定者。

【来源】《外台秘要方》

·炙甘草汤·

【组成】甘草四两（炙），桂枝、生姜各三两，麦冬半升，麻仁半升，人参、阿胶各二两，大枣三十枚，生地黄一斤。

【用法】上九味，以酒七升，水八升，先煮八味，取三升，去滓，纳胶消尽，温服一升，日三服。

【功效】益气滋阴，通阳复脉。

【主治】产后抑郁属心脉失养者。

【来源】《伤寒论》

·栀子厚朴汤·

【组成】栀子（擘）十四枚，厚朴（炙，去皮）四两，枳实（水浸，炙令黄）四枚。

【用法】上三味，以水三升半，煮取一升半，去滓，分二服。

【功效】理气除烦。

【主治】产后抑郁。

【来源】《伤寒论》

·益气养荣汤·

【组成】黄芪、人参、白术（炒）各一钱半，当归、川芎、白芍、生地黄、陈皮、香附、贝母（去心）各一钱，柴胡、桔梗（炒）、地骨皮、甘草（炙）各五分。

【用法】上锉一剂，水煎，食远服。

【功效】补气养血，疏肝理气。

【主治】产后抑郁属气血亏虚者。

【来源】《万病回春》

·大定风珠·

【组成】生白芍六钱，阿胶三钱，生龟甲四钱，干地黄六钱，麻仁二钱，五味子二钱，生牡蛎四钱，麦冬六钱（连心），炙甘草四钱，鸡子黄（生）二枚，鳖甲（生）四钱。

【用法】水八杯，煮取三杯，去滓，再入鸡子黄，搅令相得，分三次服。

【功效】滋阴养血，安神定志。

【主治】产后抑郁属阴虚风动者。

【来源】《温病条辨》

·逍遥散·

【组成】甘草（微炙赤）半两，当归（去苗，锉，微炒）、茯苓（去皮，白者）、芍药（白者）、白术、柴胡（去苗）各一两。

【用法】上为粗末，每服二钱，水一大盏，烧生姜一块切破，薄荷少许，同煎至七分，去滓热服，不拘时候。

【功效】疏肝养血理脾。

【主治】产后抑郁属肝郁脾虚血虚者。

【来源】《太平惠民和剂局方》

·调经散·

【组成】没药（另研）、琥珀（另研）各一钱，肉桂、赤芍、当归各一钱。

【用法】上为细末，每服五分，姜汁、酒各少许，调服。

【功效】活血安神。

【主治】产后抑郁属瘀血内停，上扰心神者。

【来源】《傅青主女科》

柴胡疏肝散

【组成】柴胡、陈皮（醋炒）各二钱，川芎、芍药、枳壳、香附各一钱半，炙甘草五分。

【用法】水煎，食前服。

【功效】疏肝理气。

【主治】产后抑郁属肝气郁结者。

【来源】《金匮翼》

乌金丸

【组成】天台乌药、熟大黄、人参、莪术、三棱、赤芍、黄芩、延胡索、牡丹皮、阿胶、蒲黄、香附，乌豆衣、生地黄（忌铁器）、川芎各三两，刘寄奴、蕲艾、白扁豆各二两（以上用苏木水炙）。

【用法】为丸，水送服。

【功效】理气解郁，调经止带。

【主治】妇人七情抑郁，气滞食减，口苦咽燥，五心烦热，面黄肌瘦，胸胁刺痛，崩漏带下。

【来源】《慈禧光绪医方选议》

加味六郁汤

【组成】香附、栀子（姜制）、苍术、神曲、川芎、当归、山甲、乳香、没药、半夏、茯苓、生姜。

【用法】水煎服。

【功效】疏肝理气，消痞止痛。

【主治】产后抑郁。原书用治"暴怒所伤，抑郁所致，胸膈痞闷，中气不舒"。

【来源】《顾氏医镜》

❧ · 安神生化汤 · ❧

【组成】川芎一钱，柏子仁一钱，人参一二钱，当归二三钱，茯神二钱，桃仁十二粒，黑姜四分，炙甘草四分，益智八分（炒），陈皮三分。

【用法】枣，水煎。

【功效】行气活血，养血安神。

【主治】产后抑郁。

【来源】《傅青主女科》

❧ · 天王补心丹 · ❧

【组成】人参（去芦）、茯苓、玄参、丹参、桔梗、远志各五钱，当归（酒浸）、五味子、麦冬（去心）、天冬、柏子仁、酸枣仁（炒）各一两，生地黄四两。

【用法】上药为末，炼蜜为丸，如梧桐子大，用朱砂为衣，每服二三十丸，临卧竹叶煎汤送下。

【功效】滋阴养血，养心安神。

【主治】产后抑郁属心阴亏虚者。

【来源】《校注妇人良方》

❧ · 茯神散 · ❧

【组成】茯神（去木）、熟干地黄（酒洒，九蒸九曝，焙干，秤）、白芍、川芎、当归（洗去芦，薄切，焙干）、白茯苓（去皮）、桔梗（炒）、远志（去心，洗，锉，炒令黄色）、人参（去芦）各一两。

【用法】上为细末，每服二钱，水一盏，灯心十茎，枣一枚，同煎至七分，不拘时候。

【功效】宁心安神。

【主治】产后抑郁。

【来源】《普济本事方》

·镇心丹·

【组成】熟地黄、远志、茯苓、柏子仁、白术各一两半，人参、菖蒲、麦冬、酸枣仁、木通、百部、贝母、茯神、甘草、朱砂、天冬、赤石脂心、防风、桂各二两，枣肉二十枚。

【用法】上为细末，炼蜜和丸如梧子大，每服三十丸，人参汤下。如血气虚弱，食少不眠，煎酸枣仁汤下。

【功效】补盖心气，养心安神。

【主治】产后抑郁属心气不足者。

【来源】《鸡峰普济方》

·柏子养心汤·

【组成】生黄芪一钱，麦冬一钱，酸枣仁一钱，人参一钱，柏子仁一钱，茯神八分，川芎八分，远志（制）八分，当归二钱，五味子十粒，炙甘草五分。

【用法】加生姜三片，水煎服。

【功效】养心安神。

【主治】产后抑郁属心神失养者。症见性情急躁，时或抑郁不舒，心悸，怔忡，多梦，食少，胸闷，经行无定期，色较正常，血量少，舌质淡红，苔薄白，脉沉而弦数。

【来源】《叶氏女科证治》

·补心汤·

【组成】川芎一钱，当归一钱，生地黄一钱，芍药（炒）一钱，桔梗一钱，葛根一钱，陈皮一钱，前胡一钱，紫苏一钱，半夏一分，枳壳五分，茯苓七分，甘草三分，木香三分。

【用法】加生姜三片，大枣二枚，水煎服。

【功效】活血养血，理气化痰。

【主治】产后抑郁。

【来源】《仁术便览》

·扶解调肝汤·

【组成】南沙参五钱，白术三钱，炒白芍三钱，阿胶珠二钱，茯神三钱，软柴胡二钱，甘草一钱。

【用法】水煎，食远温服。

【功效】补气益血，疏肝解郁。

【主治】产后抑郁。症见头晕目眩，精神抑郁，嗳气太息，心烦善怒，胸闷，两胁胀痛，崩漏下血，血色淡红，食欲减退，大便不调或溏薄不畅，舌苔薄白，脉弦，重按无力。

【来源】《中医妇科治疗学》

·加减丹栀逍遥散·

【组成】白芍三钱，柴胡二钱，茯苓三钱，白术三钱，牡丹皮二钱，栀子三钱，甘草一钱，焦艾叶三钱，益母草四钱。

【**用法**】水煎服。

【**功效**】行气解郁。

【**主治**】产后抑郁属肝气郁结者。症见精神抑郁，胸胁胀满，暴崩下血，或淋漓不止，色紫兼有血块，少腹胀痛，脉弦数。

【**来源**】《中医妇科治疗学》

❧ 归脾汤合逍遥散加减 ❧

【**组成**】黄芪30克，当归15克，太子参15克，炒白术10克，茯神15克，陈皮12克，柴胡12克，白芍20克，乌梅10克，天花粉30克，砂仁（后下）6克，藿香10克，木香6克，附子（先煎）9克，郁金12克，炙甘草6克。

【**用法**】每日1剂，水煎分早、晚2次温服。

【**功效**】疏肝理脾，养血安神。

【**主治**】产后抑郁属肝郁脾虚，心神失养者。

【**来源**】《褚玉霞妇科脉案良方》

❧ 四逆散合甘麦大枣汤 ❧

【**组成**】柴胡10克，白芍12克，枳壳10克，炙甘草6克，浮小麦15克，大枣5枚，黄芪30克，当归5克，西洋参10克，百合10克，知母12克，川芎10克。

加减：阴血不足者加生地黄15克，菟丝子15克；产后恶露不尽者加益母草20克，桃仁10克；失眠重者加酸枣仁20克，首乌藤15克，合欢花15克；情绪抑郁重者加郁金15克，石菖蒲12克，远志15克；急躁易怒重者加焦栀子6克，牡丹皮12克；纳呆者加神曲12克。

【**用法**】水煎分2次服，每日1剂。

【功效】疏肝理气，解郁安神。

【主治】产后抑郁。症见心情抑郁，心神不安，或烦躁易怒，夜不入寐，或噩梦纷纭，惊恐易醒，恶露量或多或少，色紫暗有块，胸闷纳呆，善太息，舌苔薄，脉弦。

【来源】现代养生，2014（6）

养血解郁汤

【组成】牡蛎（先煎）20~30克，黄芪20克，当归15克，熟地黄、白芍各12克，柏子仁、郁金、浮小麦各10克，川芎6克，绿萼梅、甘草各5克，大枣10枚。

失眠多梦加生龙骨（先煎）；产后恶露不尽（或小腹冷痛）加桃仁、红花、炮姜；便秘加瓜蒌仁、火麻仁：关节酸楚麻木，全身疼痛加苍术、桂枝、防风。

【用法】水煎服，每日1剂。

【功效】疏肝理气活血。

【主治】产后抑郁。

【来源】浙江中医杂志，2012，47（12）

养心解郁汤

【组成】黄芪25克，柴胡15克，黄芩6克，人参6克，甘草9克，生地黄15克，五味子10克，当归10克，柏子仁10克，酸枣仁15克，丹参20克，生姜3克，大枣6个。

【用法】水煎服，每日1剂。

【功效】疏肝理气，养血安神。

【主治】产后抑郁。

【来源】中国初级卫生保健，2008（2）

～・ 养元解郁汤 ・～

【组成】远志、炙甘草各6克，巴戟天8克，木香、合欢皮各9克，太子参、乌梅各10克，红景天、郁金各12克，当归、鸡血藤、茯神、柴胡各15克，黄芪、黄精、天花粉各20克，白芍30克。

若伴有肝郁化火症状，则加牡丹皮与栀子；若伴有乏力症状，则添加炒白术；若伴有呕吐症状，加厚朴与淡竹茹；若伴有痰多症状，加浙贝母与半夏；若伴有肢体麻木症状，则添加怀牛膝与地龙。

【用法】水煎服，取汁400毫升，分早、晚2次服用，每日1剂，连续服用2个月。

【功效】养血安神，行气解郁。

【主治】产后抑郁。

【来源】首都食品与医药，2019，26（17）

～・ 养血调肝汤 ・～

【组成】当归15克，白芍15克，柴胡10克，牡丹皮10克，丹参15克，竹茹6克，天台乌药10克，佛手15克，郁金10克，酸枣仁15克，合欢皮15克，远志6克。

【用法】水煎服，每日2次，每日1剂。忌服香燥厚腻之物。

【功效】养血安神，疏肝理气。

【主治】产后抑郁。

【来源】云南中医中药杂志，2006，27（2）

～・ 甘麦大枣汤合小柴胡汤加味 ・～

【组成】柴胡10克，枳壳10克，芍药10克，甘草6克，香附10克，川芎10克，甘草10克，五味子10克，大枣10克，小麦20克，首乌藤10克。

【用法】每日1剂，水煎服。

【功效】疏肝理气，养血安神。

【主治】产后抑郁。

【来源】实用中医药杂志，2018，34（1）

·益气养血安神方·

【组成】小麦20克，甘草、远志、龙眼肉、木香、炒酸枣仁、石菖蒲、茯神、砂仁、柴胡、桃仁各10克，当归、黄芪各15克，川牛膝18克，大枣8枚。

对于胸闷心悸重者，加党参15克，黄芪加至30克；对于面色萎黄重者，加龙眼肉15克，当归加至30克；对于失眠健忘重者，加酸枣仁、益智仁各10克。

【用法】每日1剂，水煎300毫升，分早、中、晚3次温服。

【功效】益气养血，解郁安神。

【主治】产后抑郁属气虚血弱者。

【来源】陕西中医，2017，38（2）

·解郁舒心丸·

【组成】柴胡100克，当归100克，熟地黄100克，制香附75克，川芎50克，杭白芍60克，石菖蒲70克，远志50克，首乌藤60克，木香60克，合欢花60克，党参70克，炙甘草30克。

【用法】上述药物做成蜜丸，约9克大小。每次1丸，每日3次，6周为1个疗程。

【功效】疏肝解郁，补气养血安神。

【主治】产后抑郁。

【来源】河北医药，2016，38（9）

·经验方·

【组成】生牡蛎30克，茜草10克，泽兰10克，桑枝30克，远志6克，合欢皮10克，枳壳10克，桔梗15克，浮小麦30克，竹叶10克，水牛角15克，百合30克。

【用法】水煎服。

【功效】行气活血，解郁安神。

【主治】产后抑郁。

【来源】《柴松岩妇科思辨经验录》

第二十一章　围绝经期抑郁

第一节　概　述

　　围绝经期是指妇女自生育期规律月经逐步过渡到绝经的特殊阶段，时间自出现与月经改变相关的临床特征起至末次月经后1年内。围绝经期抑郁则是指这段时间内发生的情感障碍性疾病，除了具备抑郁的核心症状外，伴随症状也较其他类型抑郁症更为复杂。围绝经期抑郁的部分临床症状与围绝经期综合征有重叠，如潮热、盗汗、精力不足、注意力不集中、失眠、体重增加、性欲降低等，虽然围绝经期综合征也会伴有抑郁情绪，但大多数不符合《国际疾病分类第十次修订本》中抑郁发作的诊断标准，或仅数天达到轻度抑郁发作的标准，病程上一般不超过2周。而围绝经期抑郁障碍表现为情绪低落、快感缺失、精力降低、无价值感、精神运动性激越或迟滞，甚至伴有自伤、自杀倾向，多不能自行缓解。且常有强烈的焦虑体验，如惊恐、紧张、坐立不安等。特别需要注意的是，围绝经期抑郁者偏执思维、易激惹、认知改变等临床症状较为突出，有更高的精神负担及自杀倾向。因此，加强对围绝经期这一高风险时期抑郁症状的识别，以做到早期诊断、及时治疗，这对预防不良转归至关重要。

　　近年来，随着人们生活、工作压力增大，围绝经期抑郁的发病率呈上升趋势。国外有调查显示，约25.6%的40~55岁的社区女性伴有抑郁症，有50%~60%的围绝经期妇女患有轻度抑郁症，1%~3%患有重度抑郁症，其中约15%有自杀行为，抑郁症对围绝经期女性的身心健康、生活质量和家庭及社会关系和谐均产生严重负面影响。而此阶段共存的心血管问题、睡眠障碍、紧张的生活事件，也易成为诱发或加重抑郁的危险因素。

【病因病机及治疗】

围绝经期抑郁的病因、发病机制尚未完全清楚，目前主要有雌激素撤退学说、多米诺骨牌学说、去甲肾上腺素假说、5-羟色胺假说、神经肽假说等。目前诊断围绝经期抑郁主要依据自然病史和临床症状。虽然本病的发生与卵巢功能进行性衰退密切相关，但目前围绝经期抑郁暂未列入美国《精神障碍诊断与统计手册（第五版）》（DSM-5）抑郁的诊断亚型，临床上诊断围绝经期抑郁的标准来自《国际疾病分类第十次修订本》（ICD-10）。现代医学尚缺乏特效疗法，目前主要应用激素替代疗法和口服抗焦虑、抑郁药物等，虽有一定疗效，但长期应用也可发生口苦、头晕等不良反应，且外源性雌激素应用潜在的致癌危险性亦限制了其临床应用。非药物治疗主要采用心理治疗、经颅磁刺激治疗、有氧运动等。

中医学方面，古代医籍对本病无专篇记载，多散见于"脏躁""百合病""郁证"等病症中，现多归属于中医妇科学"绝经前后诸证"的范畴。《素问·上古天真论》曰："女子七岁，肾气盛，齿更发长。二七而天癸至，任脉通，太冲脉盛，月事以时下，故有子……七七，任脉虚，太冲脉衰少，天癸竭，地道不通，故形坏而无子也。"《素问·阴阳应象大论》亦曰："年四十，而阴气自半也，起居衰矣。年五十，体重，耳目不聪明矣。年六十，阴痿，气大衰。"对女子特殊生理阶段的表现进行了高度概括。女子"七七"之年，肾精衰少，天癸竭，脑髓失充，脏腑功能失调，故对于此阶段的病理机制，中医学提出"心脑-肾-天癸-冲任-胞宫-生殖轴"功能紊乱，与西医学"下丘脑-垂体-卵巢-子宫轴"失调有异曲同工之处。大多数妇女由于体质因素、精神因素、生活因素等方面的原因，不能很好地调节这一生理变化，使得阴阳失调，而导致疾病发生。肾阴不足，不能上济心火，则心火偏亢；肝肾同源，肾阴不足，精亏不能化血，不能濡养肝经，肝失濡养，肝阳上亢，因热扰心神或肝气不疏而发为抑郁等精神、情志疾病。《金匮要略·妇人杂病脉证并治》有载："妇人脏躁，喜悲伤欲哭，象如神灵所作，数欠伸。"《陈素庵妇科补解》有云："妇人善怒多郁，肝气郁而不舒故也。"明代《景岳全书》又曰："妇人于四旬外，经期将断之年，多有渐见阻隔，经期不至者。当此之际，最宜防察。若果气血和平，素无他疾，此固渐止而然，无足虑也。"《竹林女科证治》亦云："妇人四十六七岁，肝肾二经气血方损。"有研究表明，该疾病的发生发展和肾、肝、心、脾多脏关系密切，并以肾虚肝郁和心肾不交兼夹肝郁为主要证型。故中医学认为，本病表现多种多样，但病位主要在肝、肾，围绝经期妇女由于肾阴亏虚，水不涵木，致使精神过度紧张及压抑，多伴有肝火升逆，心神扰乱等，治疗应以滋补肝肾，疏肝解郁为主，且历来尤重疏肝。正如《女科经纶》所云："凡妇人病，多是气血郁结，故治以开郁行气为主，郁开气行……诸病自瘥矣。"《医贯·郁病论》云："予以一方治其木郁，而诸郁皆因而愈。"中医在该病的治疗方面积累了丰富的经验，干预的手段和方法多样，疗效显著，且副作用较小，安全可靠，具有一定优势和应用前景。

第二节　内服方

·小柴胡汤·

【组成】柴胡半斤，黄芩三两，人参三两，甘草（炙）三两，半夏（洗）半升，生姜（切）三两，大枣（擘）十二枚。

【用法】上七味，以水一斗二升，煮取六升，去滓，再煎，取三升，温服一升，日三服。

【功效】和解少阳。

【主治】围绝经期抑郁。

【来源】《伤寒论》

·柴胡加龙骨牡蛎汤·

【组成】柴胡四两，龙骨、黄芩、生姜（切）、铅丹、人参、桂枝（去皮）、茯苓各一两半，半夏（洗）二合半，大黄二两，牡蛎（熬）一两半，大枣（擘）六枚。

【用法】上十二味，以水八升，煮取四升，纳大黄，切如棋子，更煮一两沸，去滓，温服一升。

【功效】疏泄肝胆，和解泻热，解郁安神。

【主治】围绝经期抑郁属肝胆郁热者。

【来源】《伤寒论》

·半夏泻心汤·

【组成】半夏（洗）半升，黄芩、干姜、人参各三两，黄连一两，大枣（擘）十二枚，甘草（炙）三两。

【用法】上七味，以水一斗，煮取六升，去滓，再煎，取三升，温服一升，日三服。

【功效】辛开苦降，平调寒热，调理气机。

【主治】围绝经期抑郁属肝郁脾虚者。

【来源】《伤寒论》

～･ 柴胡桂枝干姜汤 ･～

【组成】柴胡半斤，桂枝（去皮）三两，干姜二两，栝楼根四两，黄芩三两，牡蛎（熬）二两，甘草（炙）二两。

【用法】上七味，以水一斗二升，去滓，再煎，取三升，温服一升，日三服。

【功效】和解少阳。

【主治】围绝经期抑郁。

【来源】《伤寒论》

～･ 百合知母汤 ･～

【组成】百合（擘）七枚，知母（切）三两。

【用法】上先以水洗百合，渍一宿，当白沫出，去其水，更以泉水二升，煎取一升，去滓；别以泉水二升，煎知母，取一升，去滓；后合和，煎取一升五合，分温再服。

【功效】补虚清热，养阴润燥。

【主治】围绝经期抑郁属肺阴不足者。症见燥热尤甚，口渴，心烦。

【来源】《金匮要略》

～･ 甘麦大枣汤 ･～

【组成】甘草三两，小麦一升，大枣十枚。

【用法】上三味，以水六升，煮取三升，温分三服。

【功效】补益心脾，宁心安神。

【主治】围绝经期抑郁属脏阴不足，神不守舍者。

【来源】《金匮要略》

·酸枣仁汤·

【组成】酸枣仁二升，甘草一两，知母二两，茯苓二两，川芎二两。

【用法】上五味，以水八升，煮酸枣仁，得六升，纳诸药，煮取三升，分温三服。

【功效】养血安神，清热除烦。

【主治】围绝经期抑郁属肝血不足，虚热内扰者。

【来源】《金匮要略》

·八珍散·

【组成】当归（去芦）、川芎、熟地黄、白芍、人参（去芦）、甘草（炙）、茯苓（去皮）、白术各一两。

【用法】上咬咀，每服三钱，水一盏半，加生姜五片，枣一枚，煎至七分，去滓，不拘时候，通口服。

【功效】益气补血。

【主治】围绝经期抑郁属气血两虚者。

【来源】《瑞竹堂经验方》

·滋水清肝饮·

【组成】熟地黄、山药、山茱萸、牡丹皮、茯苓、泽泻、柴胡、白芍、栀子、酸枣仁、当归身。

【用法】水煎服。

【功效】滋阴养血，清热疏肝。

【主治】围绝经期抑郁属肾虚肝郁者。

【来源】《医宗己任编》

∾·地黄丸·∾

【组成】熟地黄（炒）八钱，山茱萸、干山药各四钱，泽泻、牡丹皮、茯苓（去皮）各三钱。

【用法】上为末，炼蜜为丸，如梧子大，空心温水化下三丸。

【功效】填精滋阴补肾。

【主治】围绝经期抑郁属肾阴精不足，冲任虚衰，阴阳失调者。

【来源】《小儿药证直诀》

∾·左归丸·∾

【组成】大怀熟地八两，山药（炒）四两，枸杞子四两，山茱萸四两，川牛膝（酒洗，蒸熟，精滑者不用）三两，菟丝子（制）四两，鹿胶（敲碎，炒珠）四两，龟胶（切碎，炒珠，无火者不必用）四两。

【用法】上先将熟地蒸烂，杵膏，加炼蜜丸桐子大，每食前用滚汤或淡盐汤送下百余丸。

【功效】滋阴补肾，填精益髓。

【主治】围绝经期抑郁属真阴不足者。

【来源】《景岳全书》

∾·右归丸·∾

【组成】大怀熟地八两，山药（炒）四两，山茱萸（微炒）三两，枸杞子（微炒）四两，菟丝子（制）四两，鹿角胶（炒珠）四两，杜仲（姜汁炒）四两，肉桂二两（渐可加至四两），当归

（便溏勿用）三两，制附子自二两，渐可加至五六两。

【用法】上先将熟地黄蒸烂，杵膏，加炼蜜丸桐子大，或丸如弹子大，每嚼服二三丸，以滚白汤送下。

【功效】温补肾阳，填精益髓。

【主治】围绝经期抑郁属肾阳不足，命门火衰者。

【来源】《景岳全书》

逍遥散

【组成】甘草（微炙赤）半两，当归（去苗，锉，微炒）、茯苓（去皮，白者）、芍药（白者）、白术、柴胡（去苗）各一两。

【用法】上为粗末，每服二钱，水一大盏，烧生姜一块切破，薄荷少许，同煎至七分，去渣热服，不拘时候。

【功效】疏肝解郁，养血健脾。

【主治】围绝经期抑郁属肝郁血虚脾弱者。

【来源】《太平惠民和剂局方》

柴胡疏肝散

【组成】陈皮（醋炒）二钱，柴胡二钱，川芎一钱半，枳壳（麸炒）一钱半，芍药一钱半，甘草（炙）五分，香附一钱半。

【用法】水一盅半，煎八分，食前服。

【功效】疏肝解郁。

【主治】围绝经期抑郁属肝气郁滞者。

【来源】《证治准绳》

养心滋肾丸

【组成】人参一两，芡实（去壳）一两，酸枣仁（炒）二两，天冬（去心）二两，远志（甘草水泡，去心）一两，当归（酒洗）一两，莲蕊一两，柏子仁（去油，炒）一两，石菖蒲（去毛）六钱，熟地黄（酒蒸）二两，五味子一两，麦冬（去心）二两，知母（去毛，酒炒）二两，白芍（盐、酒炒）一两五钱，白茯神（去皮、木）一两，莲肉（去心、皮）一两，牡蛎（火煅）一两，怀山药（炒）三两，生地黄（酒洗）二两，黄柏（去皮，盐水炒）二两。

【用法】上为细末，炼蜜为丸，如梧桐子大，每服七十丸，空心盐汤送下。

【功效】养元气，生心血，健脾胃，滋肾水。

【主治】围绝经期抑郁属心肾不足者。

【来源】《寿世保元》

～· 天王补心丹 ·～

【组成】人参（去芦）、茯苓、玄参、丹参、桔梗、远志各五钱，当归（酒浸）、五味子、麦冬（去心）、天冬、柏子仁、酸枣仁（炒）各一两，生地黄四两。

【用法】上为末，炼蜜为丸，如梧桐子大，用朱砂为衣，每服二三十丸，临卧竹叶煎汤送下。

【功效】滋阴养血，补心安神。

【主治】围绝经期抑郁属气血不足，心失所养者。

【来源】《校注妇人良方》

～· 清燥救肺汤 ·～

【组成】桑叶（经霜者，去枝梗，净叶）三钱，石膏（煅）二钱五分，甘草一钱，人参七分，胡麻仁（炒，研）一钱，真阿胶八分，麦冬（去心）一钱二分，杏仁（泡，去皮尖，炒黄）七分，枇杷叶（刷去毛，蜜涂，炙黄）一片。

【用法】水一碗，煎六分，频频二三次，滚热服。

【功效】清燥润肺，益气养阴。

【主治】围绝经期抑郁。

【来源】《医门法律》

❦ · 二仙汤 · ❧

【组成】仙茅、淫羊藿、当归、巴戟天各三钱，黄柏、知母各一钱半。

【用法】水煎服。

【功效】温肾阳，补肾精，泻肾火，调理冲任。

【主治】围绝经期抑郁属肾阴、肾阳不足而虚火上炎者。

【来源】《中医方剂临床手册》

❦ · 坤泰胶囊 · ❧

【组成】熟地黄、黄连、白芍、黄芩、阿胶、茯苓。

【用法】口服，每次4粒，每日3次。2~4周为1个疗程。

【功效】滋阴清热，安神除烦。

【主治】围绝经期抑郁属阴虚火旺者。

【来源】《中华人民共和国药典》

❦ · 舒肝颗粒 · ❧

【组成】柴胡、当归、白芍、茯苓、甘草、白术、牡丹皮、香附。

【用法】每袋3克（相当于原药材10克），每次1袋，每日2次。

【功效】疏肝理气，散郁调经。

【主治】围绝经期抑郁属肝郁气滞，肝脾不调者。

【来源】中国药业，2020，29（8）

疏肝解郁胶囊

【组成】贯叶金丝桃、刺五加。

【用法】口服，每次2粒，每日2次，早、晚各1次。

【功效】疏肝解郁，健脾安神。

【主治】围绝经期抑郁属肝郁脾虚者。

【来源】解放军预防医学杂志，2019，37（10）

补肾解郁清心方

【组成】牡蛎、青龙齿各30克，钩藤、白芍各15克，淫羊藿20克，熟地黄15克。

【用法】每日1剂，水煎取汁500毫升，早、晚分服，每次250毫升。

【功效】补肾解郁清心。

【主治】围绝经期抑郁。

【来源】中国民康医学，2019，31（11）

滋癸泻火汤

【组成】生地黄20克，酸枣仁20克，贯叶金丝桃15克，山茱萸15克，山药15克，川芎15克，知母10克，黄柏6克，茯神15克，百合15克。

【用法】每日1剂，水煎服，早餐和晚餐后温服。

【功效】滋补肝肾，泻火安神。

【主治】围绝经期抑郁属阴虚火旺者。

【来源】福建中医药大学（学位论文），2019

❧ 滋肾调肝活血方 ❧

【组成】补骨脂、鹿角霜各15克，紫河车6克（冲服），百合、生地黄各15克，柴胡12克，白芍15克，川芎9克，醋香附12克，钩藤（后下）、夏枯草各15克，桃仁9克，红花12克，三七4克，桂枝6克，炒酸枣仁30克，茯苓15克，知母9克，甘草6克，刺五加15克，红景天20克。

【用法】水煎服，分中午、晚上饭后30分钟温服。1个月为1个疗程。

【功效】滋补肝肾，调肝活血。

【主治】围绝经期抑郁属肾气亏虚，肝气郁滞，瘀血内生者。

【来源】河北中医药学报，2019，34（2）

❧ 水木煎 ❧

【组成】女贞子15克，墨旱莲15克，淫羊藿15克，仙茅15克，熟地黄10克，生地黄10克，山茱萸10克，肉桂6克（后下），黄连6克，柴胡9克，郁金9克，淮小麦30克，生甘草6克，白芍10克。

【用法】水煎服，每日1剂，分2次口服。4周为1个疗程。

【功效】补肾填精，理气解郁，平肝宁心。

【主治】围绝经期抑郁属肾精不足，气血疏泄失常者。

【来源】中医药导报，2019，25（5）

❧ 清心滋肾汤 ❧

【组成】钩藤15克，莲子心5克，黄连3克，紫贝齿（先煎）10~15克，牡丹皮10克，怀山药10克，山茱萸9克，太子参15~30克，茯苓10克，合欢皮10克，熟地黄10克，郁金10克，柴胡10克。

【用法】水煎服，每日1剂。

【功效】滋肾清心，疏肝解郁。

【主治】围绝经期轻、中度抑郁，属心火引动肝肾相火，兼见肝郁者。

【来源】中国现代医药杂志，2017，19（11）

甲乙归藏汤

【组成】淮小麦30克，酸枣仁30克，百合15克，大枣15克，沉香6克，柏子仁15克，首乌藤30克，合欢花30克，丹参30克，炒白芍15克，当归10克，生地黄30克，薄荷8克，柴胡10克，龙骨30克，珍珠母30克。

【用法】水煎服，每日1剂，分早、晚2次服用。

【功效】畅郁结，行气血，安心神。

【主治】围绝经期抑郁。

【来源】中外医疗，2017，36（32）

柴胡疏肝汤

【组成】柴胡9克，川芎9克，香附6克，枳壳（麸炒）6克，白芍9克，陈皮6克（醋炒），白术9克，茯苓9克，远志6克，酸枣仁6克，炙甘草4克。

【用法】每日1剂，水煎分2次服。

【功效】疏肝解郁，理气健脾，养心安神。

【主治】围绝经期抑郁。

【来源】黑龙江医药，2017，30（6）

调更解郁方

【组成】柴胡10克，黄芩10克，半夏10克，党参10克，茯苓

15克，生龙骨（先煎）30克，生牡蛎（先煎）30克，龙齿（先煎）40克，炒酸枣仁30克，石菖蒲10克，远志10克，茯神30克，丹参30克，郁金10克，合欢皮30克，首乌藤40克，桑叶30克，浮小麦30克。

【用法】水煎服。

【功效】和解少阳，通阳泻热，重镇安神。

【主治】围绝经期抑郁属少阳枢机不利，胆火内郁者。

【来源】河北中医，2018，40（1）

·逐瘀疏肝汤·

【组成】当归18克，生地黄18克，桃仁10克，红花10克，枳壳9克，赤芍12克，柴胡12克，甘草6克，桔梗6克，川芎9克，牛膝18克，陈皮9克，醋香附15克。

【用法】每日1剂，水煎分早、晚2次服。

【功效】疏肝行气，活血化瘀。

【主治】围绝经期抑郁。

【来源】中华中医药杂志，2018，33（6）

·甜梦口服液·

【组成】刺五加、黄精、蚕蛾、桑椹、党参、黄芪、砂仁、枸杞子、山楂、熟地黄、淫羊藿、陈皮、茯苓、马钱子、法半夏、泽泻、山药。

【用法】每次10毫升，早、晚各1次。

【功效】益气补肾，养心安神。

【主治】围绝经期抑郁。

【来源】中国民康医学，2019，31（2）

ᨆ᨞ 枣仁安神颗粒 ᨞ᨆ

【组成】酸枣仁（炒）、丹参、五味子（醋炙）。

【用法】每袋5克，每次2袋，晚顿服。

【功效】补心安神。

【主治】围绝经期抑郁。

【来源】中国乡村医药，2018，25（23）

ᨆ᨞ 疏肝健脾解郁汤 ᨞ᨆ

【组成】柴胡、青皮、郁金、川楝子炭、延胡索各6克，香附9克，川芎4.5克，丹参、红泽兰各12克。

【用法】文火煎制，饭后服用，每日3次。

【功效】疏肝健脾解郁。

【主治】围绝经期抑郁属肝失条达，肝气郁结者。

【来源】中国药业，2015，24（22）

ᨆ᨞ 天癸更年软胶囊 ᨞ᨆ

【组成】沙棘果油。

【用法】每粒胶囊的规格为0.45克，患者需要每日服用3次药物，每次服用药物的量为2.25克。

【功效】滋补肝肾，活血化瘀。

【主治】围绝经期抑郁属肝肾阴虚兼血瘀者。

【来源】实用妇科内分泌杂志（电子版），2018，5（28）

ᨆ᨞ 滋肾宁心胶囊 ᨞ᨆ

【组成】人参、何首乌、丹参、知母、淫羊藿、枸杞子、酸枣仁等。

【用法】每粒0.3克，每日3次，每次服3粒。

【功效】固本培元，交通心肾，宁心安神。

【主治】围绝经期抑郁。

【来源】湖南中医杂志，2018，34（8）

·柴郁地仙方·

【组成】熟地黄10克，淫羊藿10克，柴胡12克，郁金10克，法半夏12克，茯苓10克，党参10克。

【用法】水煎服。

【功效】疏肝补肾，健脾养心，兼活血化痰。

【主治】围绝经期抑郁属肾虚肝郁，兼夹痰湿瘀血，病久耗伤气血，损及心脾，元神失养者。

【来源】厦门大学（学位论文），2017

·解郁静心颗粒·

【组成】珍珠母、淮小麦、熟地黄、茯苓、柴胡、山茱萸、菟丝子、酸枣仁、白芍、玫瑰花、当归、女贞子。

【用法】冲服，每次1剂，每日1次。

【功效】补肾疏肝，清热养心。

【主治】围绝经期抑郁属肝气郁结，肾精不足，心神失养者。

【来源】中国实用医药，2017，12（19）

·养心滋肾方·

【组成】熟地黄15克，山药15克，山茱萸10克，牡丹皮10克，百合10克，煅牡蛎20克，茯神10克，莲子10克，葛根10克，刺五加10克，淮小麦30克，甘草6克，大枣5克，天冬20克，黄连6克，肉桂3克。

【用法】每日1剂，水煎分2次服用。1个月为1疗程。

【功效】滋肾养心，退火宁神。

【主治】围绝经期抑郁属肾精不足，无以滋养肾阴，相火妄动，虚火上炎，扰乱心神者。

【来源】中国中医药现代远程教育，2017，15（11）

❀· 焦宁汤 ·❀

【组成】熟地黄20克，生地黄30克，白芍15克，麦冬9克，当归12克，磁石30克，柏子仁10克，牡蛎30克，黄连6克，远志10克。

【用法】每日1剂，水煎取汁400毫升，分早、晚2次饭后温服。

【功效】滋阴涵木，清心宁神。

【主治】围绝经期抑郁属肾精不足，脑神失养，肝失所养，疏泄失常，心肾不交，心神失养，神明失守者。

【来源】河北中医，2017，39（4）

❀· 加味乌梅丸 ·❀

【组成】乌梅15克，细辛3克，干姜10克，黄连6克，当归15克，制附子（先煎）15克，川椒3克，桂枝6克，党参15克，黄柏6克，炙甘草10克，炒酸枣仁30克。

【用法】每日1剂，水煎分早、晚2次温服。

【功效】气血双调，寒热并治。

【主治】围绝经期抑郁属上热下寒，虚实错杂者。

【来源】中国中医科学院（学位论文），2017

❀· 补肾柔肝解郁汤 ·❀

【组成】山药30克，芡实30克，生地黄15克，熟地黄15克，牡丹皮15克，知母9克，白芍15克，酸枣仁6克，代赭石15克。

【用法】水煎服，每日1剂，每次口服150毫升，每日2次。

【功效】补肾柔肝，降火固摄宁心。

【主治】围绝经期抑郁属肾虚肝郁，相火妄动，心神不宁者。

【来源】中国中医基础医学杂志，2017，23（3）

清心解郁汤

【组成】陈皮10克，制半夏10克，茯苓15克，甘草15克，竹茹10克，枳壳10克，黄连10克，青礞石10克，巴戟天10克，肉苁蓉10克，淫羊藿10克，生龙骨10克，生牡蛎10克，石决明10克，生麦芽10克，代赭石10克，炙龟甲10克，丹参15克，石菖蒲10克，麦冬15克，大枣10克等。

【用法】水煎服，每次150毫升，每日3次，每日1剂。

【功效】清热泻火，疏肝理气，养心安神，补肾调经。

【主治】围绝经期抑郁属冲任虚损，肝肾阴虚，精血不足，气血失调，肝郁化火，上扰心神者

【来源】河南中医，2016，36（8）

更年疏肝健脾解郁汤

【组成】柴胡6克，香附10克，山药20克，广郁金10克，蒺藜10克，川芎10克，路路通10克，陈皮10克，半夏10克，茯苓15克，黄芪15克，人参10克。

【用法】水煎服，每日1剂，早、晚分服。

【功效】疏肝健脾解郁。

【主治】围绝经期抑郁属肝郁肾虚者。

【来源】河北医学，2016，22（7）

❧ · 舒郁汤 · ❧

【组成】柴胡10克，芍药10克，栀子10克，当归10克，茯苓10克，白术10克，甘草10克，生姜2片，薄荷6克，黄芪3克，防风6克，山药10克，女贞子10克，墨旱莲10克。

【用法】每日1剂，水煎取汁150毫升，分早、晚2次温服。

【功效】滋补肝肾，疏肝解郁，调和肝脾。

【主治】围绝经期抑郁属肾脏亏虚为本，肝气郁结为标者。

【来源】山东中医药大学学报，2016，40（3）

❧ · 更年汤 · ❧

【组成】黄芪20克，桂枝15克，龙骨15克，牡蛎15克，枸杞子20克，龟甲15克，菟丝子100克，当归15克，白芍15克，柴胡15克，合欢花15克，郁金10克，陈皮15克。

【用法】水煎服。

【功效】补肾疏肝。

【主治】围绝经期抑郁属肝郁肾虚者。

【来源】实用中医药杂志，2015，31（12）

❧ · 更年解郁安神汤 · ❧

【组成】柴胡、香附、钩藤、白芍、当归、白术各15克，首乌藤、熟地黄、山茱萸各12克，炙甘草6克，酸枣仁20克。

【用法】每日1剂，水煎分2次温服。

【功效】疏解肝郁，健脾益气，养心安神。

【主治】围绝经期抑郁属脏腑气血阴阳失调，肝郁气滞，化火扰神者。

【来源】中西医结合心血管病杂志（电子版），2015，3（29）

·· 调冲解郁汤 ··

【组成】淫羊藿15克，熟地黄20克，山茱萸10克，女贞子15克，香附10克，柴胡10克，白芍20克，酸枣仁10克，珍珠母（先煎）30克，当归10克，生牡蛎（先煎）30克，浮小麦15克，百合15克，知母10克，甘草6克。

【用法】每日1剂，水煎服。

【功效】补肝益肾，疏肝解郁，养心安神。

【主治】围绝经期抑郁属肝肾亏虚，肝气郁结者。

【来源】中国实验方剂学杂志，2015，21（12）

·· 舒肝消郁饮 ··

【组成】柴胡10克，陈皮10克，郁金10克，木香10克，川芎10克，当归10克，白芍15克，熟地黄15克，丹参15克，牡丹皮10克，酸枣仁20克，合欢皮15克，甘草10克。

【用法】每日1剂，水煎分3次温服。

【功效】疏肝理气，健脾和中，宁心安神。

【主治】围绝经期抑郁属肝郁化火，上扰心神者。

【来源】中医学报，2015，30（6）

·· 调更解郁汤 ··

【组成】熟地黄、白芍、女贞子、山茱萸、山药、枸杞子各20克，柴胡、当归、墨旱莲、陈皮、香附各15克，枳壳、甘草各10克。

【用法】水煎服。

【功效】滋补肝肾，调肝解郁。

【主治】围绝经期抑郁属肾虚肝郁者。

【来源】辽宁中医药大学（学位论文），2015

九味镇心颗粒

【组成】人参（去芦）、酸枣仁、五味子、茯苓、远志、延胡索、天冬、熟地黄、肉桂。

【用法】每日3次，每次1袋。

【功效】养心补脾，益气安神。

【主治】围绝经期抑郁属心脾两虚者。

【来源】中国医药导报，2015，12（2）

解郁汤

【组成】柴胡、香附、川芎、白芍、郁金、玫瑰花、熟地黄、山茱萸、栀子、淡豆豉、炙甘草。

【用法】水煎服。

【功效】滋阴补肾，疏肝安神。

【主治】围绝经期抑郁属肾阴虚为本，肝气郁结，气郁化火，扰乱神窍者。

【来源】中国药业，2014，23（7）

更年宁

【组成】熟地黄15克，菟丝子25克，枸杞子15克，山茱萸30克，五味子20克，淫羊藿15克，巴戟天15克，柴胡15克，郁金20克，合欢20克，白芍15克，川芎10克，白术20克，茯苓20克，龙骨30克，牡蛎40克。

【用法】水煎服。

【功效】补肾疏肝，补脾安神。

【主治】围绝经期抑郁属肾虚肝郁者。

【来源】辽宁中医药大学学报，2014，16（2）

清心舒郁方

【组成】熟地黄15克，缬草15克，柴胡10克，青陈皮各10克，郁金15克，百合15克，合欢皮15克，莲子心3克，茯苓10克，浮小麦30克。

【用法】每日1剂，水煎取300毫升，分早、晚2次温服。

【功效】滋肾清心，疏肝开郁。

【主治】围绝经期抑郁属肾精亏虚，肝气失调者。

【来源】江苏中医药，2013，45（9）

补肾疏肝化瘀汤

【组成】仙茅15克，淫羊藿12克，女贞子20克，墨旱莲10克，柴胡10克，枳壳6克，川芎12克，地龙10克。

【用法】每日1剂，水煎共取汁300毫升，分早、晚温服。

【功效】温肾助阳，滋阴宁神，疏肝解郁，活血化瘀。

【主治】围绝经期抑郁属肾虚肝郁兼有血瘀者。

【来源】河北中医，2013，35（3）

补肾益脑汤

【组成】熟地黄20克，怀山药20克，山茱萸15克，龟甲10克，枸杞子20克，菟丝子15克，白芍15克，益智仁10克，石菖蒲10克，桑寄生20克，川续断20克。

【用法】水煎服。

【功效】补肾填精，充髓益脑。

【主治】围绝经期抑郁属肾精亏虚，脑髓不足，肾病及脑，脑病及肾，肾脑失济者。

【来源】辽宁中医药大学（学位论文），2013

～・ 滋肾疏肝汤 ・～

【组成】生地黄15克，百合20克，沙参10克，枸杞子20克，山药15克，山茱萸15克，墨旱莲30克，当归15克，川楝子15克，柴胡10克，香附10克，白芍15克，郁金10克，合欢花10克，甘草10克。

【用法】上药加水1000毫升，煎药液300毫升，早、晚分服150毫升。

【功效】滋阴补肾，疏肝解郁。

【主治】围绝经期抑郁属肝郁肾虚者。

【来源】黑龙江中医药大学（学位论文），2013

～・ 清平汤 ・～

【组成】生地黄、白芍、柴胡、桑叶、菊花、黄芩各9克，女贞子、墨旱莲各15克，牛膝15克，瓜蒌30克。

【用法】每日1剂，水煎服。

【功效】补肾清肝，宁心安神。

【主治】围绝经期抑郁属肾虚肝实者。

【来源】四川中医，2013，31（3）

～・ 更健汤 ・～

【组成】熟地黄12克，山茱萸12克，山药12克，茯苓15克，牡丹皮9克，泽泻9克，桂枝9克，柴胡15克，白芍15克，当归12克，白术15克，炙甘草6克。

【用法】每日1剂，水煎服，每日2次。

【功效】补肾健脾，养血安神，疏肝解郁。

【主治】围绝经期抑郁属肾虚肝郁者。

【来源】河北医药，2012，34（22）

更年解郁汤

【组成】柴胡10克，香附10克，川芎12克，白芍12克，郁金10克，陈皮15克，生地黄15克，山茱萸15克，远志15克，甘草5克。

【用法】水煎服。

【功效】疏肝解郁调神，滋阴补肾。

【主治】围绝经期抑郁属肾精不足，肝气郁结者。

【来源】河北中医，2012，34（4）

补肾安神开郁汤

【组成】麦冬15克，白芍20克，熟地黄15克，龙骨20克，酸枣仁30克，淮小麦30克，山药15克，合欢花15克，枸杞子15克，山茱萸15克，柴胡12克，川楝子6克。

【用法】水煎服，每日1剂。1个月为1个疗程。

【功效】补肾疏肝，宁心安神。

【主治】围绝经期抑郁属肾虚气郁者。

【来源】中华中医药杂志，2011，26（11）

经验方1

【组成】女贞子15克，桑椹15克，丹参30克，首乌藤30克，景天三七30克，香附10克，香橼10克。

【用法】水煎服，每日1剂，分早、晚服用。

【功效】补肝肾，行气血。

【主治】围绝经期抑郁。

【来源】现代医学与健康研究电子杂志，2019，3（12）

⚭ · 经验方2 · ⚭

【组成】牡丹皮10克，栀子10克，柴胡10克，白芍15克，郁金15克，梅花15克，茯苓10克，炒白术15克，天麻10克，当归15克，地龙10克，浮小麦30克，葛根15克，大枣20克，甘草10克。

【用法】水煎服，每日2次。

【功效】疏肝清热，理气解郁，调畅气机。

【主治】围绝经期抑郁。

【来源】中国民间疗法，2018，26（7）

⚭ · 经验方3 · ⚭

【组成】熟地黄20克，淫羊藿20克，巴戟天20克，白芍20克，钩藤10克，龙齿20克，牡蛎20克，女贞子15克。

【用法】水煎服，每日1剂，以6周为1个疗程。

【功效】滋水涵木，交济水火。

【主治】围绝经期抑郁。

【来源】河南中医，2016，36（7）

⚭ · 经验方4 · ⚭

【组成】薏苡仁、冬瓜仁各30克，葶苈子20克，地骨皮16克，柴胡、郁金、佛手、香附、桑白皮、黄芩、竹茹、枇杷叶各10克。

【用法】每日1剂，水煎服。

【功效】疏肝解郁，清宣肺热。

【主治】围绝经期抑郁属肝气郁结，日久化火袭肺者。

【来源】安徽中医药大学学报，2015，34（3）

第三节　外用方

·贴敷方·

【组成】淫羊藿9克，巴戟天9克，当归9克，黄柏6克，知母6克等。

【用法】取上述药物，研磨成细粉末后，加入麝香、鲜姜汁及香油，调成膏状，制备成药饼，直径约2厘米。每日贴敷1次，每次30分钟，以10日为1个疗程，可连续治疗3个疗程。主要贴敷神门（双侧）、关元、肝俞（双侧）、肾俞（双侧）、三阴交（双侧）、涌泉（双侧）。

【功效】平衡阴阳，疏通经络，调畅气血，宁心镇静。

【主治】围绝经期抑郁。

【来源】长春中医药大学学报，2019，35（6）

第二十二章　老年抑郁

第一节　概　述

老年期抑郁障碍即老年抑郁，指年龄60岁及以上的老年人出现的抑郁障碍，是老年期最常见的精神障碍之一，具有高发病，高致残性的特点。广义的老年期抑郁障碍不仅包括老年期首次发作的抑郁障碍，也包括老年期前发病持续到老年期或老年期复发的抑郁障碍，还包括见于老年期的各种继发性抑郁障碍。

抑郁状态在中医学中，根据其临床表现多归属于"郁证"等范畴。郁证是因情志不舒、气郁不伸致使脏腑不和，以心情抑郁、情绪不宁、胸部满闷、胁肋胀痛，或易怒易哭，或咽中如有异物梗塞等为主要临床表现的一类病证。

抑郁是一种负性、不愉快的情绪体验，以情感低落、哭泣、悲伤、失望、活动能力减退，以及思维认知功能的迟缓为主要特征。老年期抑郁障碍的临床表现亦多种多样，繁杂多变，具有明显的异质性和复杂性。但核心症状主要包括心境低落、快感缺失和兴趣减退，常见临床特征有焦虑或激越、躯体不适症状突出、精神病性症状、自杀行为、认知功能损害以及睡眠障碍等。一般病程较长，具有缓解和复发的倾向，部分患者预后不良，可发展为难治性抑郁。

老年期抑郁障碍严重影响着老年人的社会功能和生命质量，也给整个社会经济带来了沉重的负担。严重的抑郁症患者可能会无法生活，对周围的人和事提不起兴趣，同时可能出现回避他人的情况，从而影响自己和他人。因此，对于老年抑郁障碍有效治疗方法的研究，刻不容缓。无论是世界上的哪个国家或者地区，也无论是哪个年龄，抑郁症都是一种常见的、高发的疾病。根据世界卫生组织报告（2010），全球估计有超过3.5亿的抑郁症患者。2014年《自然》杂志上发布的全世界抑郁症患病率显示，饱受战乱之苦的阿富汗发病率最高可达到22.5%，发达国家患病率亦不低，瑞士是6.16%，美国是4.45%，而作为发展中国家的我国发病率也达到了3.02%。但需要注意的是，我国相对较低的患病率并不是真实情况的反映，一个原因是，我国国民对抑郁症认识不足和对精神疾病的病耻感，导致人们即使患上了抑郁症，也讳疾忌医；另外一个原因是，抑郁障碍的主诉多种多样，包括了各个系统的不适，易与各系统疾病相混淆，使患者不知如何求治。而处于抑郁状态的老年人由于高龄、合病、独居、丧偶等原因造成发病率远高于其他年龄段的人群。老年人情志易于抑郁，且年老体衰，气血虚弱，一经情志刺激，多易气血怫郁，又加之或因家庭不和，或丧偶失友，无人照养，则更易罹患抑郁。正如陈直在《养老奉亲书》中所言："老人孤僻，易于伤感，才觉孤寂，便生郁闷。"故老年人郁证多见。世界卫生组织亦证实，若老年人患有躯体疾患，则其并发抑郁状态的可能性高达50%。2020年第七次人口普查的数据显示，我国60岁及以上人口占到了我国总人口的18.7%，高于世界平均水平，且我国老龄化进程仍保持高速发展趋势。所以老年抑郁状态的普遍性及对医疗资源的大量占用严重影响着我国经济的健康发展及社会的稳定。因此，积极寻求老年抑郁障碍的有效治疗方法，是目前中西医学研究亟需解决的课题。

【病因病机】

历代医家对于"郁证"的病因病机之论述十分丰富，早在

《黄帝内经》中就有情志变动使人气机失调而致郁证的记载。人的精神意识思维活动，以喜、怒、忧、思、悲、恐、惊七种情志的变化为其重要表现形式。外有所触，则情有所变，内有所动。正常情况下，人与外界保持着动态的平衡，而七情五志的太过、不及又直接影响脏腑功能的运转和气血津液的输化，甚则气机郁滞，产生病证。《素问·举痛论》指出："百病生于气也，怒则气上，喜则气缓，悲则气消，恐则气下……惊则气乱……思则气结。"又有"怒伤肝""喜伤心""思伤脾""忧伤肺""恐伤肾"之记载。《素问·举痛论》又言："思则心有所存，神有所归，正气留而不行，故气结矣。"《灵枢·本神》有云："愁忧者，气闭塞而不行。"均明确指出情志致郁的发病机理。故虽然《黄帝内经》中未提出"郁证"之名，但已详尽指出郁证的病因病机，提出了郁证是由于情志的变化致使气机郁滞而形成的机制。继《黄帝内经》之后，亦有诸多医家认为郁证乃情志不遂所致。如《吴医汇讲》有言："郁证之起，必有所因……因郁致疾，不特外感六淫，而于情志为更多。"《古今医统大全》中写道："郁为七情不舒，遂成郁结，既郁之久，变病多端。"著名医家王冰认为："悲哀动中者，竭绝而失生，故精气竭绝，形体残毁，心神沮丧矣。"《临证指南医案》进一步指出，此证的发病和持续均因七情所伤，可致人体气机郁滞而致病。金元时期开始比较明确地把"郁证"作为一种独立的病证来论述。朱丹溪在《丹溪心法》中已将郁证列为一个专篇，提出"人身诸病，多生于郁"。其强调气、血的郁滞是导致许多疾病重要病理变化的根源，创六郁之说，并指出六郁之中以气郁为主；先由气郁而后湿、痰、热、血、食等随之而郁，从而为病。明代虞抟所著《医学正传》在《素问·六元正纪大论》及《丹溪心法·六郁》的基础上明确地提出了郁证的病名，并指出广义之郁。书中云："或七情之抑遏，或寒热之交侵，故为九气怫郁之候。或雨湿之侵凌，或酒浆之积聚，故为留饮湿郁之疾。"认为郁证是由情志、外邪、饮食等因素所致。张景岳在《景岳全书》中对郁证进一步论述道："凡五气之郁，则诸病皆有，此因病而郁也。至若情志之郁，则总由乎心，此因郁而病也。"将五气之郁称为因病而郁；将情志所致之郁称为因郁而病。在情志之郁中，张景岳着重论述了怒郁、思郁、忧郁三种郁证的证治。张氏认为情志活动中的恼怒、思虑、悲忧等精神因素，在郁证的发病中起着重要作用。王清任对郁证中血行郁滞的病机有论述，其在《医林改错》中强调，"瞀闷，即小事不能开展，即是血瘀""平素和平，有病急躁，是血瘀""俗言肝气病，无故爱生气，是血府血瘀"，对于应用活血化瘀法治疗郁证做出了重要贡献。

中医学所说的郁有广义和狭义两种。广义之郁，即包括外邪、情志等因素所致的郁在内；以气机郁滞为基本病变的郁，即情志之郁，则属于狭义之郁。金元以前所论的郁证，大多广义、狭义并论，并未有明确的广义、狭义之分，而至明代之后，逐渐将广义之郁和狭义之郁分辨清晰。现代所言抑郁状态即是指因郁而病的情志之郁。本病病因病机多为情志内伤，导致肝气不疏，心气不畅，肺气郁闭，脾气不升，肾精亏虚，从而出现虚、火、痰、瘀等诸端病理因素。中医学根据辨证施治的原则，多将郁证分为肝气郁结、心神失养、气郁化火、心肾阴虚、心脾两虚、痰气郁结等若干证型。而人至老年，随着年龄的增长，其脏腑功能的衰退是显而易见的。正如《灵枢·天年》中云："人生十岁，五脏始定，血气已通，其气在下，故好走……五十岁，肝气始衰，肝叶始薄，胆汁始灭，目始不明。六十岁，心气始衰，苦忧悲，血气懈惰，故好卧。七十岁，脾气虚，皮肤枯。八十岁，肺气衰，魄离，故言善误。九十岁，肾气焦，四脏经脉空虚。"显然，老年郁证发病并非单纯的气郁、痰湿、瘀血凝聚之实证，而是多伴有脏腑功能减退，出现不同程度的气血阴阳受损，以脏虚中兼夹积滞多见。老年人五脏日衰，易感外邪，易伤七情，易生积滞，脏虚可加重积滞，积滞又反过来更损五脏而致虚，两者互为因果，这也是导致老年郁证缠绵难愈的原因之一。

【诊断】

依据《中国精神障碍分类与诊断标准第三版》（CCMD-3）中抑郁发作的诊断标准。主要特征为持久的情绪低落，主要表现包括：①兴趣丧失，无愉快感；②精力减退或疲乏感；③精神运动性迟滞或激越；④自我评价过低，自卑、自责，或感到内疚、拖累别人；⑤联想困难或自觉思考能力下降；⑥经常出现自残、自杀的想法，或曾有轻生行为；⑦睡眠障碍，如不易入睡、易醒、失眠，或睡眠过多；⑧食欲降低或体重明显减轻；⑨性欲减退。如情绪低落持续2周以上，伴上述症状中的4个以上，除外器质性损害，且年龄≥60岁可诊断老年抑郁。

中医学关于本病的诊断可参照《中医内科学》第九版"郁证"及《中医内科疾病诊疗常规》中制定的标准：①主症：持久的情志不舒、苦闷压抑、自责内疚。②兼症：常有头晕头痛、失眠健忘、周身困重、食欲不振、心悸胸闷、性欲减退、反应迟滞等。③平时性格内向，近期多有忧愁、焦虑、易怒、惊恐等内伤七情的病史，病情的轻重程度常受情志的影响。可有家族史。④查体和实验室检查正常，除外器质性疾病。上述①、③、④项必备，②兼症中具备两项以上即可诊断。

【治疗】

虽然目前对抑郁状态的研究很多，但其病因及发病机制尚不明确，各种机制仍处于假说阶段。在治疗方面，西医以选择性5-羟色胺再摄取抑制剂（SSRI）类经典抗抑郁药治疗为主，但仍未在大多数抑郁状态患者中获得满意的疗效。患者大多对精神类药物存在抵触心理，同时此类药物还存在着作用环节单一、有效靶点局限、不良反应多，患者对药物耐受性差、依从性差，以及易复发、疗程长、药物昂贵等诸多问题。且老年人的肝、肾功能减退，使得药物的半衰期延长，易于在患者体内蓄积引起不同药物间的相互作用。并且老年人基础病较多，在治疗时既要全面照顾，又要考虑各种药物的相互影响。这些因素导致老年人易于出现药物不良反应，因此在用药上应侧重考虑老年人的基础疾病及心理特点，并考虑药理学不良反应和安全性。目前老年抑郁状态的防治工作逐渐受到医学界甚至社会各界的重视。

抑郁状态在中医学中根据其症状表现多归属于"郁证"等范畴，临床上多采用复方治疗。根据其病因病机不同分型辨证论治，在临床上取得较好效果。同时中医学还十分注重郁证的精神治疗。如在《临证指南医案》中就有"内伤情怀起病，务以宽怀解释""皆心境失畅所致，药无效者，病由情怀中来""半年来医药无效者，情怀不得解释，草木无能为矣"等记载。书中还指出："郁证全在病者能移情易性。"老年抑郁的预后要根据病情的轻重程度来看，患病时间短、病情较轻者预后较好。对于这一部分患者，如果给予恰当的治疗，绝大多数还是能够完全康复的。但对于部分慢性、易复发的老年抑郁患者，需要长期维持治疗。总的来说，老年抑郁发病期比青壮年抑郁要长，间歇期较短，有的呈迁延病程，不过治疗效果及预后还是可观的。针对具体情况，解除情志致病的原因，对本病患者的预后有重要作用。由于七情过极，病情常会迁延或反复。但郁证中，凡情志致病的原因得以解除者，通常都可以治愈。

老年人应注重调摄精神，因"郁证全在病者能移情易性"。老年人可提倡气功疗法，打太极拳，进行保健按摩等。在闲暇之余，还可养鸟种花，下棋绘画等，以陶冶性情，心境坦然，怡情放怀可避免郁证的发生。本病除药物治疗外，还应注重精神调摄，必须解除烦恼，消除顾虑，避免精神紧张，消除郁证的致病因素，针对引起每个人情志过激的具体情况加以精神上的开导。保持精神愉悦，是预防和护理郁证的重要措施。正如《类证治裁·郁症论治》中所说："然以情病者，当以理遣以命安，若不能怡情放怀，至积郁成劳，草木无能为挽矣。"尤其是老年人气虚血弱，五脏虚衰，稍有情志刺激就会形成郁证，因此老年人保持精神愉悦，对预防郁证更有其重要意义。同时积极参加体育活动，增强体质，安排丰富多彩的文娱生活，诸如琴、棋、书、画等；努力做到恬淡虚无，怡情适意，这样才有利于老年郁证患者的康复。

第二节　内服方

·七气汤1·

【组成】人参、半夏、厚朴、干姜、黄芩、栝楼根、芍药、甘草、干地黄各一两，枳实五枚，蜀椒三两，吴茱萸五合。

【用法】上十二味㕮咀，以水一斗，煮取三升，分三服，日三。

【功效】益气养阴理气。

【主治】老年抑郁。

【来源】《备急千金要方》

·七气汤2·

【组成】半夏（汤洗）五两，姜厚朴、桂心各三两，茯苓、白芍各四两，紫苏叶、橘皮各二两，人参一两。

【用法】上锉散，每服四钱，水盏半，姜七片，枣一枚，煎七分，去滓，食前服。

【功效】益气化痰，健脾理气。

【主治】老年抑郁属脾虚痰阻者。

【来源】《三因极一病证方论》

·小镇心散·

【组成】人参、黄芪、白术、远志、附子、桂心、干姜、细辛、防风、龙齿、菖蒲、干地黄、赤小豆各二两，茯苓四两。

【用法】上十四味治，下筛，酒服二方寸匕，日三。

【功效】补心益气，安神镇惊。

【主治】老年抑郁属心气不足者。

【来源】《备急千金要方》

·五参丸·

【组成】人参、沙参各一两，丹参三分，苦参一两半，玄参半两。

【用法】上五味捣筛，炼蜜和为丸，食饮服十丸如梧子大，日二，渐加至二十丸。

【功效】养心清热。

【主治】老年抑郁属阴虚内热者。

【来源】《千金翼方》

·寿星丸·

【组成】天南星（先用炭火五十斤，烧一地坑通红，去炭，以酒五升，倾坑内，候渗酒尽，下南星在坑内，以盆覆坑，周回用灰雍定，勿令走气，次日取出为细末）一斤，朱砂（别研）二两，琥珀（别研）一两。

【用法】上研细，生姜汁煮面糊丸，如梧桐子大，每服三十丸至五十丸，煎石菖蒲人参汤送下，食后、临卧服。

【功效】化痰镇惊安神。

【主治】老年抑郁属痰迷心窍者。

【来源】《太平惠民和剂局方》

交感丹

【组成】香附（去毛，用新汲水浸一夕，炒令黄色）一斤，茯神四两。

【用法】上为细末，炼蜜为丸如弹子大，每服清晨一丸，以降气汤嚼下。

【功效】健脾理气。

【主治】老年抑郁属脾失健运者。

【来源】《洪氏集验方》

木香化滞汤

【组成】半夏一两，草豆蔻仁、炙甘草各五钱，柴胡四钱，木香、橘皮各三钱，枳实（麸炒）、当归尾各二钱，红花五分。

【用法】上为细末，荷叶烧饭为丸，如梧桐子大，每服五十丸，温水送下，食远稍热服。

【功效】理气解郁。

【主治】老年抑郁属肝郁克脾者。

【来源】《内外伤辨惑论》

火郁汤

【组成】升麻、葛根、柴胡、白芍各一两，防风、甘草各五钱。

【用法】上㕮咀，每服五钱，水二大盏，入连须葱白三寸，煎至一盏，去渣，稍热，不拘时候服。

【功效】升阳开郁。

【主治】老年抑郁属心火下陷于脾土之中，郁而不得伸者。

【来源】《兰室秘藏》

·四磨汤·

【组成】人参、槟榔、沉香、天台乌药。

【用法】上四味，各浓磨水，和作七分盏，煎三五沸，放温服。

【功效】补气疏肝。

【主治】老年抑郁属正气素虚，肝气横逆者。

【来源】《济生方》

·气郁方·

【组成】香附（童便浸）、苍术（米泔浸）、川芎。

【用法】水煎服。

【功效】理气开郁。

【主治】老年抑郁属肝气郁结者。

【来源】《丹溪心法》

·血郁方·

【组成】桃仁（去皮）、红花、青黛、川芎、香附。

【用法】水煎服。

【功效】活血开郁。

【主治】老年抑郁属瘀血凝滞者。

【来源】《丹溪心法》

∼ 加味四七汤 ∼

【组成】制半夏二两半，茯苓、厚朴（姜汁炒）各一两半，茯神、紫苏叶各一两，远志（姜汁炒）、炙甘草各半两。

【用法】上为粗末，每服四钱，生姜五片，石菖蒲一寸，枣一个，水煎服。

【功效】补心开郁，豁痰散惊。

【主治】老年抑郁属心气郁滞者。

【来源】《丹溪心法》

∼ 苍莎丸 ∼

【组成】苍术、香附各四两，黄芩二两。

【用法】上研末，蒸饼为丸，如梧桐子大，每服五十丸，食后，姜汤下。

【功效】清热燥湿，理气开郁。

【主治】老年抑郁属气郁于中者。

【来源】《丹溪心法》

∼ 七香丸 ∼

【组成】丁香、香附、甘草各一两，甘松八钱，益智仁六钱，莪术、砂仁各二钱。

【用法】上为末，蒸饼糊为丸，绿豆大，每服三十丸，米汤送下。

【功效】解郁排忧，理气调肝。

【主治】老年抑郁属气机郁滞者。

【来源】《医学入门》

∼ 存注丹 ∼

【组成】白芍、白术、生地黄各三钱，麦冬五钱，柏子仁、柴胡、天花粉各二钱，甘草、菖蒲各一钱，青皮三分。

【用法】水煎服。

【功效】理气解郁。

【主治】老年抑郁属气郁不舒者。

【来源】《辨证录》

·润肝汤·

【组成】熟地黄一两，山茱萸四钱，白芍、当归各五钱，五味子、炒栀子各一钱，玄参、牡丹皮各三钱。

【用法】水煎服。

【功效】补肾养阴，清热除烦。

【主治】老年抑郁属肾阴亏虚，虚热上扰者。

【来源】《辨证录》

·龙蚝理痰汤·

【组成】清半夏四钱，生龙骨（捣细）六钱，生牡蛎（捣细）六钱，生赭石（轧细）三钱，朴硝二钱，黑芝麻（炒捣）三钱，柏子仁（炒捣）三钱，生杭芍三钱，陈皮二钱，茯苓二钱。

【用法】水煎服。

【功效】清痰热，宁神志。

【主治】老年抑郁属痰热郁阻，神志不宁者。

【来源】《医学衷中参西录》

·舒心汤·

【组成】合欢花20克，石菖蒲15克，远志15克，郁金15克。

【用法】水煎服，每日1剂，分2次服。

【功效】理气活血，安神定志。

【主治】老年抑郁属气郁痰阻者。

【来源】华北理工大学（学位论文），2017

补肾活血汤

【组成】熟地黄15克，山茱萸12克，当归、酸枣仁、山药、桃仁、红花各10克，白芍、茯苓、柴胡、牡丹皮、泽泻各9克。

【用法】水煎2次，分早、晚服用，每日1剂。

【功效】益肾活血，疏肝解郁。

【主治】老年抑郁属肾亏肝郁者。

【来源】新中医，2016，48（504）

越鞠升降汤

【组成】醋香附12克，苍术、川芎、栀子、神曲各10克，紫苏梗15克，僵蚕6克，蝉蜕6克，姜黄6克，大黄3克，甘草6克。

【用法】每日1剂，文火水煎300毫升，分早、晚温服。

【功效】行气解郁，调肝健脾。

【主治】老年抑郁属肝郁气滞者。

【来源】河南中医，2015，35（277）

益肾舒郁汤

【组成】女贞子、乌药、墨旱莲、枸杞子、黄精、香附、合欢皮、郁金各15克，首乌藤、菟丝子各30克，川芎10克。

【用法】水煎服。

【功效】滋补肝肾，疏肝解郁。

【主治】老年抑郁属肝郁肾虚者。

【来源】广西中医药，2014，37（213）

～· 经验方 ·～

【组成】醋柴胡10克，生白芍15克，炒枳壳10克，姜半夏10克，苍术10克，茯苓10克，紫苏梗10克，姜厚朴10克，合欢皮30克，酸枣仁15克，炙甘草6克。

偏气虚者，加党参、黄精、黄芪等；偏阳虚者，加淫羊藿、巴戟天等；偏血虚者，加当归、制何首乌等；偏阴虚者，加生地黄、麦冬等；瘀血显著者，加桃仁、红花、川芎、丹参等。

【用法】水煎服。

【功效】疏肝理气，运脾化湿。

【主治】老年抑郁属气郁湿阻者。

【来源】中国中医药现代远程教育，2019，17（299）

第三节　药膳方

～· 百合秫米粥 ·～

【组成】百合、秫米。

【用法】先将秫米煮稀粥，待粥成之后加百合（干品，用冷水浸泡一夜），稍煮即成。寝前15~30分钟吃一小盏，淡、咸、甜吃均可。

【功效】滋阴健脾，养心安神。

【主治】老年抑郁。

【来源】《老年百病验方》

·· 糖渍鲜龙眼 ··

【组成】鲜龙眼500克。

【用法】将龙眼去壳、核，放在瓷碗中加白糖50克反复蒸、晾数次，至色泽变黑，最后拌白糖少许，装瓶备用。

【功效】补益心脾，养血安神。

【主治】老年抑郁属气血亏虚，心神不安者。

【来源】《老年百病验方》

第四节　外用方

·· 贴敷方 ··

【组成】斑蝥、全蝎、蜈蚣、冰片各适量。

【用法】将上药制成细末，调入凡士林，拌成米粒状，置于足三里、三阴交、合谷、中脘穴，以胶布固定。12~15小时揭去胶布，见小水疱，任其自然吸收，若已经溃破则涂龙胆紫收干。每3贴1次，5次为1个疗程。

【功效】活血化瘀通络。

【主治】老年抑郁属瘀血阻络者。

【来源】《中老年实用中医偏方妙方》

第二十三章　男性抑郁

第一节　概　述

全球约有3.5亿人罹患抑郁症，抑郁症已成为威胁人类健康的主要原因，其所导致的自杀行为是15~29岁人群死亡的第二大原因，全世界各国抑郁症自杀率一般是男性高于女性，尤其在发达国家。虽然中国学者发现中国女性自杀率比男性高，但是与20世纪80年代相比，男女自杀比例由1∶2.8上升为1∶1.09，这一比例的上升与中国进入经济全球化发展进程时间基本吻合。与对女性抑郁研究的充分和深入相比，对男性抑郁的关注和重视程度仍旧不够。男性抑郁的特点是男性往往否认自己的问题，往往尝试独自处理抑郁症，转向自身内部，并回避社会支持；男性抑郁患者往往不愿向人诉说或得不到合理倾诉途径，这种情况或许和传统男性的社会认知和价值观念有关，总体来讲，男性抑郁患者的症状难以被家庭成员、医生等准确识别，具有很强的隐匿性，因此男性抑郁的比例可能比报道的还要高。

【临床表现】

区别于常见的抑郁症状，男性抑郁的症状常表现为愤怒和沮丧、暴力行为、体重下降、冒险行为、注意力减退、孤立、疲劳、酒精或者物质成瘾、情感麻木、自伤倾向等。除此之外，头疼、消化不良、慢性疼痛等躯体症状也可能是男性抑郁的不典型症状。

【病因】

引起抑郁的原因有很多，对于男性而言常见的多为外在挫折，如失业、经济挫折、中年危机、空巢期、未妥善规划退休生活、性格因素等。男性抑郁的影响因素可能与社会经济地位、文化背景、工作特征等有较高相关性。

【治疗】

很长一段时间，男性抑郁未受到足够重视，由于男性承担的社会责任和生活各方面压力，使得男性抑郁的发病率越来越高。男性一般羞于承认自己的疾病，且不愿主动咨询或治疗，常苦苦支撑，当抑郁沮丧日久，内心情绪无法宣泄，可能增加自杀风险。因此男性自己及家人应当密切关注男性精神及心理变化，及时发现并尽早诊断、治疗，从而将抑郁消灭于萌芽。现在针对男性抑郁多采用心理治疗和药物治疗结合的方式，对于轻症患者可以单用心理治疗，如认知治疗等；中重度的病例必须进行药物治疗；至于严重病例，特别是有消极意图或行为者，就必须住院甚至采取电疗等。

【中医辨证分型】

中医学认为女子以肝为先天，而男子以肾为先天，肾中藏真阴、真阳，肾中阴阳盛衰，均易引起男性身体发生病理变化，因此认为男性抑郁的特点是肾之偏盛或偏衰。故男性抑郁应以调整肾中阴阳为根本，分型论治。肾阴不足，阴虚火旺，则表现为情绪不宁，烦躁，易激惹，伴心悸，失眠，多梦，五心烦热，口干咽燥，舌红少苔，脉细数；脾阳不足，久病及肾，脾肾阳虚，则见腰背冷痛，小便清长，夜尿频数，或面浮肢肿，性功能下降，平素畏寒，手足冰凉，入冬尤甚，舌苔薄白，脉沉细；阴阳俱损者往往表现为头晕耳鸣，健忘，腰背冷痛，便秘，不耐冬夏，舌淡苔薄，脉沉弱。虽然针对男性抑郁的文献记载有限，但是作为抑郁的一种，治疗女性抑郁的很多方药也可作为治疗男性抑郁的参考。

第二节　内服方

黄连阿胶汤

【组成】黄连四两，黄芩二两，芍药二两，鸡子黄二枚，阿胶三两。

【用法】上五味，以水六升，先煮三物，取二升，去滓，纳胶烊尽，小冷，纳鸡子黄，搅令相得，温服七合，日三服。

【功效】滋阴降火，除烦安神。

【主治】男性抑郁属阴虚火旺，心肾不交者。

【来源】《伤寒论》

半夏泻心汤

【组成】半夏（洗）半升，黄芩、干姜、人参各三两，黄连一两，大枣（擘）十二枚，甘草（炙）三两。

【用法】上七味，以水一斗，煮取六升，去滓，再煎，取三升，温服一升，日三服。

【功效】寒热平调，散结除痞。

【主治】郁病日久，心脾两虚，肠胃不和。

【来源】《伤寒论》

肾气丸（又名崔氏八味丸）

【组成】干地黄八两，薯蓣、山茱萸各四两，泽泻、茯苓、牡丹皮各三两，桂枝、附子（炮）各一两。

【用法】上八味，末之，炼蜜和丸梧子大，酒下十五丸，加至二十五丸，日再服。

【功效】补肾助阳，化生肾气。

【主治】男性抑郁属肾阳气不足者。

【来源】《金匮要略》

·甘麦大枣汤·

【组成】甘草三两，小麦一升，大枣十枚。

【用法】上三味，以水六升，煮取三升，温分三服。

【功效】补益心脾，宁心安神。

【主治】忧思过度，心阴受损，脏阴不足，神不守舍。

【来源】《金匮要略》

·地黄丸·

【组成】熟地黄（炒）八钱，山茱萸、干山药各四钱，泽泻、牡丹皮、茯苓（去皮）各三钱。

【用法】上为末，炼蜜为丸，如梧子大，空心温水化下三丸。

【功效】填精滋阴补肾。

【主治】男性抑郁属肾阴精不足者。

【来源】《小儿药证直诀》

·越鞠丸（又名芎术丸）·

【组成】香附、苍术、川芎、栀子、神曲各等份。

【用法】上为末，水泛为丸如绿豆大。

【功效】行气解郁。

【主治】气机郁滞日久，脾胃功能失常。

【来源】《丹溪心法》

· 逍遥散 ·

【组成】甘草（微炙赤）半两，当归（去苗，锉，微炒）、茯苓（去皮，白者）、芍药（白者）、白术、柴胡（去苗）各一两。

【用法】上为粗末，每服二钱，水一大盏，烧生姜一块切破，薄荷少许，同煎至七分，去渣热服，不拘时候。

【功效】疏肝解郁，养血健脾。

【主治】男性抑郁属肝郁血虚脾弱者。

【来源】《太平惠民和剂局方》

· 归脾汤 ·

【组成】白术、茯神（去木）、黄芪（去芦）、龙眼肉、酸枣仁（炒，去壳）各一两，人参、木香（不见火）各半两，甘草（炙）二钱半，当归一钱，远志（蜜炙）一钱。（当归、远志从《内科摘要》补入）

【用法】上㕮咀，每服四钱，水一盏半，加生姜五片，枣一枚，煎至七分，去滓温服，不拘时候。

【功效】益气补血，健脾养心。

【主治】男性抑郁属心脾气血两虚者。

【来源】《济生方》

· 血府逐瘀汤 ·

【组成】桃仁四钱，红花三钱，当归三钱，生地黄三钱，川芎一钱半，赤芍二钱，牛膝三钱，桔梗一钱半，柴胡一钱，枳壳二钱，甘草二钱。

【用法】水煎服。

【功效】行气活血化瘀。

【主治】男性抑郁属气滞血瘀者。

【来源】《医林改错》

❧·二仙汤·❧

【组成】仙茅、淫羊藿、当归、巴戟天各三钱,黄柏、知母各一钱半。

【用法】水煎服。

【功效】温肾阳,补肾精,泻肾火。

【主治】男性抑郁属肾阴、肾阳不足而虚火上炎者。

【来源】《中医方剂临床手册》

❧·健脑解郁汤加味·❧

【组成】山茱萸15克,熟地黄12克,香附10克,郁金10克,白术12克,龙骨(先煎)30克,甘草6克,龟甲12克,生地黄20克,怀牛膝20克,牡丹皮12克,泽泻10克。

【用法】水煎服。

【功效】益肾疏肝。

【主治】男性抑郁属阴虚火旺者。

【来源】《亲献民间验方与特色疗法》

❧·经验方·❧

【组成】柴胡10克,郁金10克,白芍10克,茯苓10克,龙眼肉12克,蜈蚣2条,当归10克,生龙骨(先煎)30克,淫羊藿15克,仙茅9克,五味子10克,金樱子10克,芡实12克,莲子心3克,怀山药10克。

【用法】水煎服。

【功效】疏肝健脾，补心安神，益肾固精。

【主治】男性抑郁属肝郁气滞，心脾两虚者。

【来源】河北中医，2014，36（8）

第二十四章　中风后抑郁

第一节　概　述

中风后抑郁是脑卒中常见的并发症之一，主要表现为情绪低落、忧伤或郁闷，是目前阻碍患者神经系统功能及日常生活、工作恢复的重要因素，不仅可以使患者神经系统功能缺损恢复时间延长，生活质量下降，甚至还会增加死亡风险。应当早期诊断，及时干预，提高生活质量和疗效。临床上，患者可因抑郁、悲观、失望，对疾病的治愈丧失信心，不主动配合治疗，甚至拒绝进食和治疗，严重影响了疾病的康复，严重者可发生关节强直、褥疮等合并症。身体上的诸多不适又会加重抑郁症状，形成恶性循环，导致病情日益恶化。中风后抑郁作为常见、持续时间长的疾病状态，需要积极治疗，同时配合社会、家庭的支持。有研究表明，积极的治疗可以使抑郁和自主神经功能失调症状很快减轻，5~6周后的心理检查结果令人满意。

中风后抑郁按照发生时间可分为原发性和继发性。原发性是在脑血管疾病发生后的急性阶段，一般是30天内出现，神经病理学的改变在发病因素中起决定性的作用；继发性是在病后数月至2年内逐渐出现，这是在原有病理改变的基础上，由于功能减退、活动障碍、社会角色变化等多种心理因素作用，将抑郁症状推向第二个高危阶段。

本病发病率在18%~79%不等，但多在40%~50%，以轻、中度抑郁为主，重度抑郁约占10%。临床上以绝望、睡眠障碍、运动阻滞、易激惹、焦虑及躯体化症状为主要表现，且抑郁症的发生及其严重程度与既往抑郁症病史、近期负性事件、家庭关系、性别、病灶部位及个数、合并的躯体疾病以及医护人员的态度密切相关，部分患者抑郁可迁延难愈，甚至进一步发展为重度抑郁。

【中医病因病机及治疗】

中医学认为中风后抑郁可归属于"郁病"等范畴，为"中风""郁病"二者之合病，是中风病最常见的并发症。有学者认为本病最早有证无名，可追溯到《黄帝内经》。《素问·生气通天论》提出："大怒则形气绝，而血菀于上，使人薄厥。"《素问·四时刺逆从论》曰："血气内却，令人善恐……血气上逆，令人善怒。"这两段话揭示了情绪与中风的关系，不良情绪可使血气上逆，进而导致中风；血气上逆，薄厥后令人善怒。中风后出现髓海空虚，脏腑气血亏损，气虚无以推动血行，气血停滞不畅，脾虚失其健运，湿邪停聚脏腑，久蕴成痰，痰浊内生，气机郁滞，致使气、血、痰郁胶结，上扰清窍，闭阻脑络，引发中风后抑郁。现代医家多从心、脾、肝、肾论治，将本病归为肝郁实证的较多，认为本病是在中风的前提下，风、火、痰、瘀等邪气与病理产物交阻，肝气不疏，脾气不发，心气受抑，导致痰气郁结，上扰清窍，蒙蔽心神，神志逆乱而发为抑郁。故本病病位在脑，有虚实之分，实证多为气郁、痰湿、瘀血或气血上逆所致；虚证多因气血不足，脏腑亏虚所致。二者相互影响，临床多虚实夹杂。一者风、火、痰、瘀蕴结于内，不得宣泄，上犯清窍，神明失用，因实而发；二者气虚及阴血不足，心神失养，神不守舍，因虚而发。中风后抑郁病机复杂，辨证多以脏腑为经，虚实为纬，亦重新久，多采用中药或成药结合针灸治疗。

第二节 内服方

四逆散

【组成】甘草（炙）、枳实（破，水渍，炙干）、柴胡、芍药。

【用法】上四味，各十分，捣筛，白饮和服方寸匕，日三服。

【功效】透邪解郁，疏肝理脾。

【主治】中风后抑郁属肝脾不和者。

【来源】《伤寒论》

黄连阿胶汤

【组成】黄连四两，黄芩二两，芍药二两，鸡子黄二枚，阿胶三两。

【用法】上五味，以水六升，先煮三物，取二升，去滓，纳胶烊尽，小冷，纳鸡子黄，搅令相得，温服七合，日三服。

【功效】滋阴降火，除烦安神。

【主治】中风后抑郁属阴虚火旺，心肾不交者。

【来源】《伤寒论》

柴胡加龙骨牡蛎汤

【组成】柴胡四两，龙骨、黄芩、生姜（切）、铅丹、人参、桂枝（去皮）、茯苓各一两半，半夏（洗）二合半，大黄二两，牡蛎（熬）一两半，大枣（擘）六枚。

【用法】上十二味，以水八升，煮取四升，纳大黄，切如棋子，更煮一两沸，去滓，温服一升。

【功效】和解少阳，通阳泻热，重镇安神。

【主治】中风后抑郁属少阳邪气留恋，郁而化热伤阴，阴不敛阳者。

【来源】《伤寒论》

❦ · 小柴胡汤 · ❦

【组成】柴胡半斤，黄芩三两，人参三两，甘草（炙）三两，半夏（洗）半升，生姜（切）三两，大枣（擘）十二枚。

【用法】上七味，以水一斗二升，煮取六升，去滓，再煎，取三升，温服一升，日三服。

【功效】和解少阳。

【主治】中风后抑郁属脾胃气机升降失调者。

【来源】《伤寒论》

❦ · 柴胡桂枝汤 · ❦

【组成】桂枝（去皮）一两半，黄芩一两半，人参一两半，甘草（炙）一两，半夏（洗）二合半，芍药一两半，大枣（擘），生姜（切）一两半，柴胡四两。

【用法】上九味，以水七升，煮取三升，去滓，温服一升。

【功效】和解少阳，调和营卫。

【主治】中风后抑郁属枢机不利，气血不和者。

【来源】《伤寒论》

❦ · 大柴胡汤 · ❦

【组成】柴胡半斤，黄芩三两，芍药三两，半夏（洗）半升，枳实（炙）四枚，大黄二两，大枣十二枚，生姜五两。

【用法】上八味，以水一斗二升，煮取六升，去滓，再煎，温服一升，日三服。

【功效】和解少阳，内泻热结。

【主治】中风后抑郁属少阳与阳明合病者。

【来源】《金匮要略》

· 酸枣仁汤 ·

【组成】酸枣仁二升，甘草一两，知母二两，茯苓二两，川芎二两。

【用法】上五味，以水八升，煮酸枣仁，得六升，纳诸药，煮取三升，分温三服。

【功效】养血安神，清热除烦。

【主治】中风后抑郁属肝血不足，虚热内扰者。

【来源】《金匮要略》

· 百合地黄汤 ·

【组成】百合七枚（擘），生地黄汁一升。

【用法】上以水洗百合，渍一宿，当白沫出，去其水，更以泉水二升，煎取一升，去滓，纳地黄汁，煎取一升五合，分温再服。

【功效】润养心肺，凉血清热。

【主治】中风后抑郁属情志所伤，郁结化热，灼损心肺，阴血不足者。

【来源】《金匮要略》

· 半夏厚朴汤 ·

【组成】半夏一升，厚朴三两，茯苓四两，生姜五两，干紫苏叶二两。

【用法】上五味，以水七升，煮取四升，分温四服，日三、夜一服。

【功效】行气散结，降逆化痰。

【主治】中风后抑郁属七情郁结，痰气交阻者。

【来源】《金匮要略》

· 风引汤 ·

【组成】大黄、干姜、龙骨各四两，桂枝三两，甘草、牡蛎各二两，寒水石、滑石、赤石脂、白石脂、紫石英、石膏各六两。

【用法】上十二味，杵，粗筛，以韦囊盛之，取三指撮，井花水三升，煮三沸，温服一升。

【功效】宣阳开郁，清热宁神。

【主治】中风后抑郁属阳郁热遏，扰乱神机者。

【来源】《金匮要略》

· 温胆汤 ·

【组成】半夏（汤洗七次）、竹茹、枳实（麸炒，去瓤）各二两，陈皮三两，甘草（炙）一两，茯苓一两半。

【用法】上锉散，每服四钱，水一盏半，姜五片，枣一枚，煎七分，去滓，食前服。

【功效】理气化痰，宁心温胆。

【主治】中风后抑郁属胆胃不和，痰扰心神者。

【来源】《三因极一病证方论》

· 黄连温胆汤 ·

【组成】黄连、半夏、枳实、陈皮、茯苓、竹茹、甘草、生姜。

【用法】水煎服。

【功效】清胆化痰，和胃安神。

【主治】中风后抑郁属胆虚气郁，痰郁化热，上扰心神者。

【来源】《六因条辨》

～· 逍遥散 ·～

【组成】甘草（微炙赤）半两，当归（去苗，锉，微炒）、茯苓（去皮，白者）、芍药（白者）、白术、柴胡（去苗）各一两。

【用法】上为粗末，每服二钱，水一大盏，烧生姜一块切破，薄荷少许，同煎至七分，去渣热服，不拘时候。

【功效】疏肝解郁，健脾养血。

【主治】中风后抑郁属肝阴不足，阴虚阳亢，或肝郁血虚脾弱者。

【来源】《太平惠民和剂局方》

～· 丹栀逍遥散 ·～

【组成】当归、芍药、茯苓、白术（炒）、柴胡各一钱，牡丹皮、栀子（炒）、甘草（炙）各五分。

【用法】水煎服。

【功效】养血健脾，疏肝清热。

【主治】中风后抑郁属肝郁血虚内热者。

【来源】《内科摘要》

～· 柴胡疏肝散 ·～

【组成】陈皮（醋炒）二钱，柴胡二钱，川芎一钱半，枳壳（麸炒）一钱半，芍药一钱半，甘草（炙）五分，香附一钱半。

【用法】水一盅半，煎八分，食前服。

【功效】疏肝解郁。

【主治】中风后抑郁属肝气郁滞者。

【来源】《证治准绳》

· 一贯煎 ·

【组成】北沙参、麦冬、当归身、生地黄、枸杞子、川楝子。

【用法】水煎服。

【功效】滋阴疏肝。

【主治】中风后抑郁属肝肾阴虚，肝气郁滞者。

【来源】《续名医类案》

· 归脾汤 ·

【组成】白术、茯神（去木）、黄芪（去芦）、龙眼肉、酸枣仁（炒，去壳）各一两，人参、木香（不见火）各半两，甘草（炙）二钱半，当归一钱，远志（蜜炙）一钱。（当归、远志从《内科摘要》补入）

【用法】上㕮咀，每服四钱，水一盏半，加生姜五片，枣一枚，煎至七分，去滓温服，不拘时候。

【功效】益气补血，健脾养心。

【主治】中风后抑郁属心脾两虚者。

【来源】《济生方》

· 补中益气汤 ·

【组成】黄芪五分（病甚、劳役、热甚者一钱），甘草（炙）五分，人参（去芦）三分，当归（酒焙干或晒干）二分，橘皮（不去白）二分或三分，升麻二分或三分，柴胡二分或三分，白术三分。

【用法】上咬咀，都作一服，水二盏，煎至一盏，去滓，食远稍热服。

【功效】补中益气，升阳举陷。

【主治】中风后抑郁属气虚者。

【来源】《内外伤辨惑论》

∾·滋水清肝饮·∾

【组成】熟地黄、山药、山茱萸、牡丹皮、茯苓、泽泻、柴胡、白芍、栀子、酸枣仁、当归身。

【用法】水煎服。

【功效】滋阴养血，清热疏肝。

【主治】中风后抑郁属阴虚肝郁者。

【来源】《医宗己任编》

∾·加味四物汤·∾

【组成】白芍、川当归、熟地黄、川芎、桃仁、红花。

【用法】水煎服。

【功效】养血活血。

【主治】中风后抑郁属血虚兼血瘀者。

【来源】《玉机微义》

∾·补阳还五汤·∾

【组成】黄芪（生）四两，当归尾二钱，赤芍钱半，地龙（去土）一钱，川芎一钱，红花一钱，桃仁一钱。

【用法】水煎服。

【功效】补气活血通络。

【主治】中风后抑郁属气虚血瘀者。

【来源】《医林改错》

血府逐瘀汤

【组成】桃仁四钱，红花三钱，当归三钱，生地黄三钱，川芎一钱半，赤芍二钱，牛膝三钱，桔梗一钱半，柴胡一钱，枳壳二钱，甘草二钱。

【用法】水煎服。

【功效】行气活血化瘀。

【主治】中风后抑郁属血瘀者。

【来源】《医林改错》

癫狂梦醒汤

【组成】桃仁八钱，柴胡三钱，香附二钱，木通三钱，赤芍三钱，半夏二钱，大腹皮三钱，青皮二钱，陈皮三钱，桑白皮三钱，紫苏子（研）四钱，甘草五钱。

【用法】水煎服。

【功效】活血理气，解郁化痰。

【主治】中风后抑郁。

【来源】《医林改错》

涤痰汤

【组成】天南星（姜制）、半夏（汤洗七次）各二钱半，枳实（麸炒）、茯苓（去皮）各二钱，橘红一钱半，石菖蒲、人参各一钱，竹茹七分，甘草半钱。

【用法】上作一服，水二盅，生姜五片，煎至一盅，食后服。

【功效】涤痰开窍。

【主治】中风后抑郁属痰迷心窍者。

【来源】《奇效良方》

·~· 枕中方 ·~·

【组成】龟甲、龙骨、远志、菖蒲。

【用法】上四味各等份，治下筛，酒服方寸匕，日三。

【功效】补肾宁心，益智安神。

【主治】中风后抑郁属心肾不交者。

【来源】《千金方》

·~· 宁神补心片 ·~·

【组成】丹参、熟地黄、生地黄、酒女贞子、墨旱莲、煅珍珠母、石菖蒲、首乌藤、合欢皮、五味子。

【用法】口服，每次4~6片，每日3次。

【功效】养血安神，滋补肝肾。

【主治】中风后抑郁属肝肾阴血不足者。

【来源】《中华人民共和国药典》

·~· 桂枝茯苓丸合四七汤 ·~·

【组成】桂枝12克，茯苓15克，赤芍12克，牡丹皮15克，桃仁9克，半夏9克，厚朴12克，紫苏叶12克，巴戟天30克，远志9克，陈皮12克，炙甘草3克。

加减：肝肾亏虚加桑寄生、菟丝子、地骨皮、红景天；气血不足加生黄芪、当归、黄柏、红景天；不寐多梦或心悸怔忡加生龙骨、生牡蛎、酸枣仁、丹参、桔梗；腹胀纳呆加石菖蒲、厚朴、苍术、神曲。

【用法】水煎服，每日1剂，共煎2次，总取药液清汤400毫升，分早、晚2次温服。

【功效】化瘀涤痰，振奋阳气。

【主治】中风后抑郁属痰瘀互结，阳气不振者。

【来源】山东中医药大学（学位论文），2018

·半夏白术天麻汤合甘麦大枣汤·

【组成】白术12克，橘红5克，生姜10克，半夏10克，天麻10克，大枣4枚，茯苓12克，浮小麦30克，甘草6克。

加减：夜寐差者可加（炒）酸枣仁30克；大便燥结者可加瓜蒌20克，生地黄15克，玄参15克；心烦易怒者可加淡豆豉10克，（炒）栀子10克。

【用法】将上述中药混合后用清水煎煮，加入900毫升清水煎煮后取药汁300毫升，每日2次，早、晚服用，每次150毫升。

【功效】息风通络，调和气血。

【主治】中风后抑郁属风痰阻络者。

【来源】临床合理用药杂志，2019，12（33）

六郁汤合菖蒲郁金汤

【组成】石菖蒲15克，甘草6克，木通6克，姜半夏9克，化橘红9克，栀子9克，连翘9克，淡竹茹9克，茯苓15克，炒白芍15克，当归15克，柴胡15克，牡丹皮15克，郁金15克。

加减：兼有脾胃气虚者，加炒白术15克，山药20克；性情暴躁者，加龙胆15克，琥珀15克，石决明15克；睡眠质量较差者，加百合15克，酸枣仁25克；痰热症状较重者，加胆南星9克，鲜竹沥15克。

【用法】水煎服，每日2次。

【功效】疏肝解郁，调理气机，清热豁痰，开窍醒神。

【主治】中风后抑郁。

【来源】中国实用医药，2019，14（7）

❧· 大柴胡汤合桂枝茯苓丸 ·❧

【组成】柴胡24克，黄芩、生姜、枳实、白芍、桂枝、茯苓、牡丹皮、赤芍、桃仁各10克，清半夏9克，大黄6克。

【用法】每日1剂，分2次服。

【功效】疏肝解郁，活血通腑。

【主治】中风后抑郁。

【来源】中西医结合心脑血管病杂志，2019，17（2）

❧· 镇肝熄风汤合甘麦大枣汤 ·❧

【组成】怀牛膝30克，生赭石30克，生龙骨15克，生牡蛎15克，生龟甲15克，生杭芍15克，玄参15克，天冬15克，川楝子6克，生麦芽6克，茵陈6克，甘草6克，浮小麦30克，大枣4枚。

【用法】上述中药为水煎剂，加水900毫升，煎至300毫升，分早、晚2次温服，每日1剂。

【功效】镇肝息风，清心安神。

【主治】肝肾阴虚型中风后抑郁。

【来源】中国民族民间医药，2017，26（19）

❧· 四逆散合甘麦大枣汤 ·❧

【组成】柴胡15克，白芍15克，枳实15克，炙甘草12克，当归12克，川芎12克，浮小麦30克，大枣4枚，合欢花15克。

伴失眠加酸枣仁30克，远志15克；伴焦虑烦躁加焦栀子12克，淡豆豉12克。

【用法】每剂以水1600毫升浸泡1小时，武火煮开，文火煎1小时，留汁600毫升，每日3次，每次200毫升。

【功效】疏肝理脾，畅达气机，调补气血。

【主治】中风后抑郁。

【来源】内蒙古中医药，2013，32（24）

·舒肝颗粒·

【组成】当归、白芍、柴胡、香附、白术、茯苓、栀子、牡丹皮、薄荷、甘草。

【用法】口服，每次1袋，每日2次，用温开水或姜汤送服。

【功效】疏肝理气散郁。

【主治】中风后抑郁属肝郁气滞者。

【来源】新中医，2019，51（5）

·解郁宁神汤·

【组成】北柴胡15克，薄荷8克，玫瑰15克，牡丹皮15克，焦栀子15克，黄连6克，莲子心15克，清半夏10克，生白术15克，茯神10克，当归10克，白芍10克，甘草6克。

失眠者加酸枣仁、首乌藤、生龙骨、琥珀等；头痛者加各引经药；腹胀纳差者加木香、砂仁、焦山楂等；脑鸣者加细辛、蔓荆子等；热重者加龙胆、黄芩等；痰热者加胆南星等；肝气盛者加川楝子、青皮等；舌下脉络迂曲者加丹参、蒲黄、红花等；舌苔水滑者加苍术等化裁。

【用法】水煎服，每日1剂，每次200毫升，每日2次，分别于早、晚各1次温服。

【功效】疏肝解郁，健脾养血，泻热宁神。

【主治】中风后抑郁属郁火脾虚者。

【来源】现代中西医结合杂志，2020，29（5）

ᨏᨎ · 甘麦健脾汤 · ᨏᨎ

【组成】小麦45克，炙甘草15克，大枣15克，郁金15克，合欢皮30克，远志20克，当归10克，人参20克，白术15克，陈皮20克，枳壳8克，龙骨30克，牡蛎30克。

【用法】水煎服，每日1剂，早饭前服1次，晚饭后服1次。

【功效】健脾养心，补益气血。

【主治】中风后抑郁属心脾两虚者。

【来源】山西中医药大学（学位论文），2020

ᨏᨎ · 温胆安神汤 · ᨏᨎ

【组成】半夏、陈皮、茯苓、竹茹、厚朴、紫苏叶、柴胡、枳壳、白芍、甘草、石菖蒲、远志、炒酸枣仁、郁金、丹参、桃仁。

【用法】水煎服，每日1剂，早、晚各服1次。

【功效】疏肝解郁，理气活血，豁痰开窍，养心安神，发越郁火。

【主治】中风后抑郁属风痰瘀火阻络，血脉痹阻，气机逆乱，神无所主者。

【来源】河北中医药学报，2019，34（6）

∙ 疏肝活血方 ∙

【组成】柴胡12克，川芎15克，枳实12克，白芍20克，香附15克，郁金12克，党参15克，白术15克，石菖蒲15克，当归15克，桃仁10克，红花10克，天麻12克，甘草6克，大枣3枚。

【用法】每日1剂，水煎400毫升，早、晚2次温服。

【功效】疏肝活血，养血补虚。

【主治】中风后抑郁属肝气郁结，气机不畅者。

【来源】陕西中医药大学学报，2019，42（6）

∙ 肾脑复元汤 ∙

【组成】干地黄10克，山茱萸10克，山药15克，黄芪30克，红景天20克，牡丹皮10克，当归尾10克，赤芍10克，地龙10克。

【用法】水煎服。

【功效】益肾补虚，培气活血，养经通络。

【主治】中风后抑郁属脏虚神乱，经损而郁，脏瘀而郁者。

【来源】中医药学报，2019，47（5）

∙ 中风解郁汤 ∙

【组成】当归6克，白芍6克，桑寄生18克，杜仲12克，柴胡12克，郁金6克，石菖蒲12克，僵蚕12克，地龙12克，土鳖虫6克，丹参18克，煅龙骨12克，酸枣仁18克，甘草6克。

【用法】每日1剂，水煎服，早、晚各服1次。

【功效】化痰开郁，活血通络，补益肝肾，益气安神。

【主治】中风后抑郁属气血失调，痰瘀互结，上扰清窍，情志不舒，气机不畅者。

【来源】河南中医，2019，39（9）

❧ · 益气活血解郁汤 · ❧

【组成】黄芪60克，茯苓20克，桃仁12克，红花12克，川芎12克，赤芍12克，当归尾12克，地龙9克，白术12克，香附12克，柴胡15克，郁金12克，山茱萸20克，甘草6克。

【用法】每日1剂，先用水浸泡30分钟，水煎200毫升，早、晚各服用100毫升，3周为1个疗程。

【功效】补气和血，调和肝脾。

【主治】中风后抑郁属气虚血瘀肝郁者。

【来源】河南中医，2019，39（8）

❧ · 逍遥开郁汤 · ❧

【组成】柴胡10克，香附10克，当归10克，白芍15克，茯苓15克，白术10克，甘草5克，地龙20克，僵蚕10克，川芎10克，怀牛膝15克，生姜5克，薄荷5克。

加减：肝肾阴虚加玄参15克，枸杞子10克；肝阳上亢加生龙骨20克，生牡蛎20克，龟甲10克，赭石20克；气虚血瘀加生黄芪40克，桃仁10克，红花10克；肝郁化火加牡丹皮10克，栀子10克。

【用法】水煎服，每日1剂，分2次服用。

【功效】疏肝开郁，活血通络。

【主治】中风后抑郁。

【来源】四川中医，2019，37（7）

❧ · 疏血通脉解郁方 · ❧

【组成】三七15克，薤白10克，地龙10克，瓜蒌皮10克，冰片0.1克，柴胡10克，白芍10克。

【用法】中药颗粒剂。水冲至100毫升，每次50毫升，每日2次，早、晚分服。

【功效】化痰息风，祛瘀通络。

【主治】中风后抑郁属痰瘀阻络，肝郁气滞者。

【来源】广西中医药大学（学位论文），2019

∽· 疏肝泻火汤 ·∽

【组成】柴胡10克，当归10克，白芍15克，炒白术10克，茯苓15克，牡丹皮10克，炒栀子10克，薄荷10克，桂枝10克，党参15克，法半夏10克，磁石15克，炙甘草10克，煅龙骨30克，煅牡蛎30克，生姜2片，大枣5枚。

【用法】水煎服，每日1剂，每剂煎煮取汁300毫升，分2次服，每次约150毫升，早、晚各1次。

【功效】疏肝理气，清泻郁火。

【主治】中风后抑郁属气郁化火者。

【来源】湖北中医药大学（学位论文），2019

∽· 培元消栓解郁方 ·∽

【组成】黄芪20克，白术12克，天麻12克，枸杞子30克，熟地黄15克，白芍12克，酸枣仁30克，茯苓12克，知母10克，香附10克，柴胡20克，郁金10克。

【用法】每日1剂，水煎共取汁300毫升，分早、晚2次温服。

【功效】固本培元，补肾解郁。

【主治】中风后抑郁属肾虚肝郁者。

【来源】河北中医，2019，41（3）

舒肝解郁汤

【组成】香附15克，郁金15克，川芎15克，水蛭10克，鸡血藤30克，石菖蒲30克，远志30克，苍术15克，神曲30克，栀子15克。

【用法】水煎服。

【功效】疏肝解郁，活血化瘀。

【主治】中风后抑郁属肝郁血瘀者。

【来源】智慧健康，2019，5（12）

解郁合欢汤

【组成】百合30克，生麦芽30克，当归15克，龙齿15克，合欢花10克，香附10克，茯神10克，绿梅花10克。

偏气虚者，加黄芪30克，党参15克；偏热盛者，加栀子、黄芩各15克；头痛目赤者，加菊花15克，天麻12克。

【用法】每日1剂，水煎服，取汁400毫升，每次服用200毫升，每日2次。

【功效】活血通络，疏肝解郁。

【主治】中风后抑郁。症见少言寡语，情绪低落，心烦易怒等。

【来源】临床合理用药杂志，2019，12（9）

顺气解郁汤

【组成】天麻10克，香附10克，白芷10克，川芎10克，青皮10克，人参（生晒参）15克，栀子10克，乌药6克，苍术10克，焦神曲10克，炒白术10克，甘草6克，紫苏10克，木瓜10克。

【用法】水煎服，每日1剂，早、晚各服1次。

【功效】疏肝解郁，调理气机。

【主治】中风后抑郁属肝气郁结者。

【来源】南京中医药大学（学位论文），2019

养血解郁醒脑汤

【组成】柴胡20克，制香附、川芎、白术、白芍、郁金、枳壳、远志、厚朴花、茯苓、法半夏、土鳖虫各15克，青皮、陈皮、酸枣仁各10克，甘草6克。

痰浊者加炒白芥子、炮胆南星各适量；肝风内动者加菊花、钩藤各适量；腑实证者，加大黄、玄明粉各适量。

【用法】水煎取汁400毫升，分为2份，于早、晚服用，每日1剂，共服用8周。

【功效】理气生血，开郁解达，安心养神。

【主治】中风后抑郁属气血郁滞不畅，肝气郁结者。

【来源】中医学报，2018，33（11）

滋水涵木解郁汤

【组成】茯神、柴胡各12克，生地黄、山药、当归、合欢花各15克，首乌藤30克，赤白芍、泽泻、牡丹皮各10克，山茱萸、香附各6克。

【用法】每日1剂，水煎取汁200毫升，早、晚分服。

【功效】滋水涵木，疏肝解郁。

【主治】中风后抑郁属肾虚肝郁络瘀者。

【来源】实用中医内科杂志，2018，32（11）

解郁丸

【组成】白芍、柴胡、当归、郁金、茯苓、百合、合欢皮、甘草、小麦、大枣等。

【用法】每15丸重1克，口服，每次4克，每日3次，12周为1个疗程。

【功效】疏肝解郁，养心安神。

【主治】中风后抑郁。

【来源】陕西中医，2018，39（11）

丹栀通竹方

【组成】牡丹皮10克，栀子10克，淡竹叶10克，通草10克，百合15克，浮小麦30克，生地黄30克，炙甘草10克，大枣10克，白芍10克，生龙骨30克，生牡蛎30克。

便秘明显者加火麻仁、冬瓜仁；心神不宁，失眠明显者加合欢花、首乌藤、酸枣仁；烦躁焦虑明显者加金礞石、石菖蒲、远志；脾虚气弱乏力者加黄芪、党参、白术；肾亏腰痛者加女贞子、墨旱莲。

【用法】水煎2次，共取中药液约300毫升，每日1剂，分早、晚2次温服，连续服用4周为1个疗程。

【功效】清烦热，解郁火，滋阴潜阳。

【主治】中风后抑郁属心肾阴虚，虚阳内扰，心神不宁者。

【来源】中医药导报，2018，24（20）

乌灵胶囊

【组成】乌灵菌粉。

【用法】口服，每日3次，每次3粒。

【**功效**】补肾健脑，养心安神。

【**主治**】中风后抑郁属心肾不交者。

【**来源**】新中医，2018，50（6）

疏郁通络汤

【**组成**】柴胡15克，竹茹12克，胆南星6克，炒远志15克，西洋参6克，石菖蒲12克，茯神30克，炒酸枣仁30克，珍珠母30克，生龙牡各30克，醋香附15克，郁金15克，鸡血藤30克，首乌藤20克，丹参30克，青皮10克，炒枳壳12克。

加减：如果患者出现食滞腹胀，则可以加入麦芽和神曲各12克；如果患者热盛，则可以加入栀子和黄芩各15克；如果患者气虚，则可以加入黄芪30~120克，党参15~30克；如果患者头痛目赤，则可以加入菊花15克，天麻12克；如果患者腰膝酸软，则可以加入牛膝和枸杞子各15克。

【**用法**】水煎服，每日1剂，取汁400毫升，分早、晚2次服用，以3周作为1个疗程。

【**功效**】疏郁通络。

【**主治**】中风后抑郁。

【**来源**】首都食品与医药，2018，25（11）

化痰通络饮

【**组成**】天麻15克，清半夏6克，竹茹12克，天竺黄12克，泽泻15克，丹参15克，白术12克，赤芍15克，红花9克，桃仁9克，百合18克，郁金12克。

阴虚火旺者加生地黄12克，黄柏9克；大便干结者加火麻仁30克，生地黄12克；心烦不寐者加莲子心6克，淡豆豉12克，酸枣仁30克；肝胆火旺者加川楝子9克，牡丹皮12克。

【用法】以上中药水煎取汁400毫升，分早、晚2次温服，每日1剂。

【功效】活血化痰，行气通络。

【主治】中风后抑郁属痰浊、瘀血阻络，肝气郁滞，情志不畅者。

【来源】精神医学杂志，2018，31（3）

⸙·补阳还五解郁汤·⸙

【组成】黄芪60克，人参20克，合欢花30克，首乌藤15克，淫羊藿、山茱萸、鸡血藤、当归尾、地龙、川芎、赤芍、栀子、珍珠母、石菖蒲各10克。

【用法】每日1剂，水煎取汁200毫升，分两袋装，早、晚各温服1袋。

【功效】补气养血，疏肝通络。

【主治】中风后抑郁症属气虚肝郁者。

【来源】湖南中医药大学（学位论文），2018

⸙·固本解郁汤·⸙

【组成】熟地黄30克，当归9克，党参15克，茯苓15克，柴胡12克，枳实12克，香附10克，川芎15克，石菖蒲15克，远志20克，地龙10克，全蝎8克，僵蚕6克，大黄6克，葱白3茎，神曲15克，甘草6克。

痰盛者加半夏、瓜蒌以增化痰之功；瘀滞重者加桃仁、红花以助化瘀通经；久虚者伍人参、附子；郁甚者增加柴胡、枳实用量，并加百合、郁金。

【用法】每日1剂，水煎取汁400毫升，早、晚各服200毫升。

【功效】培元补虚，开郁通滞。

【主治】中风后抑郁属元气亏虚，痰瘀郁滞者。

【来源】河南中医药大学（学位论文），2018

益肾解郁通络汤

【组成】熟地黄15克，柴胡12克，山药30克，郁金15克，枸杞子30克，香附10克，桃仁12克，地龙10克，僵蚕10克，五味子10克，白术12克，石菖蒲15克，远志15克，炙甘草6克，大枣3枚，生姜3片。

腰膝酸软乏力明显，耳鸣频繁者，加何首乌、杜仲、桑寄生；胸胁胀满，胸闷明显，太息频繁者，加佛手、香橼；舌紫暗，瘀斑明显者，加三棱15克，莪术15克。

【用法】每日1剂，600毫升水煎取汁200毫升，二煎加水400毫升，煎汁150毫升，混合冷藏，早、晚温服。

【功效】补肾疏肝通络。

【主治】中风后抑郁属肾虚肝郁者。

【来源】河南中医药大学（学位论文），2018

柴疏四君汤

【组成】柴胡、陈皮、人参、川芎、香附、枳壳、芍药、白术、茯苓各15克，炙甘草6克。

【用法】水煎服，每日2次。

【功效】健脾疏肝。

【主治】中风后抑郁属肝郁脾虚者。

【来源】西部中医药，2016，29（11）

✽ 散偏汤 ✽

【组成】柴胡12克，川芎30克，白芍15克，白芷、白芥子、香附各10克，郁李仁12克，生甘草6克。

心神不安者，加龙骨、牡蛎；瘀血阻滞者，加丹参、炒莪术；痰浊闭阻者，加半夏、石菖蒲；肝郁化火者，加龙胆、黄芩；食欲不振者，加焦三仙、鸡内金。

【用法】水煎服，每日1剂，早、晚各服药1次。

【功效】理气活血，疏肝解郁。

【主治】中风后抑郁。

【来源】世界最新医学信息文摘，2016，16（34）

✽ 柴枣解郁汤 ✽

【组成】柴胡12克，黄芩10克，酸枣仁30克，半夏9克，生龙骨30克，生牡蛎30克，赭石30克，茯苓10克，大黄6克，桃仁10克，赤芍10克，牡丹皮10克，党参10克，生姜6克，甘草6克。

偏气虚者，减大黄，加黄芪；偏阴虚者，加玄参；夹痰热者，酌加胆南星、竹茹；便秘者，加枳实；筋脉拘急者，加白芍；饮食不下者，加焦三仙。

【用法】水煎服，每日1剂，分早、晚2次温服，28日为1个疗程。

【功效】疏肝泄热，镇静安神，化痰活血。

【主治】中风后抑郁属肝郁气滞，热扰心神者。

【来源】四川中医，2016，34（1）

✽ 温阳奋志振颓汤 ✽

【组成】桂枝、巴戟天、乌药、淫羊藿、柴胡、蒺藜、川芎各10克，白芍、香附、郁金各15克，丹参、生龙骨、生牡蛎、合欢皮、炒酸枣仁各30克。

【用法】每日1剂，水煎分2次温服。

【功效】疏肝解郁，滋阴安神，化痰醒脑。

【主治】中风后抑郁属阳气不足，气机郁滞，痰蒙清窍者。

【来源】河南中医，2004（7）

第三节　外用方

柴胡疏肝散贴敷方

【组成】柴胡、陈皮、川芎、香附、枳壳、白芍、刺五加、合欢花、郁金、黄芪、冰片、薄荷。

【用法】将上述药物各等份研磨成细粉，用甘油加姜汁调制成膏剂，均匀涂抹于穴位贴上，贴敷于患者相应穴位。取穴：肝俞、心俞、脾俞、内关、肾俞穴为主穴。疗程：每日敷贴3~4小时，10日为1个疗程，连续治疗4个疗程。

【功效】疏肝解郁。

【主治】中风后抑郁。

【来源】临床医药文献杂志（电子版），2018，5（62）

温经散寒洗剂

【组成】附子30克，干姜30克，桂枝30克，当归30克，花椒30克，赤芍30克，红花30克，麻黄30克，毛树根皮30克。

【用法】按照药方加水3000毫升，浸泡药物10分钟，煮沸10分钟后放至40℃左右供患者浴足，并根据患者具体情况调节温度，通常不宜高于45℃。患者双足浸浴于药液中，浸泡时间以30分钟为宜，并予按揉涌泉穴、三阴交穴、失眠穴等，每穴2分钟。浸泡过程中观察患者情况及药液温度，以身体微有汗出为宜。一旦患者出现不适，及时终止足浴并进行针对性处理。

【功效】安神，舒筋通络，益气生血，活血化瘀，调节脏腑功能。

【主治】中风后抑郁伴失眠。

【来源】辽宁中医杂志，2014，41（8）

·贴敷方1·

【组成】柴胡20克，川芎20克，香附30克，乌药30克，艾叶30克，佩兰30克，石菖蒲30克，灯心草30克，玫瑰花50克，首乌藤50克，合欢花80克。

【用法】将上述药物装进药包中，贴敷在项部膀胱经与督脉循行部位，实际经络定位以骨度分寸为准，以保证定位的准确性。每日1次，持续治疗28日。

【功效】健脑安神，清心解郁。

【主治】中风后抑郁属情志失调，肝失疏泄者。

【来源】河南中医，2017，37（7）

·贴敷方2·

【组成】吴茱萸末。

【用法】将吴茱萸末加适量食醋搅拌均匀，用压舌板在纱布正中涂抹成直径2厘米、厚度0.3厘米的药饼。每晚20：00用温水泡脚30分钟后擦干，将带有中药饼的2块纱布贴敷于双侧涌泉穴，外用胶布固定，次日晨8：00揭除。

【功效】滋阴降火，调和阴阳，安神定志。

【主治】中风后抑郁伴失眠。

【来源】光明中医，2016，31（6）

第二十五章　高血压合并抑郁

第一节　概　述

　　高血压是一种以体循环动脉收缩期和（或）舒张期血压持续升高为主要特点的全身性疾病。高血压是老年人群中的常见病、高发病，是心脑血管疾病最主要的危险因素。根据《中国高血压防治指南》（2018年修订版），高血压被定义为在未使用降压药物的情况下，有3次诊室血压值均高于正常，即诊室收缩压（俗称高压）≥140mmHg和（或）舒张压（俗称低压）≥90mmHg，而且这3次血压测量不在同一天内。诊室血压是一个近年来出现的新词，是指由医护人员在标准条件下按统一规范进行测量获得的血压值。如果患者有既往高血压史，目前正在使用降压药，即使血压低于标准值也应诊断为高血压。中国高血压调查数据显示，2012~2015年我国成人高血压患病率为27.9%，也就是说约每3位成人中就有1人患有高血压，同时高血压患病率还在逐渐增高。农村患病率高于城市；藏族、满族和蒙古族患病率高于汉族；从南方到北方患病率呈现递增趋势。关于疾病负担的调查显示，我国由高血压引起的期望寿命损失，男女合计约为0.36岁，由高血压导致的潜在寿命损失接近254万寿命年，我国每年用于高血压的医疗花费高达318.9亿元，因此人们对这种疾病的重视程度越来越高。

　　世界卫生组织（WHO）的预测显示：到2030年，抑郁症将成为全球疾病负担的首要原因。抑郁症患者中有10%~15%出现自杀行为。发病率存在性别差异，女性发病率约为男性的2倍，且有两个发病高峰，即青年和老年时期。抑郁症的诊断主要应根据病史、临床症状、病程及体格检查和实验室检查，典型病例诊断一般不困难。国际上通用的诊断标准一般有《国际疾病分类第十次修订本》（ICD-10）和美国《精神障碍诊断与统计手册（第五版）》（DSM-V）的诊断标准等等。国内主要采用ICD-10，该标准定义的抑郁症是指首次发作的抑郁症和复发的抑郁症，不包括双相情感障碍。患者通常具有心境低落、兴趣和愉快感丧失、精力不济或疲劳感等典型症状。其他常见的症状包括：①集中注意的能力降低；②自我评价降低；③自罪观念和无价值感（即使在轻度发作中也有）；④认为前途暗淡悲观；⑤自伤或自杀的观念或行为；⑥睡眠障碍；⑦食欲下降。病程持续至少2周。

【西医治疗】

高血压是一种"心血管综合征"，患者往往合并其他心脑血管疾病、糖尿病、慢性肾脏疾病等。在治疗时应根据心血管总体风险决定治疗措施，在降压的同时综合干预其他危险因素，如抗血小板、调脂、降糖、抗心律失常等。高血压的治疗目标是最大限度降低心血管系统并发症与死亡的总体风险，需要治疗所有可逆性心血管危险因素、亚临床靶器官损害以及其他各种并存的临床疾病。一般应将血压降至140/90mmHg以下；65岁以上老人收缩压控制在150mmHg以下，如果能耐受还可进一步降低，治疗应在耐受的情况下使血压逐渐降至达标。常见的降压药物主要包括钙通道阻滞剂、血管紧张素转换酶抑制剂、血管紧张素Ⅱ受体阻滞剂、利尿剂和β受体阻滞剂5类。

抑郁发作的治疗要达到3个目标：①提高临床治愈率，最大限度减少病残率和自杀率，关键在于彻底消除临床症状；②提高生存质量，恢复社会功能；③预防复发。治疗手段分为药物治疗、心理治疗以及物理治疗3种方式，药物治疗是中度以上抑郁发作的主要治疗措施。目前临床上一线的抗抑郁药主要包括选择性5-羟色胺再摄取抑制剂、5-羟色胺和去甲肾上腺素再摄取抑制剂、去甲肾上腺素和特异性5-羟色胺能抗抑郁药等。传统的三环类、四环类抗抑郁药和单胺氧化酶抑制剂由于不良反应较大，应用明显减少。

【高血压与抑郁】

高血压的发病机制更多地被认为是生物学的发病过程，如遗传、肾素-血管紧张素-醛固酮系统平衡失调、胰岛素抵抗、钠盐摄入过多、肥胖及神经系统调节功能失调等。而近年来的观察和研究发现，除了生物学因素影响外，社会心理因素在高血压的发生发展过程中也起重要的作用。临床观察发现，长时间的心理抑郁、紧张焦虑、剧烈的精神创伤、睡眠障碍等亦是高血压发生发展的重要原因。抑郁、紧张、恐惧、焦虑、悲伤等不良情绪是高血压发生的危险因素，使高血压病情加重。合并抑郁和焦虑会降低患者对降压药的依从性，减低治疗效果。抑郁和焦虑可增加高血压患者心源性死亡的风险，影响预后。

另一方面，高血压也会引起抑郁、焦虑情绪，因此高血压患者的抑郁、焦虑发生率偏高。除去疾病本身，某些降压药如利血平也可引起抑郁情绪。抑郁是一种以心境低落为主要特征的精神状态，常伴有各种心理状态，如无助感、无价值感、绝望感、自杀观念、意志减退、精神运动迟滞或激越，以及各种躯体症状和生理功能障碍（如失眠）。抑郁症发病率高、致残率高，严重威胁人们的身心健康，带来严重的社会和经济负担。

【中医病因病机及治疗】

一、高血压

高血压可以引发抑郁，抑郁也可以使血压升高，二者之间存在密切关系。躯体与心理共病是高血压合并抑郁的主要特点，而现代的生物－心理－社会医学模式在不断地印证着中医学整体观的科学性。古代文献中没有"高血压"这一病名，高血压可归属于中医学"眩晕""头痛""头风""肝风"等病证范畴，历代医籍多阐述其发病由肝风、风痰、痰火、瘀阻、阴虚等引起。根据患者的临床症状，早期可归属于中医学"眩晕""头痛"等范畴，高血压后期出现心、脑、肾等靶器官损害时则涉及"胸痹""心悸""喘证""中风""水肿"等病证。《素问·至真要大论》中有云："诸风掉眩，皆属于肝。"认为眩晕与肝脏关系密切。《灵枢·卫气》中认为："上虚则眩。"《灵枢·口问》中提到："上气不足，脑为之不满，耳为之苦鸣，头为之苦倾，目为之眩。"记载眩晕可出现于虚证。《丹溪心法·头眩》言："头眩，痰挟气虚并火，治痰为主，挟补气药及降火药。无痰则不作眩，痰因火动。"提出了"无痰不作眩"之说。"头痛"亦首见于《黄帝内经》。《素问·奇病论》中写道："当有所犯大寒，内至骨髓，髓者以脑为主，脑逆故令头痛。"朱丹溪在《丹溪心法·头痛》中有云："头痛多主于痰，痛甚者火多。"《金匮翼》云："肝厥头痛者，肝火厥逆，上攻头脑也。其痛必在颠顶，以肝之脉与督脉会于颠故也……厥阴头痛，必多眩晕。"

中华中医药学会心病分会于2008年发布了《高血压病中医诊疗方案（初稿）》，在总结心病分会专家经验的基础上，检索了近30年发表的高血压中医药研究文献，经多轮次专家讨论和修改，归纳出了本病的4个证候，痰瘀互结、阴虚阳亢、肾阳亏虚、气血两虚，并对证候的计分和疗效评价提出了参考标准。中医证候要素主要集中于"瘀""痰""虚"，三者互为因果，病位为心、肝、脾、肾，痰瘀互结，阴阳失调是高血压的重要病机。

全国中医药行业高等教育"十三五"规划教材《中医内科学》中载，西医学中高血压等以眩晕为主症的疾病治疗可以参照该书"眩晕"的辨证论治。眩晕乃风邪内动，清窍不宁或清阳不升，脑失所养所致，与肝、脾、肾三脏相关，与肝关系最为密切。因于肝者，若肝气郁滞，则兼见胸胁胀痛，时有叹息；肝火上炎者，兼见目赤口苦，急躁易怒，胸胁灼痛；肝阴不足者，兼见目睛干涩，五心烦热，潮热盗汗；肝阳上亢者，兼见头胀痛，面色潮红，急躁易怒，腰膝酸软；肝风内动者，兼见步履不稳，肢体震颤，手足麻木等表现。因于脾者，若脾胃虚弱，气血不足，则兼见纳差乏力，面色㿠白；脾失健运，痰湿中阻者，兼见纳呆呕恶，头重如裹，舌苔腻浊等。因于肾者，多属于肾精不足，兼见腰膝酸软，耳聋耳鸣，健忘呆钝等。治疗时应辨清虚实标本和轻重缓急，若眩晕反复发作，症状较轻，遇劳即发，伴两目干涩，腰膝酸软，或面色㿠白，神疲乏力，形体羸弱，脉偏细弱者，多属于虚证；若眩晕较重，或突然发作，视物旋转者，多属于实证。眩晕虚证多关乎气、血、精，实证多关乎风、痰、瘀。除此之外，眩晕病势多缓急不一，因虚而发者，病势绵绵，症状较轻，多见于久病、老人及体虚之人；因实而发者，病势急骤，症状较重，多见于初病及壮年。若眩晕久稽不愈，亦可因实致虚或虚中夹实，而成本虚标实，虚实互见之势，症状时轻时重，缠绵难愈，或有变生中风、厥证之虞。治疗原则为补虚泻实，调整阴阳。虚当补益气血，滋养肝肾，填精益髓；实当潜阳息风，清肝泻火，化瘀祛痰。

二、抑郁

抑郁与情志病中"郁病""脏躁""梅核气""百合病"等比较相似。早在《黄帝内经》中，就有关于五气之郁的论述，如《素问·六元正纪大论》中有云："郁之甚者，治之奈何？""木郁达之，火郁发之，土郁夺之，金郁泄之，水郁折之"。朱丹溪在《丹溪心法·六郁》中提到："气血冲和，万病不生，一有怫郁，诸病生焉。故人身诸病，多生于郁。"他还创立了气、血、热、食、湿、痰六郁之说，创制了越鞠丸等疗效良好的经典方剂。通常认为抑郁症发病与心、脾、肝、肾、胆密切相关，与外界环境刺激、七情内伤和个体先天素质等因素有关。根据《抑郁症中医证候诊断标准》，抑郁症的辨证分型如下：肾虚肝郁证、肝郁脾虚证、心脾两虚证、心肾不交证、肝胆湿热证、心胆气虚证。

大多数学者认为高血压和抑郁的共同病因是体质因素和情志失调，而气郁体质与情志的关系最为密切，主要与肝、脾、肾等脏腑有关，共同病机为肝火亢盛，脾气虚弱，肾精、阴阳不足。由此可见，高血压与抑郁障碍在中医学中有共同的病位（病变脏腑均涉及心、肝、肾），以及相似的病因病机（主要为脏腑阴阳失调，气机紊乱，虚实夹杂）。

第二节　内服方

·丹栀逍遥散·

【组成】当归、芍药、茯苓、白术（炒）、柴胡各一钱，牡丹皮、栀子（炒）、甘草（炙）各五分。

【用法】水煎服。

【功效】疏肝理气，滋阴清热。

【主治】高血压合并抑郁属心肝火旺者。

【来源】《内科摘要》

· 柴胡疏肝散 ·

【组成】陈皮、柴胡各二钱，川芎、香附、枳壳、芍药各一钱半，炙甘草五分。

【用法】水煎服。

【功效】疏肝解郁，行气活血。

【主治】高血压合并抑郁属肝胃不和，气滞血瘀者。

【来源】《医学统旨》

· 柴胡加龙骨牡蛎汤 ·

【组成】柴胡四两，龙骨一两半，黄芩一两半，生姜一两半（切），铅丹一两半，人参一两半，桂枝一两半（去皮），茯苓一两半，半夏二合半（洗），大黄二两，牡蛎一两半（熬），大枣六枚（擘）。

【用法】上十二味，以水八升，煮取四升，纳大黄，切如棋子，更煮一两沸，去滓，温服一升。

【功效】和解少阳，镇静安神。

【主治】高血压合并抑郁属肝气郁滞，阴阳不和者。

【来源】《伤寒论》

· 半夏白术天麻汤 ·

【组成】半夏一钱五分，白术一钱，天麻一钱，陈皮一钱，茯苓一钱，甘草（炙）五分，生姜二片，大枣三个，蔓荆子一钱。

【用法】水煎服。

【功效】化痰息风，健脾祛湿。

【主治】高血压合并抑郁属风痰上扰者。

【来源】《医学心悟》

归脾汤

【组成】白术、茯神（去木）、黄芪（去芦）、龙眼肉、酸枣仁（炒，去壳）各一两，人参、木香（不见火）各半两，甘草（炙）二钱半。

【用法】上㕮咀，每服四钱，水一盏半，生姜五片，枣一枚，煎至七分，去滓，温服，不拘时候。

【功效】化痰息风，健脾祛湿。

【主治】高血压合并抑郁属心脾两虚者。原书用治"思虑过度，劳伤心脾，健忘怔忡"。

【来源】《济生方》

黄连温胆汤

【组成】半夏、陈皮、竹茹、枳实、茯苓、炙甘草、大枣、黄连。

【用法】水煎服。

【功效】清热燥湿，理气化痰，和胃利胆。

【主治】高血压合并抑郁属胆胃不和，痰热内扰者。

【来源】《六因条辨》

加味越鞠丸

【组成】苍术（米泔浸，姜汁炒）四两，川芎四两，香附（童便浸炒）四两，神曲（炒）四两，栀子（炒黑）四两，橘红一两五钱，白术（炒）一两半，黄芩（炒）一两半，山楂（去核，蒸熟）一两半。

【用法】上为末，稀糊丸如桐子大，每服百丸，白汤下。

【功效】解诸郁火痰气，开胸膈，进饮食。

【主治】高血压合并抑郁。

【来源】《古今医鉴》

～・大柴胡汤・～

【组成】柴胡半斤，枳实（炙）四枚，生姜（切）五两，黄芩三两，芍药三两，半夏（洗）半升，大黄二两，大枣（擘）十二枚。

【用法】上八味，以水一斗二升，煮取六升，去滓，再煎，温服一升，日三服。

【功效】和解少阳，内泻热结。

【主治】高血压合并抑郁属肝火亢盛者。

【来源】《金匮要略》

～・酸枣仁汤・～

【组成】酸枣仁二升，甘草一两，知母二两，茯苓二两，川芎二两。

【用法】上五味，以水八升，煮酸枣仁，得六升，纳诸药，煮取三升，分温三服。

【功效】养血安神，清热除烦。

【主治】高血压合并抑郁属肝血不足，虚热内扰者。

【来源】《金匮要略》

～・地黄丸・～

【组成】熟地黄（炒）八钱，山茱萸、干山药各四钱，泽泻、牡丹皮、茯苓（去皮）各三钱。

【用法】上为末，炼蜜为丸，如梧子大，空心温水化下三丸。

【功效】填精滋阴补肾。

【主治】高血压合并抑郁属肾阴精不足者。

【来源】《小儿药证直诀》

·滋水清肝饮·

【组成】柴胡、白芍、熟地黄、山药、山茱萸、牡丹皮、茯苓、泽泻、当归身、酸枣仁、栀子。

【用法】水煎服。

【功效】滋阴养血，清热疏肝。

【主治】高血压合并抑郁属肾阴亏虚，肝郁肝热者。

【来源】《医宗己任编》

·天麻钩藤饮·

【组成】天麻9克，钩藤12克，生决明18克，栀子9克，黄芩9克，川牛膝12克，杜仲9克，益母草9克，桑寄生9克，首乌藤9克，朱茯神9克。

【用法】水煎服。

【功效】平肝息风，清热活血，补益肝肾。

【主治】高血压合并抑郁属肝阳偏亢，肝风上扰者。

【来源】《中医内科杂病证治新义》

·安神降压合剂·

【组成】黄连15克，黄芩6克，钩藤15克，牡丹皮15克，栀子9克，大黄6克，川芎6克。

【用法】上药加工成合剂，每次30毫升（每毫升相当于生药1.2克），每日2次。

【功效】清肝宁心，泻火解毒，凉血活血。

【主治】高血压合并抑郁属心肝热毒者。

【来源】山东中医药大学（学位论文），2005

～・ 天麻安神茶 ・～

【组成】天麻6克，菊花9克，钩藤6克，桑椹6克，酸枣仁9克，琥珀粉0.9克。

【用法】前5味沸水冲泡后冲服琥珀粉，代茶频饮。

【功效】补肝肾阴，平肝潜阳，活血养心，镇静安神。

【主治】高血压合并抑郁。

【来源】光明中医，2008，23（12）

～・ 二白降压汤 ・～

【组成】桑白皮20克，白蒺藜、怀牛膝、葛根、丹参、合欢皮、首乌藤各30克，天麻10克，钩藤、川芎、焦栀子、黄芩、赤芍、白芍各15克。

加减：呕吐加制半夏10克，枇杷叶（包煎）15克；头痛加蔓荆子20克，白芷15克；耳鸣加磁石（先煎）30克；便秘加大腹皮15克，生地黄30克。

【用法】每日1剂，水煎分2次服。

【功效】清肝泻火，活血安神。

【主治】高血压合并抑郁属肝郁火旺者。

【来源】新中医，2012，44（3）

～・ 虚燥更平颗粒 ・～

【组成】当归4克，生地黄3克，罗布麻1克，桑椹3克，玫瑰花1克，炒酸枣仁1.5克。

【用法】每日1剂，水煎早、晚分服。

【功效】养血润燥，滋肾平肝，解郁安神。

【主治】高血压合并抑郁属阴虚内燥者。

【来源】中华中医药杂志，2012，27（3）

❧· 怡心汤 ·❧

【组成】柴胡12克，郁金12克，炒白术15克，怀山药12克，茯苓、茯神各12克，白芍12克，全当归12克，川芎10克，丹参15克，合欢皮30克，酸枣仁15克。

【用法】每日1剂，水煎早、晚分服。

【功效】疏肝解郁，活血化瘀。

【主治】高血压合并抑郁属肝郁脾虚者。

【来源】河南中医，2012，32（2）

❧· 清眩解郁汤 ·❧

【组成】天麻15克，石决明15克，钩藤15克，牛膝15克，杜仲15克，桑寄生15克，栀子10克，茯苓15克，首乌藤15克，夏枯草15克，郁金20克，合欢花15克，百合15克，炙甘草10克。

【用法】每日1剂，分2次早、晚温服。

【功效】疏肝解郁，养心安神。

【主治】高血压合并抑郁属肝气郁结，心神失养者。

【来源】辽宁中医药大学（学位论文），2018

❧· 养心安神定眩汤 ·❧

【组成】麸炒白术20克，党参20克，茯苓20克，茯神15克，酸枣仁15克，龙眼肉15克，制远志12克，龙齿9克，石菖蒲10克，郁金10克，天麻15克，钩藤15克。

【用法】水煎服，每日1剂。

【功效】补气养血，宁心健脾。

【主治】高血压合并抑郁属心脾气血两虚者。

【来源】成都中医药大学（学位论文），2018

清肝解郁降压汤

【组成】生地黄15克，钩藤15克，黄芩10克，牛膝10克，龙骨、牡蛎（均先煎）各30克，白芍15克，栀子10克，川芎10克，黄连8克，炒酸枣仁15克，柴胡6克，郁金10克。

【用法】将中药制成配方颗粒，每日1剂，分2次温水冲服，4周为1个疗程。

【功效】清肝降火，宁心安神。

【主治】高血压合并抑郁属肝郁化火者。

【来源】中国中医药信息杂志，2013，20（6）

安神定志方

【组成】首乌藤、磁石各30克，茯神、炒酸枣仁各20克，党参15克，茯苓、远志、石菖蒲各10克。

【用法】每日1剂，水煎分2次服。

【功效】镇惊安神，健脾宁心。

【主治】高血压合并抑郁属心脾两虚者。

【来源】新中医，2018，50（1）

解郁平肝汤

【组成】牡丹皮15克，栀子12克，柴胡15克，当归15克，白芍15克，茯神20克，夏枯草30克，钩藤20克，石决明30克，合欢皮30克，龙骨30克。

【用法】水煎服，每日1剂，4周为1个疗程。

【功效】解郁平肝，降火安神。

【主治】高血压合并抑郁属肝郁化火者。

【来源】世界中医药，2017，12（6）

·和畅膏·

【组成】生地黄、熟地黄、山药、山茱萸、女贞子、墨旱莲、枸杞子、白术、白芍、杜仲、怀牛膝、菊花、龟甲、丹参、川芎、牡丹皮、赤芍、煅龙骨、茯神、远志。

【用法】将上药制成膏剂，每次服用20克，每日2次，早、晚空腹温水调服。

【功效】滋补肝肾，降火安神。

【主治】高血压合并抑郁属阴虚阳亢者。

【来源】福建中医药大学（学位论文），2019

·补肾解郁汤·

【组成】桑寄生15克，女贞子15克，淫羊藿12克，柴胡12克，当归15克，川牛膝15克，白芍12克，茯苓15克，白术9克，薄荷6克，天麻12克，钩藤15克，甘草6克。

【用法】每日1剂，水煎取汁400毫升，每袋200毫升，真空消毒包装，早、晚2次温服。

【功效】滋阴补肾，平肝息风。

【主治】高血压合并抑郁属肾虚肝郁者。

【来源】山东中医药大学（学位论文），2018

·经验方·

【组成】红花、赤芍、丹参、川芎各15克，降香12克。

加减：阳盛者加天麻10克，钩藤12克；挟痰者加瓜蒌10克，远志10克。

【用法】每日1剂，头煎加水500毫升，取汁120毫升；次煎加水400毫升，取汁120毫升，两煎药液混合，分早、晚2次温服。

【功效】行气活血。

【主治】高血压合并抑郁属气滞血瘀者。

【来源】中国医药指南，2010，8（17）

第二十六章　糖尿病合并抑郁

第一节　概　述

糖尿病合并抑郁是指糖尿病发生后引发的抑郁症，主要表现为兴趣减退、思维迟缓、食欲减退、易激惹、悲观绝望，甚则出现自杀企图和行为等，属于继发性抑郁症。糖尿病与抑郁症二者之间存在着双向因果关系。

随着社会化进程的加快，人们的经济水平随之提高，在追求物质生活的同时，人们的饮食结构也相应改变，过食肥甘厚味使得糖尿病人群普遍存在。胰岛素分泌不足或外周组织对胰岛素不敏感是糖尿病的主要发病机制。国际糖尿病联盟（IDF）的统计数据显示，目前全球约有4.25亿糖尿病患者，预计到2045年将达到6.29亿，其中我国2型糖尿病患者达到1.14亿，患病率高达11.6%，居世界首位。由糖尿病引起的各种慢性并发症对患者生存质量威胁极大，增加了致死、致残的风险，给家庭带来沉重的负担。患者的身心遭受了极大的痛苦，可诱发各种心理障碍及精神疾病，其中大部分人容易并发抑郁障碍。

抑郁障碍属于心境障碍的一种，以显著而持久的心境低落为主要特征，具体表现为心情抑郁、兴趣减低、语言减少、活动能力减退以及思维、认知功能损害，常常伴随焦虑、失眠、食欲下降、自觉无用、自罪自责，甚至会采取极端的方式自残或自杀。抑郁障碍是一类常见的精神障碍，调查显示，抑郁障碍在正常人群中的发生率为15.1%~22.5%，而糖尿病人群中抑郁障碍的发生率为32.4%。抑郁障碍已成为21世纪一种相当流行的病症。

糖尿病患者成为抑郁障碍的高发人群，有两方面的原因。一方面，糖尿病作为一种较长病程的身心性疾病，往往需要长期严格的饮食控制、适度锻炼以及用药治疗，患者在经济和精神方面承受巨大压力。对糖尿病多种合并症的恐惧等，亦很容易使患者产生抑郁情绪，进而引发抑郁障碍。另一方面，可能和内分泌因素相关，人在抑郁状态下，皮质醇的分泌会亢进，大量的皮质醇会降低葡萄糖的利用率。抑郁患者也可能通过下丘脑-垂体-靶腺轴使升糖激素增多，促进糖异生，拮抗胰岛素，抑制血糖的利用，从而使血糖升高。抑郁也会使糖尿病患者对待疾病消极悲观，对自身的管理能力下降，对治疗的依从性降低，不利于血糖的控制，加速其合并症的出现与进展，降低其生活质量，严重者甚至可导致自杀。如此，形成恶性循环。当两种疾病共存时，其危害之大远超过单独糖尿病或单独抑郁，且二者相互促进，彼此加重。

近年来，糖尿病与抑郁的"共病"现象受到国内外学者的关注，关于其发病机制，目前尚未完全明确。一般认为是行为方式与生物学因素共同参与的作用。多数学者认为下丘脑-垂体-靶腺轴功能紊乱是二者共病且相互作用的基础。下丘脑-垂体-靶腺轴是神经内分泌系统重要组成部分，对维持机体内环境的平衡起着非常重要的调节作用。糖尿病是一种慢性代谢性内分泌系统疾病，糖脂代谢会受到下丘脑-垂体-靶腺轴所分泌的皮质醇影响，皮质醇不仅可以降低葡萄糖的利用率，还可以拮抗胰岛素，从而使血糖升高，另外，下丘脑-垂体-靶腺轴功能紊乱还可导致儿茶酚胺的合成及代谢发生改变，造成胰岛素合成减少而使血糖升高。抑郁症的发生也与下丘脑-垂体-靶腺轴功能的紊乱有着密不可分的关系，促肾上腺皮质激素释放激素增加会导致机体适应机制发生障碍，从而出现抑郁、焦虑等症状。抑郁情绪又会导致胰高血糖素水平升高，造成机体对胰岛素的敏感性降低，使胰岛素抵抗变得更加严重，加重糖尿病，促进其合并症的发生和进展。另外，本病的发生与5-羟色胺也有联系。5-羟色胺是人体大脑内一种重要的抑制性神经递质和外周信号调节剂，广泛地分布在中枢神经和周围神经系统。5-羟色胺系统通过受体激活下游信号通路，调节脑内葡萄糖的水平，并可通过复杂的受体机制控制情绪和行为。5-羟色胺不仅在神经系统当中发挥着重要的作用，还与糖尿病、代谢综合征等有关。5-羟色胺对血糖具有双向调节的作用，一些研究结果表明5-羟色胺具有降低血糖的作用，也有一些研究则显示，5-羟色胺可以导致血糖升高。

【西医治疗】

西医治疗糖尿病合并抑郁，主要是在控制血糖水平的情况下联合抗抑郁治疗。首先，对患者进行糖尿病教育，并根据患者自身情况制定相应的降糖方案，在此基础上，联合抗抑郁药物治疗。根据药物不同的作用机制，可以将抗抑郁药分为8大类：

1.单胺氧化酶抑制剂（MAOIs）　单胺氧化酶抑制剂分为可逆性和不可逆性两种，不可逆性的如苯乙肼、异丙肼等为老一代的单胺氧化酶抑制剂，新一代主要包括可逆性的吗氯贝胺。由于存在着严重的不良反应，单胺氧化酶抑制剂在临床上逐渐被淘汰。单胺氧化酶抑制剂可以降低胰岛素性低血糖对肾上腺素的反应，故在糖尿病患者中的使用也受到了很大的限制。

2.三环类抗抑郁药（TCAs）　代表药物有米帕明、阿米替林等，其作用机制是通过阻断去甲肾上腺素和5-羟色胺的再摄取，增加突触间隙的单胺类神经递质浓度，从而抵抗抑郁。其常见的不良反应主要有口干、出汗、便秘、尿潴留、眼内压增高等；对

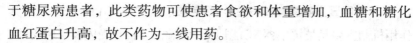

于糖尿病患者，此类药物可使患者食欲和体重增加，血糖和糖化血红蛋白升高，故不作为一线用药。

3.选择性5-羟色胺再摄取抑制剂（SSRIs） 代表药物有舍曲林、氟西汀、帕罗西汀等，此类药物可用于各种类型的抑郁症，不良反应较少，是当前治疗抑郁症的一线药物。有研究显示，舍曲林能够在显著减轻糖尿病合并抑郁患者抑郁症状的同时，改善糖代谢指标；氟西汀能够减少碳水化合物以及热量摄入，使人体质量下降，改善胰岛素抵抗，降低血糖水平；帕罗西汀在缓解患者抑郁症状的同时能够降低血糖。

4.选择性去甲肾上腺素再摄取抑制剂（NRIs） 此类药物的作用机制是通过抑制神经元突触前膜对去甲肾上腺素（NE）的再摄取，使细胞外NE浓度增高，可以增加肾上腺素能神经递质的传递，从而达到抗抑郁的效果。

5. 5-羟色胺和去甲肾上腺素再摄取抑制剂（SNRIs） SNRIs具有双重功效，既可以抑制5-羟色胺的再摄取，又可以抑制NE的再摄取。和三环类抗抑郁药不同，SNRIs具有选择性，除了抑制5-羟色胺和去甲肾上腺素的再摄取外，几乎对α1肾上腺素受体、组胺受体以及胆碱能受体没有亲和力。其代表药物为文法拉辛、度洛西汀等，此类药物起效快，耐受性好，对难治性抑郁效果较好。有研究显示，SNRIs不仅能够减轻患者的抑郁症状，还可以降低血糖水平。

6.去甲肾上腺素和多巴胺再摄取抑制剂（NDRIs） 此类药物的作用机制主要是抑制NE的再摄取以及相对弱地抑制多巴胺（DA）的再摄取，不作用于5-羟色胺。主要代表药物是安非他酮，该药很少引起患者体质量增加以及性功能障碍，适用于双相情感障碍患者。由于其可引起患者饮食发生紊乱，故目前临床上主要将其作为抗抑郁治疗的辅助用药。

7. 去甲肾上腺素和特异性5–羟色胺能抗抑郁药（NaSSAs） 其作用机制主要是拮抗中枢NE能神经元突触 α2 自身受体及异质受体，增强去甲肾上腺素、5–羟色胺（5–HT）的传递以及特异性阻滞5–HT_2及5–HT_3受体。代表药物是米氮平，其有较好的抗焦虑以及改善失眠的作用，故对伴有明显焦虑和失眠的患者应用效果更好。

8. 5–羟色胺受体拮抗剂和再摄取抑制剂（SARIs） 此类药物的作用机制是通过拮抗5–羟色胺受体和抑制对5–羟色胺的再摄取，从而促进由5–HT1A受体所调控的神经递质的传递。其代表药物为曲唑酮、尼法唑酮。在临床上，医生应根据不同患者的体质、病情等选用适合患者的抗抑郁药物，保证用药安全。

【中医病因病机】

在中医学中，并无"糖尿病合并抑郁"的称谓，根据病因病机以及临床特点，可将其归于"消渴病""郁证"等范畴。"消渴"一词，最先见于《黄帝内经》中。汉代张仲景在《金匮要略》中有专篇讨论："消谷引食，大便必坚，小便即数。"唐代王焘在《外台秘要方》中明确提出"消渴病"的概念："渴而饮水多，小便数，如脂，似麸片甜者，皆是消渴病也。""郁"，在古代汉语中的含义为草木繁茂，后延伸为积聚、阻滞，逐渐扩展到与心情有关的忧愁、抑郁。《素问·六元正纪大论》提出了五运之气太过与不及可致木郁、火郁、土郁、金郁、水郁，并将其概括为五郁学说。《医学正传》最先采用"郁证"一词作为单独的病名。

"郁"本身有广义和狭义之分。广义之郁，是指由情志异常、外邪入侵、饮食不当等多种因素引起的气机郁滞。狭义之郁主要指以情志不舒为发病原因，气机郁滞为病理特征的情志之郁。叶天士在《临证指南医案》中云："心境愁郁，内火自燃，乃消症大病。"由此可以看出，情志不畅可发为消渴病。《外台秘要方》在论述消渴病的将息禁忌时云："悲哀憔悴，伤也。"亦指出情志抑郁可致消渴。由此可见，我国古代医家早已发现消渴与郁病之间相互关联，共同存在。

在病因方面，中医学认为，消渴病主要是由于先天禀赋不足，后天饮食失节，情志失调所致。《灵枢·五变》有云："五脏皆柔弱者，善病消瘅。"认为消渴病是由先天脏腑虚弱所导致。《素问·奇病论》曰："此肥美之所发也，此人必数食甘美而多肥也……转为消渴。"认为消渴发病与饮食失节有关。《灵枢·本脏》指出："肝脆则善病消瘅，易伤。"认为消渴之为病与情志失调关系十分紧密。从病情发展而言，消渴日久则气阴两虚，气虚推动无力，阴虚脉道失养，气血运行失常，形成痰浊、瘀血等病理产物，这些病理产物又可作为新的致病因素而加重气机郁滞，使肝失条达，发为郁证。历代医家多将二者分而论之。现代医家对本病发病机制的认识各不相同。大多数医家认为消渴病合并郁证的病理基础为气阴两虚，也有医家认为其病机关键主要在于脾肾阳虚。总之，消渴病合并郁证的病机是建立在"消渴病"基础上的，为本虚标实之证，脏腑亏虚为本，郁证的"痰""瘀"等为标，病位主要在肝、脾，涉及心、肾。

【中医治疗】

近代一部分医家提出分脏论治、分时辨治、从痰瘀论治等观点，予以处方，并取得良好疗效。除中药治疗外，针灸具有醒脑调神、安神定志的作用，能够明显缓解患者的焦虑、抑郁情绪，对调整代谢紊乱以及情绪障碍有较好的效果；心理疗法主要是通过倾听、疏导、鼓励等方式帮助患者消除不良情绪，使患者保持心情舒畅，有利于病情的稳定；通过调理心神，使呼吸、运动、思维相和谐的养生功法，具有疏通经络，调整阴阳的作用，能够明显缓解消渴病合并郁证患者的临床症状；"耳为宗脉之所聚"，与全身脏器都有较为紧密的联系，能够反映机体的生理以及病理变化，耳穴压豆刺激脏器在耳部的反应点，改善糖尿病患者抑郁状态效果显著；中医传统音乐治疗是根据患者的心理状态选择与脏腑五行特性相对应的音乐来治疗疾病的一种手段，中医学认为人体五脏与五音相对应，五音影响着人的脏腑功能和情绪，应用中医传统音乐疗法治疗糖尿病合并抑郁有较好的疗效。

　　临床上糖尿病合并抑郁十分常见，二者相互作用，糖尿病可引发抑郁，抑郁又可作为病因而加重糖尿病，致使患者生活质量严重下降，甚或威胁生命。随着糖尿病发病率的不断上升以及发病群体的逐渐年轻化，糖尿病合并抑郁也越来越受到大家的重视。西医所采用的抗抑郁药物具有一定的副作用，且患者服用抗抑郁药的依从性较差，停药后往往出现撤药反应。近年来中医药广泛应用于此类疾病中，且卓有成效，受到医学界的广泛关注。因中药具有用药个体化、副作用小、安全性高、不良反应少、价格低廉等优势，患者易于接受，且依从性较好。

第二节　内服方

～ 柴胡疏肝散 ·

　　【组成】柴胡、陈皮（醋炒）各二钱，川芎、芍药、枳壳、香附各一钱半，炙甘草五分。

　　【用法】水煎，食前服。

　　【功效】疏肝理气。

　　【主治】糖尿病合并抑郁属肝气郁结者。

　　【来源】《金匮翼》

·ᕰ· 天王补心丹 ·ᕱ·

【组成】人参（去芦）、茯苓、玄参、丹参、桔梗、远志各五钱，当归（酒浸）、五味子、麦冬（去心）、天冬、柏子仁、酸枣仁（炒）各一两，生地黄四两。

【用法】上药为末，炼蜜为丸，如梧桐子大，用朱砂为衣，每服二三十丸，临卧竹叶煎汤送下。

【功效】补心宁神。

【主治】糖尿病合并抑郁属心阴亏虚者。

【来源】《校注妇人良方》

·ᕰ· 小柴胡汤 ·ᕱ·

【组成】柴胡半斤，黄芩三两，人参三两，甘草（炙）三两，半夏（洗）半升，生姜（切）三两，大枣（擘）十二枚。

【用法】上七味，以水一斗二升，煮取六升，去滓，再煎取三升，温服一升，日三服。

【功效】疏肝理气。

【主治】糖尿病合并抑郁属肝郁气滞证者。

【来源】《伤寒论》

·ᕰ· 六味地黄丸 ·ᕱ·

【组成】熟地黄八两，山药、山茱萸各四两，牡丹皮、泽泻、白茯苓各三两。

【用法】水煎服。

【功效】滋阴降火。

【主治】糖尿病合并抑郁属阴虚火旺者。

【来源】《医方考》

❦·半夏厚朴汤·❦

【组成】半夏一升，厚朴三两，茯苓四两，生姜五两，干紫苏叶二两。

【用法】上五味，以水七升，煮取四升，分温四服，日三、夜一服。

【功效】行气化痰。

【主治】糖尿病合并抑郁属气滞痰郁者。

【来源】《金匮要略》

❦·甘麦大枣汤·❦

【组成】甘草三两，小麦一升，大枣十枚。

【用法】上三味，以水六升，煮取三升，温分三服。

【功效】养心安神，和中缓急。

【主治】糖尿病合并抑郁。

【来源】《金匮要略》

❦·血府逐瘀汤·❦

【组成】当归三钱，生地黄三钱，桃仁四钱，红花三钱，枳壳二钱，赤芍二钱，柴胡一钱，甘草一钱，桔梗一钱半，川芎一钱半，牛膝三钱。

【用法】水煎服。

【功效】活血化瘀理气。

【主治】糖尿病合并抑郁属气滞血瘀者。

【来源】《医林改错》

❦·金铃子散·❦

【组成】川楝子、延胡索各一两。

【用法】上为末，每服三钱，酒调下。

【功效】疏肝泻热活血。

【主治】糖尿病合并抑郁气机郁滞者。

【来源】《金匮翼》

～ · 温胆汤 · ～

【组成】半夏、枳实、竹茹各一两，橘红一两五钱，炙甘草四钱。

【用法】每服四钱，水一盏半，生姜七片，枣一枚，煎七分。

【功效】理气化痰。

【主治】糖尿病合并抑郁属痰气郁结者。

【来源】《金匮翼》

～ · 升降散 · ～

【组成】僵蚕（酒炒）二钱，全蝉蜕（去土）一钱，广姜黄（去皮）三钱，川大黄（生）四钱。

【用法】上为细末，合研匀。病轻者，分四次服，每服重一钱八分二厘五毫，用黄酒一盅，蜂蜜五钱，调匀冷服，中病即止。病重者，分三次服，每服重二钱四分三厘三毫，黄酒盅半，蜂蜜七钱五分，调匀冷服。最重者，分二次服，每服重三钱六分五厘，黄酒二盅，蜜一两，调匀冷服。一时无黄酒，稀熬酒亦可，断不可用蒸酒。胎产亦不必忌。炼蜜丸名太极丸，服法同前，轻重分服，用蜜、酒调匀送下。

【功效】升清降浊，宣泄郁火。

【主治】糖尿病合并抑郁。

【来源】《伤寒瘟疫条辨》

❧· 四物汤 ·❧

【组成】当归（酒洗）、生地黄各三钱，芍药二钱，川芎钱半。

【用法】水煎服。

【功效】补血养血和血。

【主治】糖尿病合并抑郁属气血亏虚者。

【来源】《医方集解》

❧· 滋水清肝饮 ·❧

【组成】熟地黄、当归身、白芍、酸枣仁、山茱萸、茯苓、山药、柴胡、栀子、牡丹皮、泽泻。

【用法】水煎服。

【功效】滋阴养血，清热疏肝。

【主治】糖尿病合并抑郁属阴虚火旺者。

【来源】《医宗己任编》

❧· 当归地黄汤 ·❧

【组成】当归一钱，白芍一钱，白术一钱，苍术一钱，黄芪七分五厘，熟地黄二分半，橘皮二分半，甘草（炙）一分半，柴胡一分，生地黄一分五厘。

【用法】水煎服。

【功效】调滞气，补气血。

【主治】糖尿病合并抑郁属气血亏虚者。

【来源】《杏苑生春》

❧· 栀子豉汤 ·❧

【组成】栀子（擘）十四个，香豉（绵裹）四合。

【用法】上二味，以水四升，先煮栀子，得二升半，纳豉，煮取一升半，去滓，分为二服。

【功效】清热除烦，宣发郁热。

【主治】糖尿病合并抑郁属热郁胸膈者。

【来源】《伤寒论》

黄连温胆汤

【组成】半夏、陈皮、竹茹、枳实、茯苓、炙甘草、大枣、黄连。

【用法】水煎服。

【功效】理气化痰，清胆和胃。

【主治】糖尿病合并抑郁属痰热内扰者。

【来源】《六因条辨》

半夏秫米汤

【组成】秫米一升，半夏五合。

【用法】其汤方以流水千里以外者八升，扬之万遍，取其清五升，煮之，炊以苇薪，火沸，置秫米一升，治半夏五合，徐炊，令竭为一升半，去其滓，饮汁一小杯，日三，稍益，以知为度。故其病新发者，覆杯则卧，汗出则已矣；久者，三饮而已也。

【功效】化痰和胃。

【主治】糖尿病合并抑郁属气滞痰郁者。

【来源】《黄帝内经》

涤痰汤

【组成】陈皮、半夏、茯苓、甘草、麦冬、胆南星、枳实、黄连、人参、桔梗各五分，竹茹一钱。

【用法】水二盅，煎八分，食后服。

【功效】豁痰清热，利气补虚。

【主治】糖尿病合并抑郁属痰气郁结者。

【来源】《外科正宗》

∾· 旋覆花汤 ·∾

【组成】旋覆花、枇杷叶、川芎、细辛、赤茯苓各一钱，前胡一钱五分。

【用法】用水姜枣煎。

【功效】行气化痰散结。

【主治】糖尿病合并抑郁属痰气郁结者。

【来源】《校注妇人良方》

∾· 一贯煎 ·∾

【组成】北沙参三钱，麦冬三钱，当归身三钱，生地黄六钱至一两五钱，枸杞子三钱至六钱，川楝子一钱半。

【用法】水煎，去渣温服。

【功效】滋阴理气。

【主治】糖尿病合并抑郁属阴虚气滞者。

【来源】《柳州医话》

∾· 疏肝解郁汤 ·∾

【组成】柴胡12克，白芍15克，郁金15克，枳实15克，茯神15克，百合15克，玄参15克，川芎15克，合欢花12克，八月札12克，苍术10克，玫瑰花6克。

加减：口苦烦躁者，加龙胆、牡丹皮、栀子、淡豆豉；伴心悸失眠，出汗者，加远志、酸枣仁、龙骨（先煎）、牡蛎（先煎）；肢体麻木痉痛者，加僵蚕、土鳖虫、威灵仙、川牛膝；头目眩晕者，加天麻、钩藤、菊花；视物昏花者，加密蒙花、蝉蜕、枸杞子、女贞子。

【用法】每日1剂，水煎服，分2次服用。

【功效】疏肝解郁，养心安神。

【主治】糖尿病合并抑郁属肝气郁结，心神失养者。

【来源】《糖尿病良方大全》

养心清郁汤

【组成】山药、天麻、牡蛎（先煎）各30克，北沙参、麦冬、赤芍、白芍各15克，法半夏、柴胡、甘草各10克。

【用法】每日1剂，水煎服，分2次服用。

【功效】补益气阴，养心安神。

【主治】糖尿病合并抑郁属气阴两虚者。

【来源】《糖尿病良方大全》

清消解郁汤

【组成】柴胡、枳壳各6克，白芍、大枣、泽泻、山茱萸、党参、熟地黄、百合、茯苓、牡丹皮各10克，浮小麦、山药各20克，甘草3克。

加减：痰热者，加陈皮、法半夏、竹茹、胆南星；郁火甚者，加栀子、淡豆豉；肝热风动者，加钩藤（后下）、石决明；燥结者，加芒硝、生大黄；失眠甚者，加生龙骨（先煎）、珍珠母（先煎）、酸枣仁；肝阴虚者，加女贞子、墨旱莲；肾阴虚者，加枸杞子；心阴虚者，加黄连、阿胶（烊化）；痰湿甚者，加苍术、厚朴、陈皮；脾气虚者，加黄芪、白术；肾阳虚者，加制附子（先煎）、肉桂、淫羊藿；脾阳虚者，加干姜、桂枝。

【用法】每日1剂，水煎服，分2次服用。

【功效】疏肝解郁。

【主治】糖尿病合并抑郁。

【来源】《糖尿病良方大全》

·四逆散合逍遥散加减·

【组成】柴胡12克，白芍15克，赤芍15克，枳壳9克，枳实9克，当归9克，白术9克，茯苓12克，薄荷（后下）9克，石菖蒲9克，郁金12克，荔枝核15克，川楝子9克，延胡索9克，生姜3片，甘草6克。

【用法】每日1剂，水煎服，分2次服用。

【功效】疏肝理气散结。

【主治】糖尿病合并抑郁属肝气郁结者。

【来源】《糖尿病及其并发症中西医诊治学》

·丹栀逍遥散合左金丸·

【组成】当归10克，白芍10克，白术10克，柴胡10克，茯苓10克，薄荷（后下）10克，牡丹皮10克，栀子10克，黄连6克，吴茱萸2克，甘草3克。

加减：嘈杂吞酸明显者，加瓦楞子（先煎）30克，生牡蛎（先煎）30克制酸；口苦，大便秘结者，加龙胆15克，大黄6克泻火通便；口干甚者，加生地黄、麦冬各10克滋阴生津。

【用法】每日1剂，水煎服，分2次服用。

【功效】清热平肝，解郁安神。

【**主治**】糖尿病合并抑郁属肝火亢盛者。

【**来源**】《糖尿病手册》

四逆散合温胆汤加减

【**组成**】柴胡12克，白芍15克，赤芍15克，枳壳9克，枳实9克，竹茹9克，茯苓12克，陈皮9克，法半夏9克，石菖蒲9克，郁金12克，川芎12克，生姜3片，甘草6克。

加减：肝郁痰气内结者，加荔枝核15克，瓜蒌15克，僵蚕12克，胆南星9克；心胸烦闷，头晕沉重，眠少多梦者，加黄连9克，黄芩12克，瓜蒌15克，海蛤壳15克；痰湿内郁，失眠多梦者，加夏枯草15克，远志9克。

【**用法**】每日1剂，水煎服，分2次服用。

【**功效**】疏肝理气，化痰散瘀。

【**主治**】糖尿病合并抑郁属肝气郁结，痰瘀内阻者。

【**来源**】《糖尿病及其并发症中西医诊治学》

桃红四物汤、越鞠丸合金铃子散加减

【**组成**】桃仁9克，红花9克，当归12克，川芎12克，赤芍15克，白芍15克，生地黄25克，牡丹皮12克，川楝子9克，延胡索12克，香附12克，苍术12克，神曲12克，竹叶6克，丹参25克。

加减：急躁易怒，口苦尿黄，大便秘结者，可加黄芩9克，黄连6克，大黄9克；瘀血为患，络脉不通，肢体麻木，感觉异常者，可加海风藤25克，络石藤15克，鸡血藤25克，忍冬藤25克；妇人经行不畅，郁郁不舒者，可加刘寄奴12克，牛膝15克。

【**用法**】每日1剂，水煎服，分2次服用。

【功效】疏肝理气，活血化瘀。

【主治】糖尿病合并抑郁属气滞血瘀，肝气郁结者。

【来源】《糖尿病及其并发症中西医诊治学》

·࿓· 疏肝理脾汤 ·࿓·

【组成】柴胡10克，白芍20克，生黄芪20克，山药15克，茯苓10克，石菖蒲15克，香附12克，当归10克，远志10克，甘草6克，大枣15克。

【用法】每日1剂，分早、晚2次口服。

【功效】疏肝理气，补益心脾。

【主治】糖尿病合并抑郁属肝气郁结，心脾两虚者。

【来源】北京中医药，2011，30（5）

·࿓· 解郁散 ·࿓·

【组成】柴胡15克，白芍10克，郁金15克，合欢皮15克，当归15克，茯苓10克，白术15克，龙骨20克（先煎），牡蛎20克（先煎）。

加减：失眠多梦者，加酸枣仁20克，首乌藤15克；大便秘结者，加郁李仁15克，火麻仁15克；口苦心烦者，加牡丹皮10克，栀子10克。

【用法】水煎服，每日1剂。

【功效】疏肝理气，解郁安神。

【主治】糖尿病合并抑郁。

【来源】江苏中医药，2014，46（7）

·࿓· 疏肝宁神汤 ·࿓·

【组成】柴胡、当归、白芍、白术、甘草、大枣、茯苓各10克，浮小麦30克，丹参、酸枣仁各15克，薄荷（后下）、胆南星各6克，青礞石（先煎）12克。

【用法】每日1剂，水煎服，分2次服用。

【功效】疏肝健脾，补益心气，化痰开窍。

【主治】糖尿病合并抑郁。

【来源】新中医，2003（4）

养阴清郁汤

【组成】山药、牡蛎（先煎）各30克，北沙参、赤芍、白芍、麦冬各15克，柴胡、法半夏、甘草各10克。

【用法】每日1剂，水煎服，分2次服用。

【功效】益气养阴，行气活血。

【主治】糖尿病合并抑郁属气阴两虚兼气滞血瘀者。

【来源】陕西中医，2007（8）

十味忘忧汤

【组成】柴胡6克，黄芩10克，栀子9克，生地黄10克，麦冬10克，白芍10克，太子参15克，百合20克，五味子6克，合欢皮10克。

【用法】每日1剂，水煎服，分2次服用。

【功效】疏肝清热，益气养阴。

【主治】糖尿病合并抑郁属肝郁化火，气阴两虚者。

【来源】山东中医杂志，2009，28（11）

益肾通络化瘀方

【组成】党参6克，当归10克，制何首乌9克，水蛭6克，丹参10克，淫羊藿10克，法半夏5克，土鳖虫10克，竹茹6克，石菖蒲5克，枳实6克，山药6克。

【用法】每日1剂，水煎服，分2次服用。

【功效】补益气阴，通络化瘀。

【主治】糖尿病合并抑郁属气阴两虚，脉络不通者。

【来源】中国药房，2011，22（43）

·百合安神汤·

【组成】百合30克，合欢花30克，首乌藤30克，酸枣仁20克，当归15~30克，丹参30克，石菖蒲10克，郁金10克，佛手20克，玫瑰花10克，甘草6克。

气虚者，加党参、黄芪；肾精不足者，加女贞子、熟地黄；热盛者，加黄芩、栀子。

【用法】每日1剂，水煎服，分2次服用。

【功效】理气解郁，养心安神。

【主治】糖尿病合并抑郁。

【来源】中国药业，2011，20（16）

·小柴胡汤、酸枣仁汤合黄精丹加减·

【组成】柴胡10克，黄芩10克，法半夏9克，太子参10克，甘草6克，生姜10克，大枣20克，酸枣仁15克，茯苓15克，知母10克，川芎10克，当归10克，黄精15克。

便秘者，加枳壳10克，白芍15克，酒大黄5克；乏力甚者，加生黄芪15克；口渴者，加沙参10克，天花粉15克；有瘀血者，加桃仁10克，红花10克，或丹参15克，水蛭3克；痰湿盛者，加泽泻15克；气郁者，加香附10克；急躁易怒者，加栀子10克，牡丹皮10克；失眠重者，加石菖蒲10克，远志6克，龙骨（先煎）15克，龟甲（先煎）15克。

【用法】每日1剂，水煎服，分2次服用。

【功效】疏郁安神，益气养阴。

【主治】糖尿病合并抑郁属肝胃不和，心阴亏损者。

【来源】北京中医药大学（学位论文），2012

·安神解郁方·

【组成】五加皮、酸枣仁、茯苓各15克，浮小麦30克，合欢皮、白芍各12克，柴胡、郁金、远志各10克，黄连、甘草各6克。

失眠多梦者，加磁石（先煎）30克，珍珠母（先煎）20克以重镇安神；脾虚纳少或便溏乏力者，加党参、白术各15克以健脾益气和中；心烦易怒者，加栀子、牡丹皮各10克；血虚者，加熟地黄20克，当归10克。

【用法】每日1剂，水煎服，分2次服用。

【功效】理气解郁安神。

【主治】糖尿病合并抑郁。

【来源】新中医，2012，44（10）

·消渴解郁方·

【组成】黄芪15克，生地黄15克，白芍15克，枳壳15克，郁金20克，山药12克，北沙参9克，栀子9克，大枣4枚。

【用法】每日1剂，水煎服，分2次服用。

【功效】益气养阴，解郁安神。

【主治】糖尿病合并抑郁。

【来源】临床医药文献杂志（电子版），2018，5（8）

ᨃᨃ · 疏肝无忧汤 · ᨃᨃ

【组成】柴胡、白芍、石菖蒲、远志、川芎、麦冬各15克，枳壳12克，五味子10克，茯苓、酸枣仁各30克，甘草6克。

气虚乏力者，加人参（另煎兑服）15克，黄芪30克；脾虚便溏者，加白术20克；郁火烦躁者，加牡丹皮15克，栀子10克；肾虚腰痛者，加枸杞子30克，巴戟天15克；心肾不交而失眠者，加百合30克，首乌藤15克。

【用法】每日1剂，水煎服，分2次服用。

【功效】疏肝理气，解郁安神。

【主治】糖尿病合并抑郁属肝气郁结者。

【来源】新中医，2014，46（1）

ᨃᨃ · 疏肝补肾汤 · ᨃᨃ

【组成】柴胡12克，香附12克，郁金12克，石菖蒲10克，酸枣仁15克，百合15克，熟地黄15克，巴戟天8克，淫羊藿10克，鹿衔草10克，合欢花15克，补骨脂8克，甘草10克。

【用法】每日1剂，水煎服，分2次服用。

【功效】疏肝滋肾，益智安神。

【主治】糖尿病合并抑郁。

【来源】中国中西医结合学会精神疾病专业委员会第十一届学术年会论文汇编，2012

ᨃᨃ · 逍遥宁心饮 · ᨃᨃ

【组成】首乌藤、淮小麦各30克，白芍、茯神、酸枣仁、丹参、决明子、郁金各15克，柴胡、当归、知母各10克，甘草6克，黄连5克。

口苦口腻者加半夏、黄芩；烦躁易怒者选加栀子、牡丹皮、羚羊角粉等；失眠多梦者选加珍珠母、龙齿、琥珀粉等。

【用法】每日1剂，水煎服，分2次服用。

【功效】疏肝清热安神。

【主治】糖尿病合并抑郁。

【来源】陕西中医，2011，32（8）

·养阴活血汤·

【组成】黄芪、生地黄、桃仁、红花、赤芍、白芍、川芎、牛膝、佛手、百合、五味子。

【用法】每日1剂，水煎服，分2次服用。

【功效】益气养阴，活血通络。

【主治】糖尿病合并抑郁属气阴两虚，瘀血阻络者。

【来源】山东中医药大学（学位论文），2009

·解郁活血汤·

【组成】柴胡、丹参、郁金各15克，白芍、香附、桃仁、红花各10克。

【用法】每日1剂，水煎取汁300毫升，分2次温服。

【功效】疏肝解郁，行气活血。

【主治】糖尿病合并抑郁属肝气郁滞，气血凝滞者。

【来源】新中医，2011，43（3）

·解郁化痰汤·

【组成】柴胡12克，半夏9克，白术15克，茯苓15克，当归15克，白芍15克，厚朴15克，合欢花15克，薄荷6克。

【用法】每日1剂，水煎服，分2次服用。

【功效】疏肝解郁，理气化痰。

【主治】糖尿病合并抑郁属肝郁气滞，痰气互结者。

【来源】山东中医药大学（学位论文），2012

第二十七章 冠心病合并抑郁

第一节 概 述

冠心病指冠状动脉发生粥样硬化引起管腔狭窄或闭塞，导致心肌缺血缺氧或坏死而引起的心脏病，其发病基础在于冠状动脉器质结构的改变造成心肌代谢的供需失衡。近年来心血管疾病持续成为临床最常见的死亡原因之一，而且随着社会压力增大，生活节奏加快，冠心病发病日趋年轻化。本病作为一种常见的心血管疾病，常常导致急性心血管事件并严重影响患者的生活质量。在新的生物-心理-社会医学模式下，冠心病已逐渐被定义为心身疾病范畴，心理因素在其发生、发展、康复、预后各个环节起重要作用。焦虑、抑郁等心理疾病与冠心病的相互影响备受关注。国内外研究证实，心理疾病为冠心病危险因素，可增加冠心病的发病率及死亡率。越来越多的临床工作者开始重视精神心理因素与心血管疾病之间的关系，"双心治疗"这一概念逐渐为国内外临床广泛应用。双心医学的治疗理念是除了治疗患者生理上的病症以外，还要治疗患者心理疾病或心理障碍，帮助其缓解心理负面情绪。焦虑和抑郁都属于患者的心理疾病和心理障碍，正好符合双心医学治疗理念。一个从生理角度，一个从心理角度，遏制了二者相互恶性循环作用。

2014年国内的一项流行病学研究结果显示，冠心病患者焦虑、抑郁发病率可达71.68%和62.82%，共病率达29.20%，而这3项数据在健康人群中仅为4.09%、6.82%及2.72%。在健康人群中，焦虑、抑郁是冠心病发生的独立且重要的危险因素。而在冠心病患者中，焦虑、抑郁则是预后不良且病死率增加的一个危险因素。目前临床上关于冠心病与焦虑、抑郁的关系定位可细分为因果关系、反应关系、诱发关系及伴发关系等。基础心脏疾病引起心排血量减少，脑供血不足，可出现脑衰弱症状群，同时源于对疾病的恐惧，心脏病易诱发焦虑、抑郁等负性情绪。反之，焦虑、抑郁参与冠心病的发生、发展过程，可加速病情进展，降低患者依从性，对其预后影响明显。

在临床上，很多心血管科医生对精神心理障碍的识别率和治疗率较低。合并有心理疾病的冠心病患者，就诊时往往着重于倾诉躯体上的不适，比如胸闷、心痛、心悸等，即使出现失眠、食欲减退、乏力及情绪改变，也认为是躯体疾病所导致的，这种患者往往自主症状比较严重，常规的心血管药物难以解决问题，而理化检测手段也未见明显心肌缺血等。冠心病合并抑郁的高发病率和低知晓率形成了鲜明的对比，患者往往拒绝承认和治疗自己的心理问题，导致病情日趋加重，缠绵不愈。

【西医治疗】

西医治疗冠心病主要通过调整生活方式、药物治疗和血运重建。相关的危险因素包括吸烟、血脂异常、高血压、高血糖、超重等。在生活中应该尽量避免各种明确的危险因素。包括低盐低脂低糖饮食，避免饱餐；戒烟戒酒；适量运动，劳逸结合；保持良好的心情，减轻心理负担等。至于药物治疗冠心病，临床上主要分为硝酸酯类药、钙通道阻滞剂、他汀类药物、抗血栓药、血管紧张素转化酶抑制剂、溶栓药物。血运重建包括经皮冠状动脉介入治疗以及冠状动脉旁路移植术。

目前抗抑郁、焦虑治疗药物种类繁多，主要包括单胺氧化酶抑制剂、三环类和四环类抗抑郁药、选择性5-羟色胺受体拮抗剂和再摄取抑制剂（SSRI）、氟哌噻吨美利曲辛复合制剂、多巴胺和去甲肾上腺素再摄取抑制剂等，而其中有安全性证据用于心血管病患者的则主要包括SSRI、苯二氮卓类、氟哌噻吨美利曲辛复合制剂3种。虽然临床上西药治疗抑郁疗效确切，但也存在着一些不可忽视的副作用，主要是对心血管系统、神经系统产生影响。加之药物价格昂贵，疗程长，患者往往拒绝服用。

除药物治疗外，心理治疗的应用和必要性正在得到大家的广泛认可。心理治疗又称精神治疗，能明显改善患者的焦虑、抑郁、紧张、恐惧等不良情绪，缓解其非适应行为。常用的心理疗法有一般性心理治疗、精神分析治疗、认知治疗、行为治疗、人际心理治疗、婚姻和家庭治疗等。临床上需密切监测冠心病患者病情变化与心理健康，必要时对其使用量表进行评定，明确患者是否合并焦虑和（或）抑郁，然后对其进行心理疏导，使患者客观认知自身病情。临床上对冠心病合并抑郁的患者在进行常规药物治疗的基础上予以一般性心理治疗和家庭治疗等心理干预，患者焦虑、抑郁量表评分与心绞痛等症状改善都更为显著，说明心理干预不仅可以使患者焦虑、抑郁情绪好转，还可以提高冠心病治疗效果。

【中医病因病机及治疗】

一、冠心病

冠心病在中医学中归属为"胸痹"等范畴。胸痹是以胸部闷痛，甚则胸痛彻背，喘息不得卧为主症的疾病。中医学对于胸痹的描述十分丰富，外感和内伤均可导致本病，但以七情内伤为主；五脏均可致病，但以心、肝为主。其病有虚实之分，虚虽有气血阴阳之不同，但以气虚、阴虚最为常见；邪实则以血瘀为主。《灵枢·本脏》曰："肺大则多饮，善病胸痹、喉痹、逆气。"此为关于"胸痹"最早的记载。"胸痹"既是病名，同时也指出了病位与病机，病在胸中，病机乃气血经脉闭塞不通，现代将其归属于心系疾病。《内经》中对胸痹的描述所指疾病更趋向于肺系，并无心痛表现。《症因脉治》云："胸痹……即胃痹也。胸前满闷，凝结不行，食入即痛，不得下咽，或时作呕。"将之归属于胃。因此"胸痹"与现代医学"冠心病"不能完全等同。但从中医学角度来看，冠心病病位在心，与五脏均密切相关，可归属于"胸痹"范畴。我国著名中医学家岳美中认为，冠心病属《金匮要略》所言"胸痹"范围，但"胸痹"也包括了部分消化疾病在内，并非仅此一病。《金匮要略·胸痹心痛短气病脉证治》对本病展开了详细的论述。张仲景认为，正虚与邪实是一切疾病发展中起主导作用的因素，对于胸痹之脉，其用"阳微阴弦"来概括，"阳微"即上焦阳气虚衰，"阴弦"则是阴寒内盛，饮停心肺，说明其病性特点为本虚标实。但历代医家对于胸痹心痛的病因病机见解众多，并不仅仅局限于仲景论述。《诸病源候论》言："邪迫于阳，气不得宣畅，壅瘀生热。"此为热与血结，煎灼津液，炼血成瘀，或热灼血络，迫血妄行，积于体内，搏阻心脉而痛。除此之外还有气滞心胸、痰浊内阻、寒凝心脉、心肾不交、气阴两虚等。历代医家的治疗方法也根据辨证的不同而各异。中医药治疗主要包括中成药及中药汤剂治疗，通过其活血化瘀、行气止痛、温补心阳、抗凝及降脂等功效，改善患者心绞痛症状。

二、抑郁

现代医学所说的抑郁属于中医学"郁证"等范畴。"郁"与五脏相关，而与心、肝关系尤为密切，其病机关键是脏腑气机失调。郁证的发生也多由情志不舒引起，最终导致心肝郁结，气机郁滞。历代医家对情志致病均给予了高度重视。《素问·举痛论》有云："思则心有所存，神有所归，正气留而不行，故气结矣。"说明早在《黄帝内经》时代人们就认识到七情致病与心关系密切。心藏神，主宰人们的精神活动。《灵枢·邪客》曰："心者，五脏六腑之大主也，精神之所舍也。"心神失常可波及他脏诸神，使之亦产生变动，所以"悲哀愁忧则心动，心动则五脏六腑皆摇"（《灵枢·口问》）。由此可见，七情内伤首伤于心。心主神志的物质基础为心血，因此"双心疾病"也和"心主血脉"关系密切。正如《灵枢·平人绝谷》中所指出："血脉和利，精神乃居。"《灵枢·天年》中亦有云："血气已和，营卫已通，五脏已成，神气舍心，魂魄毕具，乃成为人。"说明神明为心所主，血脉和利则心神有所养，形神皆能合一。《丹溪心法·六郁》载："气血冲和，万病不生，一有怫郁，诸病生焉。故人身诸病，多生于郁。"由此看来，"七情内伤，五志过极"是胸痹与郁证共同的致病因素。

中医学中"心主血脉""心主神明"的提出和现代医学中的"双心疾病"有异曲同工之意，两者生理相依，病理互损，共发为双心疾病。故我们可知，心主血脉为体，心主神明为用，"血脉之心"和"神明之心"的失常均可影响冠心病伴抑郁、焦虑障碍的发生、发展和预后。中医药对冠心病合并焦虑、抑郁状态的治疗具有整体治疗的优势，且中医治疗具有辨证论治的特点。除中药内服治疗外，尚有针刺、足浴、穴位贴敷、情志疗法等多种治疗手段。以下选取、记录历代医者在临床实践中所得的可用于治疗"双心疾病"的灵验效方。

第二节　内服方

·逍遥散·

【组成】甘草（微炙赤）半两，当归（去苗，锉，微炒）、茯芩（去皮，白者）、芍药（白者）、白术、柴胡（去苗）各一两。

【用法】上为粗末，每服二钱，水一大盏，烧生姜一块切破，薄荷少许，同煎至七分，去渣热服，不拘时候。

【功效】疏肝解郁，健脾安神。

【主治】冠心病合并抑郁属情志所伤，肝失条达，郁而化火，扰动神明者。

【来源】《太平惠民和剂局方》

清心莲子饮

【组成】黄芩、麦冬（去心）、地骨皮、车前子、甘草（炙）各半两，石莲肉（去心）、白茯苓、黄芪（蜜炙）、人参各七钱半。

【用法】上锉散，每三钱，麦冬十粒，水一盏半，煎取八分，去渣，水中沉冷，空心食前服。

【功效】清心养神，秘精补虚，滋润肠胃，调顺血脉。

【主治】冠心病合并抑郁属心火妄动，气阴两虚，湿热下注者。

【来源】《太平惠民和剂局方》

柴胡加龙骨牡蛎汤

【组成】柴胡四两，龙骨一两半，黄芩一两半，生姜一两半（切），铅丹一两半，人参一两半，桂枝一两半（去皮），茯苓一两半，半夏二合半（洗），大黄二两，牡蛎一两半（熬），大枣六枚（擘）。

【用法】上十二味，以水八升，煮取四升，纳大黄，切如棋子，更煮一两沸，去滓，温服一升。

【功效】和解清热，镇静安神。

【主治】冠心病合并抑郁属肝气郁滞，阴阳不和者。

【来源】《伤寒论》

·甘麦大枣汤·

【组成】甘草三两，小麦一升，大枣十枚。

【用法】上三味，以水六升，煮取三升，温分三服。

【功效】补益心脾，宁心安神。

【主治】冠心病合并抑郁属脏阴不足，神不守舍者。

【来源】《金匮要略》

·养心汤·

【组成】黄芪（炙）、白茯苓、茯神、半夏曲、当归、川芎各半两，远志（取肉，姜汁腌，焙）、肉桂、柏子仁、酸枣仁（浸，去皮，隔纸炒香）、北五味子、人参各一分，甘草（炙）四钱。

【用法】上为粗末，每服三钱，姜五片，枣二枚，煎，食前服。

【功效】补益气血，养心安神。

【主治】冠心病合并抑郁属气血不足，心神不宁者。症见神思恍惚，心悸易惊，失眠健忘，舌淡脉细。

【来源】《仁斋直指方论》

·黄连温胆汤·

【组成】黄连、半夏、枳实、陈皮、茯苓、竹茹、甘草、生姜。

【用法】水煎服。

【功效】清胆化痰，和胃安神。

【主治】冠心病合并抑郁属胆虚气郁，痰郁化热，上扰心神者。

【来源】《六因条辨》

疏肝解郁汤

【组成】香附三钱，青皮、柴胡、郁金各二钱，丹参四钱，川芎一钱半，红泽兰四钱，延胡索、川楝子炭各二钱。

【用法】水煎，温服。

【功效】疏肝理气，活血止痛。

【主治】冠心病合并抑郁属肝气郁滞，气滞血瘀者。

【来源】《中医妇科治疗学》

双和散

【组成】人参三两（党参亦可），茯神一两，远志（甘草水浸一宿，炒）五钱，九节菖蒲（米泔水浸炒）二两，丹参（甜酒浸炒）一两，香附（童便浸炒）二两，没药（麸炒）五钱，琥珀（另研）五钱，血竭（另研）五钱，鸡血藤五钱。

【用法】为细末和匀，每次服五分至一钱，空腹温汤下，日三次，如无血竭改用藏红花或红花，没药气臭味苦可改为川郁金一两。

【功效】补气活血，安神镇静。

【主治】冠心病合并抑郁属气虚血瘀者。

【来源】《蒲辅周医疗经验》

心可舒片

【组成】丹参、葛根、三七、木香、山楂。

【用法】口服，每次4片，每日3次。

【功效】活血理气。

【主治】冠心病合并抑郁属气滞血瘀者。

【来源】中国当代医药，2016，23（25）

❦· 怡心汤 ·❧

【组成】柴胡10克，广郁金10克，杭白芍12克，茯苓15克，怀山药20克，炒白术12克，丹参15克，川芎10克，醋五味子6克，炒酸枣仁15克，合欢皮30克，炙甘草6克。

【用法】水煎服，每日1剂，早、晚各服1次，4周为1个疗程。

【功效】疏肝健脾，养血安神，活血化瘀。

【主治】冠心病合并抑郁属肝郁脾虚血瘀者。

【来源】安徽中医药大学（学位论文），2016

❦· 血府逐瘀汤合十味温胆汤加减 ·❧

【组成】柴胡、远志、法半夏、红花、甘草各6克，川芎、炒枳壳、陈皮、五味子各12克，桃仁、赤芍、西洋参、茯神、川牛膝各10克，酸枣仁、丹参各20克。

【用法】每天1剂，水煎分2次服。

【功效】行气活血，化痰益气，养心安神。

【主治】冠心病合并抑郁属气滞血瘀，痰浊内生，心神不宁者。

【来源】新中医，2014，46（8）

❦· 柴胡疏肝散合瓜蒌半夏汤加减 ·❧

【组成】柴胡、陈皮各15克，川芎、枳壳、白芍各10克，炙甘草5克，瓜蒌20克，薤白15克，半夏、延胡索、香附、郁金各10克。

【用法】水煎服，每日1剂，早、晚温服。

【功效】疏肝解郁，活血止痛，化痰散结。

【主治】冠心病合并抑郁属肝郁气滞，血瘀痰凝者。

【来源】现代中西医结合杂志，2018，27（24）

❧ · 补肾宁心汤 · ❧

【组成】山茱萸20克，熟地黄20克，龙骨（先煎）50克，百合30克，青皮15克，生龟甲（先煎）30克，牡蛎（先煎）50克，地龙15克。

【用法】以上药物每剂水煎取汁300毫升，早、晚各服150毫升。1个月为1个疗程。

【功效】滋阴补肾，宁心安神。

【主治】冠心病合并抑郁属心肾阴虚者。

【来源】长春中医药大学（学位论文），2018

❧ · 解郁安神汤 · ❧

【组成】柴胡15克，川楝子12克，郁金12克，当归10克，白芍12克，首乌藤15克，炒酸枣仁15克，茯苓12克，白术10克，炙甘草10克。

【用法】每日1剂，水煎分2次服。

【功效】疏肝解郁，健脾养心安神。

【主治】冠心病合并抑郁属肝郁气滞，心脾气血不足者。

【来源】实用中医药杂志，2015，21（7）

❧ · 胸痹1号 · ❧

【组成】合欢皮20克，柴胡、赤芍、白芍各15克，三七、当归、川芎各10克，香附9克，甘草炙5克。

【用法】每日1剂，水煎200毫升，早、晚温服。

【功效】疏肝解郁，活血通络。

【主治】冠心病合并抑郁属肝气不舒，气滞血瘀者。

【来源】实用中医内科杂志，2015，29（1）

·益肾活血疏肝汤·

【组成】熟地黄9克，生地黄10克，党参20克，黄芪20克，丹参15克，川芎10克，葛根15克，当归10克，枳壳10克，柴胡12克，白芍10克，茯苓10克，白术10克，甘草6克。

【用法】每日1剂，水煎早、晚分服。

【功效】益肾疏肝，活血化瘀。

【主治】冠心病合并抑郁属肾虚血瘀者。

【来源】中国现代药物应用，2015，9（5）

·养心安神汤·

【组成】酸枣仁20克，柏子仁10克，柴胡10克，蝉蜕10克，丹参20克，合欢皮20克，五味子10克，首乌藤20克，石菖蒲10克，郁金10克，煅磁石20克，煅紫石英20克，茯苓20克，百合20克，龙眼肉10克，远志10克。

【用法】每日1剂，水煎服，每次150毫升，早、晚各服1次。

【功效】养心安神，理气解郁。

【主治】冠心病合并抑郁属肝郁气滞，痰瘀互结者。

【来源】天津中医药，2014，21（11）

·宁心汤·

【组成】柴胡10克，枳壳10克，香附10克，郁金12克，合欢皮15克，桃仁10克，川芎10克，降香10克，丹参15克，赤芍12克，白芍12克，甘草6克。

【用法】每日1剂，水煎服，每次150毫升，早、晚各服1次。

【功效】调心肝，和气血，畅脉络。

【主治】冠心病合并抑郁属肝气郁滞，气血不畅者。

【来源】实用中医药杂志，2015，21（5）

·化痰解郁方·

【组成】半夏9克，瓜蒌15克，薤白9克，竹茹9克，郁金9克，陈皮9克，茯神12克，石菖蒲6克，赤芍9克，牡丹皮9克，柴胡6克，甘草2克。

【用法】水煎服，每日1剂，每日2次，早、晚餐后温服。

【功效】化痰行瘀，理气解郁。

【主治】冠心病合并抑郁属气滞痰阻血瘀者。

【来源】福建中医药大学（学位论文），2016

·加味温胆汤·

【组成】半夏9克，黄连6克，丹参10克，郁金10克，竹茹6克，枳实9克，陈皮10克，茯苓10克，甘草6克，生姜2片，大枣2个。

【用法】每日1剂，水煎取汁400毫升，早、晚各温服200毫升。

【功效】理气化痰，清胆和胃，活血化瘀，宁心解郁。

【主治】冠心病合并抑郁属胆胃不和，气滞痰阻血瘀者。

【来源】吉林中医药，2020，40（2）

·养心氏片·

【组成】人参、黄芪、灵芝、当归、党参、葛根、丹参、延胡索、山楂、淫羊藿、地黄、黄连、甘草。

【用法】每次3片，每日3次口服。

【功效】益气活血，化瘀止痛，除烦解郁，安神宁心。

【主治】冠心病合并抑郁属气虚血瘀者。

【来源】中西医结合心脑血管病杂志，2019，17（3）

·心灵丸·

【组成】麝香、牛黄、熊胆、蟾酥、珍珠、冰片、三七、人参、水牛角。

【用法】每次2丸，每日2次口服。

【功效】益气通络，活血化瘀，养心安神。

【主治】冠心病合并抑郁属气滞血瘀，热扰心神者。

【来源】广州中医药大学（学位论文），2018

·参柴舒心方·

【组成】丹参15克，柴胡15克，川芎15克，延胡索15克，桔梗10克，郁金10克，枳壳10克，白芍20克，合欢花15克，百合20克，首乌藤20克，炙甘草10克。

【用法】每日1剂，水煎取汁200毫升，均分2袋，早饭前及晚饭后各1袋口服。

【功效】理气活血，解郁安神。

【主治】冠心病合并抑郁属气滞血瘀者。

【来源】黑龙江中医药大学（学位论文），2017

·舒心解郁汤·

【组成】柴胡10克，栀子10克，香附15克，石菖蒲15克，当归15克，川芎10克，桃仁10克，赤芍10克，瓜蒌15克，桂枝10克，山楂15克，神曲15克，枳壳10克，首乌藤15克，合欢花15克，甘草5克。

【用法】每日1剂，水煎2遍，共取汁200毫升，混匀，分早、晚2次温服。

【功效】行气解郁，化痰散结，通脉宁心。

【主治】冠心病合并抑郁属气郁痰阻血瘀者。

【来源】中国中医药科技，2017，24（2）

～· 解郁天香丹 ·～

【组成】柴胡12克，百合20克，乌药10克，佛手12克，当归10克，白芍10克，合欢花15克，首乌藤15克，红景天15克，丹参10克，降香6克，甘草6克。

【用法】每日1剂，水煎分2次服。

【功效】疏肝怡心，行气活血，化瘀止痛。

【主治】冠心病合并抑郁属气滞血瘀者。

【来源】新疆医科大学（学位论文），2020

～· 愉心汤 ·～

【组成】党参20克，桂枝12克，三七12克，柴胡15克，枳壳12克，酸枣仁12克，山楂12克，瓜蒌皮12克，炙甘草9克。

【用法】水煎服，每日1剂，早、晚分服。

【功效】调气解郁，活血化瘀。

【主治】冠心病合并抑郁属气虚血瘀痰阻者。

【来源】广西中医药大学（学位论文），2018

～· 调肝活血方 ·～

【组成】柴胡、白芍、郁金各20克，香附、川芎、当归、丹参、延胡索、酸枣仁各15克，茯苓、白术各20克，炙甘草、薄荷各5克。

【用法】水煎服，每日1剂。

【功效】调肝健脾，理气活血，宁心安神。

【主治】冠心病合并抑郁属气滞血瘀，心神不安者。

【来源】广州中医药大学（学位论文），2018

加味大柴胡汤（大柴胡汤合升降散加减）

【组成】柴胡18克，黄芩12克，清半夏12克，白芍15克，生姜9克，枳实10克，甘草6克，大枣2枚，大黄2克，丹参20克，僵蚕8克，蝉蜕8克，姜黄12克。

【用法】浓煎，取汁200毫升，分早、晚2次温服，每日1剂。

【功效】理气行滞，内泻郁热。

【主治】冠心病合并抑郁属气郁化火，瘀热互结者。

【来源】河南中医药大学（学位论文），2018

双心汤

【组成】柴胡、枳壳、香附、川芎、降香各10克，郁金、赤芍、白芍各12克，合欢皮、丹参各15克，甘松、甘草各6克。

【用法】水煎服，每日1剂。

【功效】调心肝，和气血，畅脉络。

【主治】冠心病合并抑郁属肝气郁滞，心血失畅者。

【来源】山西中医，2014，20（11）